高等医药院校"十三五"规划教材

（供护理学、预防医学、康复医学、医学影像学、口腔医学、
药学、公共卫生管理、中医学、中西医结合等专业用）

病理生理学
Pathophysiology
（第二版）

主　编　曹　霞　严米娅

副主编　高建明　袁修学　彭　璇　陈红霞

编　委　（以姓氏笔画排序）

卢　红　（湖北科技学院）

刘亚昆　（武汉科技大学）

严米娅　（湖北民族大学）

张丽君　（湖北科技学院）

陈红霞　（湖北科技学院）

陈宗海　（湖北民族大学）

陈星星　（武汉科技大学）

袁修学　（武汉科技大学）

高建明　（三峡大学）

曹　霞　（湖北科技学院）

彭　璇　（湖北民族大学）

U0278633

华中科技大学出版社

中国·武汉

内 容 提 要

　　病理生理学是一门医学基础理论课程。本书内容共 14 章,包括绪论、疾病概论、水和电解质代谢紊乱、酸碱平衡紊乱、缺氧、发热、应激、休克、弥散性血管内凝血、缺血-再灌注损伤、心功能不全、肺功能不全、肝功能不全、肾功能不全等。本教材内容严谨、实用,体现案例教学的特点,在常规的理论内容以外,增加教学目标、案例分析等模块,注意与后续的专业教学相衔接,使内容更有针对性与趣味性。

　　本教材可供本科护理学、预防医学、康复医学、医学影像学、口腔医学、药学、公共卫生管理、中医学、中西医结合等医学类专业使用。

图书在版编目(CIP)数据

病理生理学/曹霞,严米娅主编. —2 版. —武汉:华中科技大学出版社,2020.1(2023.1 重印)
ISBN 978-7-5680-5811-7

Ⅰ.①病…　Ⅱ.①曹…　②严…　Ⅲ.①病理生理学-高等学校-教材　Ⅳ.①R363

中国版本图书馆 CIP 数据核字(2019)第 276670 号

病理生理学(第二版)　　　　　　　　　　　　　　　　　　　　曹　霞　严米娅　主编
Bingli Shenglixue (Di-er Ban)

策划编辑:王新华
责任编辑:王新华
封面设计:原色设计
责任校对:阮　敏
责任监印:周治超
出版发行:华中科技大学出版社(中国·武汉)　　　电话:(027)81321913
　　　　　武汉市东湖新技术开发区华工科技园　　　邮编:430223
录　　排:华中科技大学惠友文印中心
印　　刷:武汉开心印印刷有限公司
开　　本:850mm×1065mm　1/16
印　　张:13
字　　数:270 千字
版　　次:2023 年 1 月第 2 版第 3 次印刷
定　　价:32.00 元

华中出版

前　　言

　　病理生理学是一门理论性、实践性很强的医学基础学科，与其他基础医学学科相互渗透而成为一门综合性的边缘学科，同时，它又是一门沟通基础医学与临床医学的"桥梁"学科，因此，在医学教育体系中占有特殊而重要的地位。但现有的病理生理学教材未能体现各医学院校尤其是不同专业的特点，为此来自湖北科技学院、湖北民族大学、武汉科技大学、三峡大学等院校的老师共同编写了本教材，以供本科护理学、预防医学、康复医学、医学影像学、口腔医学、药学、公共卫生管理、中医学、中西医结合等医学类专业使用。

　　本教材的编写力求符合高等医药院校本科人才培养目标和教学大纲，突出思想性、科学性、先进性、启发性和适用性。在编写过程中，我们主要参考了王建枝、钱睿哲教授主编的《病理生理学（第九版）》（人民卫生出版社，2018），并在总结、比较现有的各种同类教材的基础上作了改进，删减了某些实用性不强或在其他课程中已作介绍的内容，使全书在内容及结构上更加合理，更加符合非临床医学专业本科学生的教学需求。

　　本教材的出版得到华中科技大学出版社的大力支持，在此表示衷心的感谢！

　　本教材的编者都是工作在病理生理学教学第一线的教师，全书稿件虽经全体编写人员反复讨论、修改及有关专家审阅，但限于水平、能力等，不足之处在所难免，希望使用本教材的教师与学生提出批评和建议，以使本教材能逐步完善。

编　者

目　　录

第一章　绪论 ……………………………………………………………… 1

第一节　病理生理学概述 ………………………………………………… 1

第二节　病理生理学的研究方法 ………………………………………… 2

第三节　病理生理学发展简史 …………………………………………… 3

第四节　病理生理学的学习方法 ………………………………………… 4

第二章　疾病概论 ………………………………………………………… 6

第一节　健康与疾病 ……………………………………………………… 6

第二节　病因学 …………………………………………………………… 7

第三节　发病学 …………………………………………………………… 9

第四节　疾病的转归 ……………………………………………………… 12

第三章　水和电解质代谢紊乱 …………………………………………… 14

第一节　正常水、钠代谢 ………………………………………………… 14

第二节　水、钠代谢紊乱 ………………………………………………… 19

第三节　钾代谢紊乱 ……………………………………………………… 31

第四章　酸碱平衡紊乱 …………………………………………………… 40

第一节　酸碱物质的来源及调节 ………………………………………… 40

第二节　酸碱平衡紊乱的分类及常用指标 ……………………………… 44

第三节　单纯型酸碱平衡紊乱 …………………………………………… 46

第四节　混合型酸碱平衡紊乱 …………………………………………… 55

第五节　酸碱平衡紊乱的判断及其病理生理基础 ……………………… 57

第五章　缺氧 ……………………………………………………………… 59

第一节　概述 ……………………………………………………………… 59

第二节　缺氧的类型、原因和发病机制 ………………………………… 61

第三节　缺氧时机体的功能、代谢变化 ………………………………… 65

第四节　缺氧治疗的病理生理基础 ……………………………………… 68

第六章　发热 ……………………………………………………………… 70

第一节　发热的原因与机制 ……………………………………………… 70

第二节　发热的时相 ……………………………………………………… 75

第三节　发热时机体的代谢与功能变化 ………………………………… 76

第四节　发热的生物学意义及防治的病理生理基础 …………………… 78

第七章　应激 …………………………………………………………… 80
　第一节　概述 …………………………………………………………… 80
　第二节　应激时机体神经内分泌系统的改变及机制 …………………… 81
　第三节　应激时的细胞体液反应 ……………………………………… 84
　第四节　应激时的物质代谢变化 ……………………………………… 87
　第五节　应激时机体的功能变化 ……………………………………… 89
　第六节　病理性应激的防治原则 ……………………………………… 92
第八章　休克 …………………………………………………………… 94
　第一节　休克的病因和分类 …………………………………………… 94
　第二节　休克的发生、发展机制 ……………………………………… 96
　第三节　休克的细胞代谢改变及器官功能障碍 ……………………… 103
　第四节　休克防治的病理生理基础 …………………………………… 106
第九章　弥散性血管内凝血 …………………………………………… 109
　第一节　DIC 的病因和诱因 ………………………………………… 109
　第二节　DIC 的发病机制 …………………………………………… 110
　第三节　DIC 时机体的功能代谢变化 ……………………………… 112
　第四节　DIC 的诊断和防治原则 …………………………………… 115
第十章　缺血-再灌注损伤 …………………………………………… 117
　第一节　缺血-再灌注损伤的原因及条件 …………………………… 117
　第二节　缺血-再灌注损伤的发生机制 ……………………………… 118
　第三节　缺血-再灌注损伤时机体的功能代谢变化 ………………… 124
　第四节　缺血-再灌注损伤防治的病理生理基础 …………………… 126
第十一章　心功能不全 ………………………………………………… 129
　第一节　病因和诱因 ………………………………………………… 130
　第二节　心力衰竭的分类 …………………………………………… 131
　第三节　机体的代偿和失代偿 ……………………………………… 133
　第四节　发病机制 …………………………………………………… 138
　第五节　机体的功能代谢变化 ……………………………………… 144
　第六节　防治的病理生理基础 ……………………………………… 149
第十二章　肺功能不全 ………………………………………………… 152
　第一节　概述 ………………………………………………………… 152
　第二节　病因和发病机制 …………………………………………… 153
　第三节　呼吸衰竭时机体的功能代谢变化 ………………………… 159
　第四节　呼吸衰竭防治的病理生理基础 …………………………… 161
第十三章　肝功能不全 ………………………………………………… 163
　第一节　概述 ………………………………………………………… 163
　第二节　肝性脑病 …………………………………………………… 170

第十四章 肾功能不全 …………………………………………………… 181

第一节 急性肾衰竭 …………………………………………………… 181

第二节 慢性肾衰竭 …………………………………………………… 187

第三节 尿毒症 ………………………………………………………… 193

参考文献 ……………………………………………………………… 197

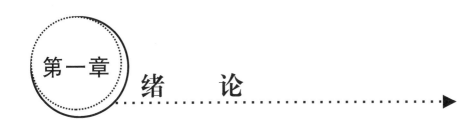

第一章 绪 论

学习目标

掌握：病理生理学、基本病理过程的概念。
熟悉：病理生理学的研究方法和学习方法。
了解：病理生理学的发展简史。

第一节 病理生理学概述

病理生理学（pathophysiology）是一门研究疾病发生、发展规律和机制的学科。它通过对疾病发生的原因和条件的讨论，从机能和代谢变化的角度探讨疾病发生、发展规律及其原理，为疾病的防治提供理论和实验依据。

病理生理学是一门理论性、实践性很强的医学基础学科，与其他基础医学学科相互渗透而成为一门综合性的边缘学科，同时，又是一门沟通基础医学与临床医学的"桥梁"学科。病理生理学的综合性边缘作用表现为，它主要探讨疾病的机制和表现，以揭示疾病的本质，所以它要应用生理学、生物化学、解剖学、微生物学、免疫学、遗传学、细胞分子学等医学基础学科的理论，但不仅仅是这些理论知识的简单叠加，而是将基础医学多学科的形态、功能、代谢各方面的有关情况加以综合、分析，再科学地研究患病的机体，从而正确地认识疾病中出现的各种变化。病理生理学试图在基础与临床各学科间架起"桥梁"，它是基础学科中围绕疾病进行探讨的学科之一，临床医学为病理生理学研究内容的选择提供了方向，并使其研究成果得以验证和付诸实践，同时，病理生理学的理论、技术的发展可不断深化人们对疾病的认识，促进临床医学的发展。

疾病的种类繁多，各种疾病可以具有一些相同的变化和共同的发展规律，但不同的疾病又有特殊的变化和特殊的发生、发展及转归的规律，因此，病理生理学主要包括以下三部分内容。

1. 总论

总论包括绪论、疾病概论,讨论健康与疾病的概念、疾病发生发展及转归的普遍规律,为正确理解和掌握具体疾病的特殊规律打下基础。

2. 病理过程

病理过程(pathological process)又称为基本病理过程,指可在多种器官或系统疾病中出现的、共同的、成套的功能和代谢变化,如水和电解质代谢紊乱,酸碱平衡紊乱,缺氧,发热,应激,休克,弥散性血管内凝血,缺血-再灌注损伤等。这些病理过程不是独立的疾病,但又与疾病密不可分。一个病理过程可存在于许多疾病中,而一种疾病又可先后或同时出现多个病理过程。当然,病理过程也具有独立的发生、发展规律。

3. 各论

各论又称为各系统器官病理生理学,即疾病中体内几个重要器官的共同的病理过程及某些常见病的病理生理,如心功能不全、肺功能不全、肝功能不全、肾功能不全等。

第二节　病理生理学的研究方法

病理生理学既是基础医学中的一门理论学科,又是一门实验学科。要揭示人体疾病中隐藏的规律,病理生理学工作者必须从事科学研究。在病理生理学的教学内容中也安排了一些相应的实验,目的在于通过具体的操作与观察,以及对实验结果的分析,提高学生的动手能力、独立思考和分析综合能力。常见的病理生理学研究方法如下。

一、动物实验

动物实验是病理生理学研究的主要手段。动物实验包括急性动物实验和慢性动物实验。由于有关疾病的大部分实验研究不能在人体中进行,因此,需要在动物身上复制类似人类疾病的模型,这样,既避免了在人身上进行实验,又可以克服某些人类疾病潜伏期长、病程长和发病率低的特点,还可以严格控制疾病的条件,通过对一些人畜共患病的比较研究,充分认识同一病原体或病因对不同机体带来的各种损害,从而更好地揭示疾病的本质。

人类疾病的动物模型可以分成以下几类。①自发性动物模型:指实验动物未经任何有意识的人工处置,在自然情况下所发生的疾病。因为疾病的发生、发展与人类相关疾病十分相似,均是在自然条件下发生的疾病,所以在病理生理学研究中应用广泛,如自发性高血压大鼠模型。②诱发性或实验性动物模型:指研究者通过物理性、化学性或生物性致病因素作用于动物,造成动物组织、器官或全身一定的损害,出现某些类似于人类疾病时的功能、代谢或形态结构方面的病变,即人工诱导出特定的疾病,以供研究使用。如用静脉注射氯化钾的方法复制高钾血症的动物(如兔)模型。

人与动物既有共同点,又有本质上的区别。人类的疾病不可能全部复制到动物身上,即使能够复制,在动物身上所出现的反应也不全与人类的相同,因此,动物实验的结果不能直接用于临床,而是应该把动物实验结果与临床资料相互比较、分析和综合,然后才能被临床医学借鉴和引用,为探讨临床疾病的病因、发病机制及防治提供依据。

二、临床观察

病理生理学研究的是患病机体中的功能代谢变化,人体是其主要对象。在不损害患者健康、不延误患者诊治的前提下,采用 B 超、心电图、核磁共振等无创性的仪器检查,或收集患者血、尿、大便或活检组织等进行检测,配合临床症状及体征的观察,也可对疾病过程中的功能、代谢、形态改变及其动态变化规律进行探讨,或对某些药物及治疗方法进行研究。

三、疾病的流行病学研究

为了从宏观和微观角度探讨疾病发生的原因、条件及疾病发生、发展的规律和趋势,从而为疾病的预防、控制和治疗提供依据,传染病和非传染病的群体流行病学研究和分子流行病学研究都已经成为疾病研究中重要的方法与手段。

随着医学科学的发展、医学研究的深入,疾病的模型也在发展。除疾病的整体动物模型外,目前还有疾病的离体器官模型、细胞模型、数字模型和基因工程动物模型等。从事病理生理研究的实验手段也越来越多,除了上述经典的功能测定外,细胞培养、放射免疫、聚合酶链式反应(PCR)、核酸探针、DNA 凝胶电泳、原位杂交及基因(或蛋白)芯片等技术均已得到广泛应用。

近年来,人们对循证医学(evidence-based medicine,EBM)给予了高度重视。所谓循证医学,是指一切医学研究与决策均应以可靠的科学成果为依据。循证医学是以证据为基础,实践为核心的医学。病理生理学研究也必须遵循该原则,运用各种研究手段,获取、分析和综合各种研究结果,为探讨人类疾病的发生发展规律、发病机制及防治提供理论及实验依据。

第三节　病理生理学发展简史

病理生理学是一门年轻的学科,它的发展历史是同人类对疾病本质的认识过程密切联系的,是医学发展和临床实践需要的必然产物。

17—18 世纪,意大利解剖学家 Morgagni(1682—1771)解剖了很多尸体,发现不同的疾病由不同的器官病变引起,并提出了"器官病理学"(organ pathology)的概念。19 世纪,德国病理学家 Virchow(1821—1902)采用显微镜观察到疾病的关键是细胞发生了病变,创立了细胞病理学(cell pathology)。19 世纪,法国生理学家 Bernard

(1813—1878)提倡用实验方法复制疾病、研究疾病,即实验病理学(experimental pathology)。这是病理生理学的前身。从 1879 年开始,首先是俄国喀山大学,然后是在其他东欧国家,相继成立了病理生理学教研室,开设了病理生理学课程。

在我国,病理生理学学科创建于 20 世纪 50 年代,半个多世纪以来获得了蓬勃发展,已成立拥有 18 个专业委员会的国家一级学会——中国病理生理学会(Chinese Association of Pathophysiology,CAP)。1991 年,中国病理生理学会成为国际病理生理学会(International Pathophysiology Society,IPS)的成员和组建者之一。当前我国病理生理学的教学与研究正在逐渐与国际接轨,教学上正吸取国外病理生理学教材中适合我国使用的内容与方法。各专业委员会纷纷与国外相应学术机构合作,在国际学术组织或国际专业杂志中任职的中国病理生理学家日益增多,参加国际病理生理学术交流的学者也逐年递增。中国的病理生理学学科正在飞速发展,相信它的明天一定会更加辉煌。

第四节　病理生理学的学习方法

病理生理学是一门理论性和逻辑性很强的课程,在学习过程中要特别注重学习方法。

一、掌握重点内容

病理生理学这门课程的重点内容包括相关概念、病因和发病机制、机体功能和代谢改变以及防治的病理生理学依据。那么,要用怎样的思路去学习病理生理学呢?首先,要掌握每一个病理过程的概念,清楚这个病理过程是由什么病因和诱因引起的;其次要理解这些病因和诱因是通过什么机制使得机体发生这些病理生理变化的,其发展过程和结果如何;最后了解如何防治。在学习过程中,要不断梳理并总结这些内容。

二、体会课程的特点

病理生理学的教学内容中充满着辩证法,如矛盾的对立与统一(损伤与抗损伤)、矛盾的转化(因果交替)、局部与整体相互关联等,因此,在病理生理学的教与学中必须以辩证唯物主义的观点为指导,在理解的基础上加强记忆。

由于不同病理过程的高度复杂性以及患病机体的个体差异性,同一致病因素引起的结果可能完全不同。所以,在学习中要善于追根溯源,融会贯通。虽然我们在教材编写过程中尽量采用已经被公认的理论,然而,科学技术是不断发展更新的,即使是由权威人士提出、被大多数人接受的理论也有可能是错误的。因此,在学习中要敢于质疑和批判,敢于提出自己的观点并加以验证。唯有如此,人们才能不断完善对疾病的认识,改进防治方案。

三、追踪相关领域的最新研究进展

20 世纪末以来,生命科学的快速发展大大促进了人们对疾病的认识。例如,随着人类基因组计划的完成,表观遗传学、功能基因组学、蛋白质组学、代谢组学的研究成果已经极大地促进了人类对生命奥秘以及各种疾病发生机制和诊疗效果的认识。将这些研究成果用于改善对疾病的诊断、治疗和预防,值得关注和努力。

四、重视实验课

病理生理学的理论来源于实验研究,通过实验课可验证理论课所学的相关知识,加深对理论知识的理解和记忆。利用多学科融合的机能实验平台,通过设置综合性实验和设计性实验,可有效激发学生的学习兴趣和主动性,培养学生的基本科研思维、实验技能和综合分析能力。由于实验课是分组进行的,同学们要有团队合作精神,要积极参与。

五、重视临床实践和社会调查

病理生理学以患者为主要研究对象,研究的是患病机体的功能代谢变化。因此,早期接触临床患者,对相关疾病有一个感性认识,可提高学习兴趣和学习效率。最近十年来,国外高校逐渐推行"服务学习"的理念,强调在服务于社会的过程中进行学习。作为医学生,要有高度的社会责任感和博大的仁爱心,以解除广大病患疾苦为己任,在学习过程中多做社会调查,学以致用。

(曹　霞)

第二章 疾病概论

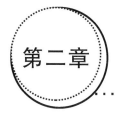 学习目标

掌握：健康与疾病的概念；脑死亡的概念及判断标准。

熟悉：疾病发生、发展的一般规律；疾病的基本机制。

了解：病因的分类。

第一节　健康与疾病

一、健康

1946 年，世界卫生组织宪章（Constitution of the World Health Organization）前言中对健康提出的定义是：健康不仅是没有疾病或衰弱现象，而是躯体上、精神上和社会适应上的一种完好状态。可见，健康至少包含健壮的体魄、健全的心理精神状态和良好的社会适应状态。

躯体上的完好状态指躯体结构、功能和代谢的正常；精神上的完好状态指人的情绪、心理、学习、记忆及思维等处于正常状态，表现为精神饱满、乐观向上、愉快地从事工作和学习，能应对紧急的事件，处理复杂的问题；社会适应上的完好状态指人的行为与社会道德规范相吻合，能保持良好的人际关系，能在社会中承担合适的角色。

这个概念也隐含了医学模式的转变，也就是从单纯"生物医学模式"向"生物-心理-社会医学模式"的转变。它强调健康不单是躯体上没有疾病，而且在精神上、社会适应上必须完好。世界卫生组织上述关于健康的定义具有高度的概括性，目前已得到广泛的认可。

二、亚健康

亚健康（sub-health）是指介于健康与疾病之间的一种生理功能低下状态。世界

卫生组织的一项调查表明,人群中真正健康者约占 20％,而处于亚健康状态者约占75％。中年人是亚健康的高发人群。

亚健康可由多种原因引起。例如:工作、学习负荷过重导致人体身心疲惫;家庭、社会及个人的麻烦事过多导致人烦躁、忧虑;环境污染导致人体质下降;生活及工作方式的不科学破坏人体正常的"生物钟"等。某些遗传因素也在亚健康的发生中起作用。

亚健康既可以向健康状态转化,也可以向疾病状态转化,这取决于自我保健措施和自身的免疫力水平。通过减轻工作负荷,化解心理矛盾,积极开展体育锻炼,改变不良的工作生活习惯等可促使亚健康向健康转化;长期忽视亚健康的存在,不积极处理,则亚健康会向疾病转化。因此,我们要充分重视亚健康的危险性,争取促使亚健康向健康转化。

三、疾病

疾病是在一定病因作用下,机体内稳态(homeostasis)调节紊乱而导致的异常生命过程。在疾病过程中,躯体、精神及社会适应上的完好状态被破坏,机体进入内环境稳态失衡、与环境或社会不相适应的状态。当致病因素作用于机体,由病因与机体相互作用可产生一系列损伤与抗损伤反应,在此过程中,机体出现功能、代谢和形态结构的改变,临床出现许多不同的症状、体征及社会行为异常。

第二节　病　因　学

病因学(etiology)主要研究疾病发生的原因和条件。

一、疾病发生的原因

疾病发生的原因简称病因,又称为致病因素,是指作用于机体的众多因素中,能引起疾病并赋予该病特征的因素。因此,病因是引起疾病必不可少的、决定疾病特异性的因素,明确病因对疾病的预防、诊断和治疗具有重要意义。

导致疾病发生的原因很多,一般可分为以下七大类。

(一) 生物性因素

生物性因素主要指病原微生物及寄生虫。这类病因引起各种感染性疾病,其致病性取决于病原体侵入的数量、毒力及侵袭力(invasiveness),也与机体本身的防御及抵抗力大小有关。

生物性因素的致病特点是:病原体必须与机体相互作用才能致病;病原体有一定的入侵门户和定位;病原体作用于机体后,不仅引起机体改变,病原体自身也改变。

(二) 理化因素

理化因素包括物理性因素与化学性因素。

物理性因素如高温(或寒冷)、高压(或突然减压)、电流、辐射、机械力、噪声等,对机体的损伤程度取决于其强度、持续时间及作用部位等,大多数物理性致病因素只引起疾病的发生,在疾病的进一步发展中往往不再起作用,并且它们所引起的疾病潜伏期一般较短,对机体各组织器官来说,大多没有明显的选择性。

化学性因素包括铅、汞等金属,一氧化碳、硫化氢等气体,强酸、强碱、蛇毒等。化学性因素的致病作用与其本身的性质、剂量、作用部位以及机体的功能状态有关。它的致病特点是对机体的组织、器官有一定的选择性损伤作用,如四氯化碳主要引起肝细胞损伤;在整个发病过程中都起一定的作用;除慢性中毒外,化学性因素的致病作用潜伏期一般较短。

(三) 机体必需物质的缺乏或过多

机体维持正常的生命活动必需一些基本物质(如氧气、水)、各种营养素(如糖、脂肪、蛋白质、维生素、无机盐等)、微量元素(如锌、碘、硒等)以及纤维素等。上述物质摄入不足或过多都可引起疾病。

(四) 遗传性因素

遗传性因素是指染色体畸变或基因突变等遗传物质缺陷。染色体畸变引起染色体病,如性染色体畸变导致的两性畸形等。基因突变引起分子病,如 X 染色体上的基因突变造成凝血因子Ⅷ缺乏,导致血友病。此外,有些疾病如精神分裂症、高血压、糖尿病等与遗传易感性有关,遗传易感性是指由遗传因素所决定的个体患病风险(即在相同环境下不同个体患病的风险)。

(五) 先天性因素

先天性因素是指那些能够损害胎儿发育的因素,这些因素导致各种畸形和发育缺陷,如唇裂、腭裂、无脑儿等。有些先天性因素是基因突变,也属于遗传性因素。但大多数先天性因素是获得性的,如妊娠早期感染风疹病毒可能引起胎儿先天性心脏病,使用某些化学物质、药物等也可导致胎儿畸形或缺陷。

(六) 免疫因素

免疫反应过强、免疫缺陷或自身免疫反应等免疫因素均可对机体造成影响。免疫反应过强见于临床上青霉素引起的过敏性休克等;免疫缺陷包括体液免疫或细胞免疫缺陷,如艾滋病,由于 HIV 病毒破坏淋巴细胞而使患者机体免疫功能全面崩溃,常因并发感染而死亡。此外,有些个体能对自身抗原发生免疫反应并引起自身组织的损害,称为自身免疫性疾病,如系统性红斑狼疮、类风湿性关节炎等。

(七) 精神、心理、社会因素

精神、心理、社会因素引起的疾病越来越受到人们的重视,如紧张的工作、不良人际关系、恐惧、焦虑及愤怒等不良情绪反应,它们在疾病的发生、发展及防治中都具有重要的意义。另外,社会环境因素与疾病的发生也密切相关。

二、疾病发生的条件

疾病发生的条件是指那些能够影响疾病发生的各种机体内外因素。条件本身不能引起疾病,但是它可以影响病因或者直接作用于机体,促进或阻碍疾病的发生。例如营养不良、过度劳累等可以引起机体抵抗力下降,如果结核杆菌侵入机体,就可引起结核病;反之,充足的营养、适量的体育锻炼等可以增强机体的抵抗力,即便有结核杆菌的侵入,也可以不发生结核病。因此,在疾病的病因学防治中,也要重视条件的影响。

能加强病因作用或促进疾病发生的因素称为诱因(precipitating factors)。诱因也是疾病发生的条件之一,如心脏病患者在情绪激动、上呼吸道感染、过度劳累等诱因的存在下易发生心力衰竭。此外,年龄、性别也可作为某些疾病发病的条件。例如小儿由于呼吸道、消化道的解剖生理特点和防御功能不够完善,易患呼吸道和消化道传染病。女性易患胆石病、甲状腺功能亢进症、癔症等,男性则易患动脉粥样硬化、胃癌等疾病。

必须强调,病因和条件的区分是相对的,应针对具体的疾病具体分析。对于不同的疾病,同一因素既可以是某一疾病发生的原因,也可以是另一疾病发生的条件。例如营养不良是营养不良症发生的原因,也是结核病发生的条件;寒冷是冻伤的原因,也是上呼吸道感染的条件。因此,具体地分析和研究疾病的病因和条件,认识到它们在疾病中的作用,对于疾病的防治有重要意义。

第三节 发 病 学

发病学(pathogenesis)是研究疾病发生、发展过程中的一般规律和共同机制的科学。

一、疾病发生、发展的一般规律

疾病发生、发展过程的一般规律是指各种疾病过程中一些普遍存在的、共同的基本规律。

(一)损伤与抗损伤

致病因素作用于机体引起损伤时,机体会调动各种代偿功能对抗致病因素及其所引起的损伤。损伤与抗损伤贯穿于疾病的始终,双方力量的对比决定着疾病的发展和转归。对各种损伤作出抗损伤反应是生物机体的重要特征,也是生物机体维持生存的必要条件。在疾病发生、发展过程中,机体需要动员各种抗损伤机制来帮助排除病原体,抑制各种损伤因子,促进创伤修复,增强机体对损伤的抵抗力等。

以外伤引起大失血为例,大失血导致机体血压下降、循环血量减少等损伤时,体内也会出现一系列变化,如血管收缩、心率加快、血凝加速等抗损伤反应。如果损伤较轻,通过这些抗损伤反应和适当治疗,机体即可康复;反之,如果损伤较重,抗损伤反应无法与之抗衡,且无及时、恰当的治疗,则病情恶化。应该强调的是,损伤与抗损伤反应并无严格的界限,它们相互之间可以转化。如大失血早期,血管收缩有利于动脉血压的维持,但长时间收缩,便会加重组织器官的缺血、缺氧,严重时甚至造成组织、细胞的坏死和器官功能障碍,这样,抗损伤反应就变成了损伤因素。

（二）因果交替

在疾病的发生、发展过程中,原因和结果之间可以相关交替、相互转化。原始致病因素作用于机体后,体内产生一定的变化,这些变化在一定的条件下又引起另一系列的变化,即由原始病因引起的结果,在一定的条件下转化为另一些变化的原因。这种因果交替可推动疾病过程不断发展。疾病中因果交替规律的发展,常可形成恶性循环,使疾病不断恶化,直到死亡。但如经过及时、适当的治疗,阻断因果转化和恶性循环,形成良性循环,疾病就向康复的方向发展。现以大出血为例,说明其发展过程中的因果交替(图 2-1)。

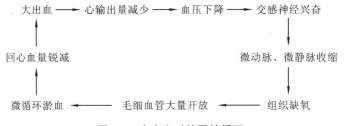

图 2-1 大出血时的恶性循环

（三）局部与整体

生物机体是一个相互联系的整体。疾病可表现为局部变化、全身变化,或二者兼有,同时,局部变化和整体变化密切相关。

一方面,局部的病变可引起全身性反应,如肺结核除表现咳嗽、咯血等局部症状外,还可导致发热、盗汗、消瘦、乏力、血沉加快等全身性反应,甚至可扩散至身体其他部位形成新的结核病灶。再如危险三角区长疖子(局部感染),如果患者挤压患部,感染可扩散至颅内引起颅内感染、败血症,这时局部病变就引起全身性变化。

另一方面,全身性疾病也可表现为局部变化。如糖尿病患者可出现局部疖肿,如果单纯进行局部治疗不会有明显效果,只有治疗糖尿病后局部疖肿才会得到控制。医务工作者应善于认清局部与整体的关系,揭示疾病复杂表现之间的因果联系,并抓住主要矛盾进行处理,不能采取"头痛医头、脚痛医脚"的简单处理方法。

二、疾病发生的基本机制

疾病发生的基本机制(mechanism)是指参与很多疾病发病的共同机制,不同于个别疾病的特殊机制。近年来由于医学基础理论的飞速发展,各种新方法和新技术的应用,不同学科间知识的横向联系,疾病基本机制的研究逐渐从系统水平、器官水平、细胞水平深入到分子水平。

（一）神经机制

众所周知,生物机体的许多生命活动是在神经系统的维持和调控下完成的(特别是神经反射)。致病因素通过直接或间接影响神经系统的结构、功能而致病,称为神经机制。例如:乙型脑炎病毒可直接破坏神经组织;长期精神紧张、焦虑、烦恼可影响神经递质的分泌,导致器官功能障碍。

（二）体液机制

致病因素引起体液质和量的变化,导致内环境紊乱和疾病的发生,称为体液机制。体液性因子可通过以下三种形式作用于靶细胞,影响细胞的代谢和功能(图2-2)。①内分泌:体内一些特殊的分泌细胞分泌的化学介质如激素,通过血液循环输送到身体的各个部分,被远距离靶细胞上的受体识别并发挥作用。②旁分泌:某些分泌的信息分子由于很快被吸收或破坏,只能对邻近的靶细胞起作用,如神经递质及部分血管活性物质(如NO、内皮素等)。③自分泌:细胞能对自身分泌的信息分子起反应,即分泌细胞和靶细胞是同一细胞,许多生长因子以这种方式起作用。

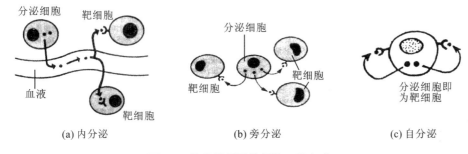

(a) 内分泌   (b) 旁分泌   (c) 自分泌

图 2-2 体液性因子作用的三种方式

疾病发生、发展过程中体液机制与神经机制常常同时发生,共同参与,故常称为神经体液机制。例如,高血压的发病机制中,有部分患者是受精神或心理的刺激引起大脑皮层和下丘脑的功能紊乱,使调节血压的血管运动中枢的反应性增强,此时交感神经兴奋,引起小动脉紧张性收缩,同时刺激肾上腺髓质释放肾上腺素,使心率加快,心输出量增加,进一步激活血管紧张素-醛固酮系统,共同导致血压升高。

（三）组织细胞机制

组织细胞机制是指致病因素直接或间接作用于组织细胞,导致细胞的功能代谢障碍,从而引起细胞的自稳调节紊乱。例如:外力、高温等可直接无选择性损伤组织细胞;肝炎病毒可选择性损伤肝细胞。致病因素除直接破坏细胞外,主要引起细胞膜和细胞器的功能障碍。如细胞膜的各种离子泵功能失调,造成细胞内外离子失衡,细胞内 Na^+、Ca^{2+} 积聚,细胞水肿甚至死亡。细胞器功能异常主要表现为线粒体功能障碍，使 ATP 生成量减少，从而影响细胞的正常生理功能。

（四）分子机制

分子机制是指从分子水平研究生命现象和解释疾病的发生机制。细胞内含有很多分子，包括大分子多聚体（主要是蛋白质和核酸）与小分子物质。各种致病因素无论通过何种途径引起疾病，在疾病过程中都会以各种形式表现出分子水平的异常；反之，分子水平的异常变化又会在不同程度上影响正常生命活动。例如镰刀型细胞贫血，就是由于血红蛋白的珠蛋白分子中 β-肽链氨基端第 6 位的谷氨酸被缬氨酸异常取代而导致的；家族性高胆固醇血症是由于低密度脂蛋白受体减少而引起的。近年来，不少学者十分重视疾病的分子机制的研究（包括基因水平、蛋白质水平的研究），它使人们对疾病本质的认识进入一个新阶段。

第四节　疾病的转归

疾病的发生、发展是一个连续的过程，大多数疾病发生、发展到一定阶段后终将结束，这就是疾病的转归（prognosis）。疾病的转归有康复和死亡两种形式，主要取决于致病因素作用于机体后发生的损伤与抗损伤反应的力量对比，正确而及时的治疗可影响疾病的转归。

一、康复

根据康复的程度，康复（recovery）可分为完全康复（complete recovery）和不完全康复（incomplete recovery）两种。完全康复是指疾病所致的损伤已完全消失，机体的自稳调节恢复正常。某些感染性疾病还可使机体获得特异性免疫力。不完全康复是指疾病所致的损伤已得到控制，主要症状消失，机体通过代偿后功能代谢恢复，但疾病基本病理变化尚未完全消失，有时可留有后遗症（如心肌梗死后留下的瘢痕）。

二、死亡

死亡（death）是指机体生命活动的终止，是生命的必然规律。按照传统的观点，死亡是一个过程，分为濒死期、临床死亡期及生物学死亡期。但是，近年来随着复苏技术的普及与提高、器官移植的开展，人们对死亡有了新的认识。目前一般认为死亡是指机体作为一个整体的功能永久停止，但是并不意味各器官组织同时死亡。因此现在学者们提出了脑死亡（brain death）的概念。脑死亡是指全脑功能永久性停止，目前一般以枕骨大孔以上全脑死亡作为脑死亡的标准。一旦出现脑死亡，就意味着人的实质性死亡，因此脑死亡成了近年来判断死亡的一个重要标志。

脑死亡一般应符合以下标准：①自主呼吸停止。脑干是控制呼吸和心跳的中枢，脑干死亡以呼吸心跳停止为标准。然而由于心肌具有自发收缩的特性，在脑干死亡后的一定时间内还可能有微弱的心跳，因此，自主呼吸停止被认为是临床脑死亡的首要指标。②不可逆性深度昏迷。③脑干神经反射消失(如瞳孔散大或固定,瞳孔对光反射、角膜反射、咳嗽反射、吞咽反射消失)。④脑电波消失。⑤脑血液循环完全停止。

　　脑死亡一旦确定,就意味着患者在法律上已经具备死亡的合法依据,它有利于医务人员准确判断患者死亡时间,节约有限的医药资源,也为器官移植手术提供更多、更好的供体,但是宣告脑死亡必须慎之又慎。

(陈红霞)

第三章 水和电解质代谢紊乱

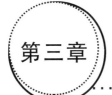

学习目标

掌握：高渗性脱水、低渗性脱水、水肿的概念及发病机制；低钾血症和缺钾的原因、机制及对机体的影响；高钾血症的原因、机制及对机体的影响；低钾血症的防治原则。

熟悉：正常水、钠代谢；水中毒；等渗性脱水；正常钾代谢。

了解：水、钠代谢障碍的分类；高渗性水过多；等渗性水过多；水肿的特点及对机体的影响。

第一节　正常水、钠代谢

水是机体内含量最多也是最重要的组成部分，它是良好的溶剂，具有调节体温、参与代谢、构成组织成分以及润滑等作用，因此，水是人体生存的必要条件。体液是由水和溶解于其中的电解质、低分子有机化合物以及蛋白质等组成，广泛分布于组织细胞内外。

体内水的容量及电解质的成分和浓度通过机体的自稳调节机制控制在一个相对稳定的、较窄的范围内，水和电解质的动态平衡是维持机体内环境稳定的重要因素，疾病和外界环境的剧烈变化常会引起水、电解质代谢的紊乱，从而导致体液的容量、分布、电解质浓度和渗透压的变化。如果这些紊乱得不到及时纠正，会引起严重后果，甚至危及生命。故水和电解质问题在临床上具有十分重要的意义，纠正水和电解质紊乱的输液疗法是临床上经常使用的极为重要的治疗手段。因此，掌握和熟悉水、电解质代谢紊乱的发生机制以及演变规律是十分重要的。

一、体液总量及分布

体液总量及分布因年龄、性别、胖瘦情况而不同。体液总量随年龄的增长而逐渐减少,新生儿体液总量最多,约占体重的 80%,婴幼儿次之,约占体重的 70%,成人体液总量约占体重的 60%。体液总量还随机体脂肪含量的增多而减少,因为脂肪组织含水量较小,仅 10%～30%,而肌肉组织含水量较大,可达 75%～80%。成年妇女和体胖者,因体内脂肪较多,体液总量所占的百分率也低,因此体瘦者对缺水有更大的耐受性。

体液可分为两大部分,即细胞内液和细胞外液。

(一) 细胞内液

分布于细胞内的液体称为细胞内液(intracellular fluid,ICF),约占体重的 40%,它的容量和成分与细胞的代谢和生理功能密切相关。

(二) 细胞外液

细胞外液(extracellular fluid,ECF)约占体重的 20%,细胞外液又可进一步分为血浆(约占体重的 5%)和组织间液(约占体重的 15%),组织间液中有极少的一部分分布于一些密闭的腔隙(腹膜腔、胸膜腔、心包腔、颅腔、关节囊)中,为特殊的一部分,也称第三间隙液。细胞外液构成人体的内环境。为了保证新陈代谢的正常进行和各种生理功能的发挥,必须维持内环境的相对稳定。

二、体液的电解质成分

细胞内液和细胞外液电解质成分有很大差异。细胞内主要的阳离子是 K^+,其次是 Na^+、Ca^{2+} 和 Mg^{2+};主要的阴离子是 HPO_4^{2-} 和蛋白质,其次是 HCO_3^-、Cl^-、SO_4^{2-} 等。

细胞外液中主要的阳离子是 Na^+,其次是 K^+、Ca^{2+} 和 Mg^{2+};而主要的阴离子是 HCO_3^- 和 Cl^-,其次是 HPO_4^{2-}、SO_4^{2-} 及有机酸和蛋白质。细胞外液的组织间液和血浆的电解质在构成和数量上大致相等,两者的主要区别在于血浆含有较高浓度的蛋白质,这与蛋白质不易透过毛细血管壁,而其他离子则能自由通过毛细血管壁有关,这对维持血浆胶体渗透压、稳定血容量有重要意义。

各部分体液中所含阴、阳离子数的总和是相等的,即以 mEq/L 计算,细胞内液和细胞外液的阳离子总数等于阴离子总数,并保持电中性。

三、体液的渗透压

溶液的渗透压取决于溶质的微粒数,而与微粒大小无关。体液内起渗透作用的溶质主要是电解质。血浆和组织间液的渗透压 90%～95% 来源于单价离子 Na^+、Cl^- 和 HCO_3^-,5%～10% 由其他离子、葡萄糖、氨基酸、尿素以及蛋白质等构成。血浆蛋白质所产生的胶体渗透压与血浆晶体渗透压相比微不足道,但由于其不能自由通过毛细血管壁,因此对于维持血管内外液体的交换和血容量具有十分重要的作用。正常血浆渗透压范围为 290～310 mmol/L。渗透压在此范围内的溶液称为等渗液,低于 290 mmol/L 的为低渗液,高于 310 mmol/L 的为高渗液。

维持细胞内液渗透压的离子主要是 K^+,其次是 HPO_4^{2-},细胞内液的电解质如果以 mmol/L 为单位计算,与细胞外液的渗透压是基本相等的。

四、水平衡

正常人每天水的来源和排出处于动态平衡。水的来源有饮水、食物水和代谢水。成人每天饮水量约 1200 mL,食物含水量约 1000 mL,糖、脂肪、蛋白质在代谢过程中生成的代谢水约 300 mL。这三部分总量约 2500 mL。

水的去路有尿、粪、皮肤(显性汗和非显性汗)和肺。每天由皮肤蒸发的水(非显性汗)约 500 mL,通过肺呼吸蒸发的水分约 400 mL,健康成人每天经粪便排出的水分约 100 mL,由尿排出的水分为 1000~1500 mL。经粪、皮肤、肺排出的水分量在正常情况下变化不大,因此,每天经肾排出的尿量对维持机体水的来源与去路之间的平衡具有重要的调节作用。由于正常成人每日尿中的溶质(主要是蛋白质代谢终产物和电解质)一般不少于 35 g,成人尿液的最大浓度为 6%~8%,排出 35 g 固体溶质的最低尿量为 500 mL,如加上非显性汗和呼吸蒸发以及粪便排水量,则每天最低排出的水量约 1500 mL。要维持水出入量平衡,每天需给水 1500~2000 mL,这称为日需要量(表 3-1)。当气温达 28 ℃时,汗腺开始排汗,称为显性出汗。汗液为低渗溶液,含氯化钠约为 0.2%,并含有少量钾离子。因此,在高温环境从事体力劳动时,应注意补充水量和少量钠、钾离子。

表 3-1 正常人每天水的出入量   (单位:mL)

项　　目	摄入和内生水的量	项　　目	排出水的量	最低排水量
饮水	1200	尿量	1500	500
食物水	1000	皮肤蒸发	500	500
代谢水	300	呼吸蒸发	400	400
		粪便	100	100
共计	2500	共计	2500	1500

五、钠平衡

钠是维持细胞外液的容量、调节酸碱平衡及维持正常渗透压的重要因素,在维持细胞生理功能方面也有其重要作用。

(一)钠总量及分布

正常人体内钠总量为 40~50 mmol/kg(体重),钠总量的 50% 在细胞外液,10% 在细胞内液,40% 存在于骨骼之中。在正常情况下,钠主要分布在细胞外液,占细胞外液阳离子总量的 92% 左右,它和细胞内液主要的阳离子 K^+ 维持着细胞功能和结构的完整性。血清 Na⁺ 浓度的正常范围是 135～150 mmol/L,细胞内液中的 Na⁺ 浓度仅为 10 mmol/L。

（二）钠的摄入量和排出量之间的平衡

正常成人每天需钠 4～6 g,几乎全部来自食盐,摄入的钠几乎全部经小肠吸收。钠一般由尿、粪及汗液中排出,其中尿排出约占 90%。正常情况下排出钠量和摄入钠量几乎相等,肾是主要排钠器官,其排钠特点是多吃多排,少吃少排,不吃不排。机体对钠的保留机制比较完善,特别是肾脏的保钠机制。因此,较长时间进食低钠饮食,如无意外丢失可不出现低钠症状。

六、水、钠代谢的调节

细胞外液容量和渗透压相对稳定是通过神经-内分泌系统的调节实现的。机体通过改变肾脏对水的排出量以维持体液的等渗性,通过控制肾脏对 Na⁺ 的重吸收以维持体液的等渗性。神经、内分泌和肾脏三方面作用密切相关,在肾功能良好的条件下,最重要的是神经内分泌调节。水平衡主要由渴感和抗利尿激素（antidiuretic hormone,ADH）调节,钠平衡则主要由醛固酮（aldosterone）调节。

（一）渴感

渴感机制是机体调节体液容量和渗透浓度相对稳定的重要机制之一。渴感中枢位于下丘脑视上核侧面,与渗透压感受器邻近,并有部分重叠。血浆晶体渗透压升高和血容量减少都可以引起渴感中枢兴奋而导致渴感。

（二）抗利尿激素

ADH 由下丘脑视上核和室旁核的神经元合成,并沿着这些神经元的轴突下行到垂体储存。促使 ADH 合成和释放的因素是渗透性刺激和非渗透性刺激。渗透压感受器主要分布在下丘脑视上核和室旁核。血浆渗透压增高可以刺激渗透压感受器,从而引起 ADH 分泌增多。细胞外液渗透压只要有 1%～2% 的变动,ADH 的分泌就明显改变。

在非渗透性刺激因素中,血容量减少是最重要的刺激因素,它可通过左心房和胸腔大静脉处的容量感受器影响 ADH 的分泌。这种非渗透性刺激促 ADH 分泌的作用可超过由低渗对 ADH 分泌的抑制性效应,说明机体优先维持正常的血容量。其他非渗透性刺激因素如疼痛、精神紧张、吸烟、恶心、呕吐以及某些药物等也可刺激 ADH 的分泌（图 3-1）。

ADH 的主要作用是通过水通道调节肾远曲小管和集合管对水的重吸收。当 ADH 与肾远曲小管和集合管上皮细胞周膜上的 V₂ 受体结合后,激活膜内的腺苷酸环化酶,促使 cAMP 升高,cAMP 使蛋白激酶 A 活化,活化的蛋白激酶 A 使水通道蛋白磷酸化,这些磷酸化的水通道蛋白从细胞内的小泡移位靠近管腔膜并镶嵌在管腔膜上,增加管腔膜上的水通道,使肾远曲小管和集合管对水的通透性增高,从而加强肾远曲小管和集合管对水的重吸收。

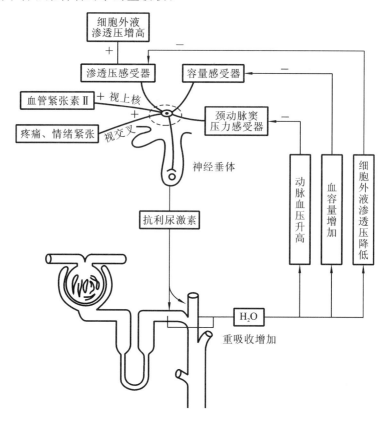

图 3-1　ADH 分泌的调节及其作用示意图

（三）醛固酮

醛固酮是肾上腺皮质球状带分泌的盐皮质激素，其主要作用是使肾远曲小管和集合管对 Na^+ 的主动重吸收增加，并通过 Na^+-K^+ 和 Na^+-H^+ 交换促进 K^+ 和 H^+ 排出。随着 Na^+ 的主动重吸收，Cl^- 和水的重吸收也相应增加。

醛固酮的分泌主要受肾素-血管紧张素系统和 Na^+、K^+ 浓度的调节。当血容量减少、血压降低时，肾小球入球小动脉壁牵张感受器受刺激，导致近球细胞分泌肾素增多；此时，也因流经致密斑的 Na^+ 减少，近球细胞分泌肾素增多，继而使血管紧张素Ⅰ、Ⅱ、Ⅲ增多，血管紧张素Ⅱ和Ⅲ都能刺激肾上腺皮质球状带分泌醛固酮。此外，血钾升高或血钠降低可直接刺激肾上腺皮质球状带，使醛固酮的分泌增加（图3-2）。

（四）心房利钠因子

心房利钠因子(atrial natriuretic factor，ANF)是 20 世纪 80 年代初发现的肽类激素，因为它由心房肌细胞合成，故称为心房肽(atriopeptin)。它对调节肾脏及心血管内环境稳定起着重要作用，主要的生物学特性是具有强烈而短暂的利尿、排钠及松

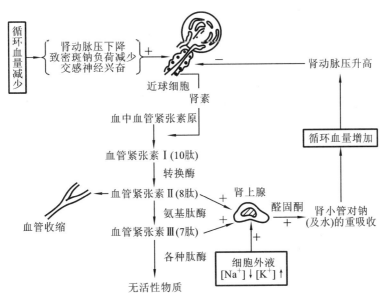

图 3-2　醛固酮分泌的调节及其作用示意图

弛血管平滑肌的作用,故又称为心房利钠多肽(atrial natriuretic polypeptide,ANP)或心钠素(cardionatrin)。当心房扩张、血容量增加、血钠浓度增高或血管紧张素增多时,可刺激心房肌细胞合成释放 ANP。ANP 释放入血后,将主要从四个方面影响水、钠代谢:①减少肾素的分泌;②抑制醛固酮的分泌;③对抗血管紧张素的缩血管效应;④拮抗醛固酮的保钠作用。

基于以上机体对水、钠代谢调节的机制,不难理解机体在一般情况下不会因为喝水和吃盐的多少而使细胞外液的渗透压发生显著的改变。因为当机体水分不足或摄入较多的食盐而使细胞外液的渗透压升高时,则刺激下丘脑的视上核渗透压感受器和侧面的渴感中枢,一方面因口渴感机体会主动饮水以补充水的不足;另一方面可以促使 ADH 的分泌增多,ADH 加强肾远曲小管和集合管对水的重吸收,从而减少水的排出量。同时醛固酮的分泌受到抑制,肾远曲小管和集合管对 Na^+ 的重吸收减弱,增加 Na^+ 的排出量,降低了 Na^+ 在细胞外液的浓度,使已升高的细胞外液渗透压降至正常。反之,体内水分过多或摄盐不足而使细胞外液的渗透压降低时,一方面抑制 ADH 的分泌,减弱肾远曲小管和集合管对水的重吸收,使水分排出量增多;另一方面促进醛固酮的分泌,加强肾小管对 Na^+ 的重吸收,减少 Na^+ 的排出量,增高细胞外液中的 Na^+ 浓度,从而使细胞外液渗透压增至正常。

第二节　水、钠代谢紊乱

水、钠代谢紊乱常同时或先后发生,关系密切,通常一起讨论。水、钠代谢紊乱分类方法很多,一般是根据体液容量和渗透压或者血钠浓度来分。本节将按前一种分类方法叙述。

一、脱水

脱水(dehydration)是指体液容量的明显减少。脱水按细胞外液的渗透压不同可分为三种类型。以失水为主者,称为高渗性脱水;以失钠为主者,称为低渗性脱水;水、钠各按其在血浆中的含量成比例丢失者,称为等渗性脱水。

（一）高渗性脱水

高渗性脱水(hypertonic dehydration)的主要特征是失水多于失钠,血清钠浓度高于 150 mmol/L,血浆渗透压高于 310 mmol/L。

1. 原因和机制

高渗性脱水主要见于饮水不足或低渗液丢失。

（1）水摄入不足:①水源断绝:如沙漠迷路。②不能饮水:如频繁呕吐、昏迷的患者等。③渴感障碍:有些脑部病变可损害渴感中枢,有些脑血管意外的老年患者也可发生渴感障碍。

（2）失水过多:①单纯失水:a. 经肺失水,任何原因引起的过度通气都可使呼吸道黏膜的水分蒸发增多以致大量失水;b. 经皮肤失水,在发热或甲状腺功能亢进时,通过皮肤的不感蒸发每日可失水数升;c. 经肾失水,中枢性尿崩症时因 ADH 产生和释放不足,肾性尿崩症时因肾远曲小管和集合管对 ADH 的反应缺乏,故肾脏可排出大量水分。单纯失水时机体的钠总量可以正常。②失水大于失钠:低渗液的丧失。a. 胃肠道失液,呕吐和腹泻时可能丧失含钠量低的消化液,如部分婴幼儿腹泻,粪便钠浓度在 60 mmol/L 以下;b. 大量出汗,汗为低渗液,大汗时每小时可丢失水分 800 mL 左右;c. 经肾丧失低渗尿,反复静脉内输注甘露醇、尿素、高渗葡萄糖等时,可因肾小管液渗透压增高而引起渗透性利尿,排水多于排钠。在上述情况下,机体既失水,又失钠,但失水在比例上多于失钠。在临床实践中,高渗性脱水的原因常是综合性的,如婴幼儿腹泻时,高渗性脱水的原因除丢失肠液、入水不足外,还有发热出汗、呼吸增快等因素引起的失水过多。

2. 对机体的影响

（1）口渴:因失水多于失钠,细胞外液渗透压增高,刺激渴感中枢(渴感障碍者除外),促使患者主动饮水。

（2）尿的变化:①尿量减少、尿比重增高:细胞外液容量减少和血钠浓度升高,引起 ADH 分泌增加,使肾小管对水的重吸收增多,因此出现少尿、尿比重增高。②尿钠减少:早期或轻症患者由于血容量减少不明显及血钠浓度升高,醛固酮分泌可不增多,故尿中仍有钠排出,其浓度还可因水重吸收增多而增高;在晚期和重症患者,可因血容量太少,醛固酮分泌增多而致尿排钠减少,血钠进一步升高,但有助于血容量恢复。

（3）细胞内液向细胞外液转移:细胞外液高渗,可使渗透压相对较低的细胞内液向细胞外液转移,这有助于循环血量的恢复,但同时也引起细胞脱水,严重高渗性脱水患者,脑细胞严重脱水,可引起一系列中枢神经系统功能障碍的症状,包括嗜睡、肌肉抽搐、昏迷,甚至死亡。脑细胞因脱水而显著缩小时,颅骨与脑皮质之间的血管张力增大,因而可导致静脉破裂而出现局部脑出血,最常见的是蛛网膜下腔出血。

(4) 较少出现外周循环衰竭症状:以上三点都能使细胞外液得到水分补充,使渗透压倾向于回降。可见在高渗性脱水时,细胞内液、外液都有所减少,但因细胞外液能从以上几个方面得到补充,故细胞外液和血容量的减少不如低渗性脱水时明显,发生休克者也较少,所以较少出现外周循环衰竭症状。

(5) 脱水严重的患者,尤其是小儿,由于皮肤蒸发的水分减少、散热受到影响,因而可以发生脱水热。

3. 防治原则

(1) 防治原发病。

(2) 补充水分:高渗性脱水时因血钠浓度高,故应给予5%、10%葡萄糖溶液。但要注意,输入不含电解质的葡萄糖溶液过多时可能引起水中毒。

(3) 适当补钠:应当注意高渗性脱水时血钠浓度高,但患者仍有钠丢失,体内钠总量是减少的,故在治疗过程中,待缺水情况得到一定程度纠正后,还应补充一定量的含钠溶液,以免细胞外液转为低渗。

(二) 低渗性脱水

低渗性脱水(hypotonic dehydration)的主要特征是失钠多于失水,血清钠浓度低于135 mmol/L,血浆渗透压低于290 mmol/L。

1. 原因和机制

低渗性脱水主要见于体液大量丢失后只补充水分而未补充适量钠盐。

(1) 经肾丢失:可见于以下情况。①水肿患者长期连续使用排钠性利尿剂,如氢氯噻嗪类、呋塞米及依他尼酸等,这些利尿剂由于抑制髓袢升支对钠的重吸收,故钠从尿中大量丢失,如果再限制钠盐摄入,则钠的缺乏更为明显。②急性肾衰竭多尿期,肾小管液中尿素等溶质浓度增高,可通过渗透性利尿作用使肾小管上皮细胞对钠、水重吸收减少。③在所谓“失盐性肾炎”的患者,由于受损的肾小管上皮细胞对醛固酮的反应性降低,出现对钠重吸收障碍。④原发性慢性肾上腺皮质机能减退症(Addison病)时,由于醛固酮分泌不足,肾小管对钠的重吸收减少,此时只补充水分而忽略了补钠盐,就可能引起低渗性脱水。

(2) 肾外丢失:①经消化道丢失:这是最常见的原因,大多是因呕吐、腹泻,部分是因胃、肠吸引术等丧失大量消化液而只补充水分或输注葡萄糖溶液。②经皮肤丢失:a.大汗后只补水,汗虽为低渗液,但大量出汗也可伴有明显的钠丢失(每小时可丢失30~40 mmol钠),若只补充水分则可造成细胞外液低渗;b.大面积烧伤,烧伤面积大,大量体液丢失而只补充水时,可发生低渗性脱水。③液体在第三间隙积聚:如胸腔积液、腹腔积液等。

由此可见,低渗性脱水的发生,往往与治疗措施不当(失钠后只补水而不补充钠)有关。这一点应当引起充分的注意。

2. 对机体的影响

(1)细胞外液减少,易致休克:低渗性脱水时,如果细胞外液的低渗状态得不到及时纠正,则水分可从细胞外液移向渗透压相对较高的细胞内液,从而使细胞外液进一步减少,低血容量进一步加重。故容易发生低血容量性休克,外周循环衰竭症状出现较早。患者往往有直立性眩晕、静脉塌陷、血压下降、脉搏细速等症状。

(2)无口渴感:由于血浆渗透压降低,故机体虽然缺水,但不思饮。重症患者由于醛固酮增加可出现口渴。

(3)尿的变化:①早期尿量不减少:细胞外液渗透压降低,抑制渗透压感受器,使ADH分泌减少,肾小管对水的重吸收减少。所以患者早期尿量一般不减少,甚至多尿和低比重尿。但在晚期严重脱水时,血浆容量明显减少,ADH释放增多,肾小管对水重吸收增加,可出现少尿。②尿钠含量:如果低渗性脱水是由肾外原因引起,则因低血容量时肾血流量减少而激活肾素-血管紧张素-醛固酮系统,使肾小管对钠的重吸收增加,结果尿钠含量减少(<10 mmol/L);但如果是经肾失钠引起,则患者尿钠含量增多(>20 mmol/L)。

(4)有明显脱水体征:由于细胞外液减少,血浆容量也就减少,使血液浓缩,血浆胶体渗透压升高,使组织间液进入血管补充血容量,因此,在低渗性脱水时,组织间液减少最明显。因而患者皮肤弹性降低,眼窝和婴儿囟门凹陷,出现明显的脱水外貌。

3. 防治原则

(1)防治原发病。

(2)补充等渗液:原则上给予等渗液以恢复细胞外液容量,如患者已发生休克,则须按照休克的治疗原则进行抢救。

(三)等渗性脱水

等渗性脱水(isotonic dehydration)的特点是钠水呈比例丢失,血容量减少,但血清钠浓度和血浆渗透压仍在正常范围内。即使不按比例丢失,但低渗性脱水或高渗性脱水后经过机体调节,血钠浓度仍维持在135~145 mmol/L,渗透压仍保持在290~310 mmol/L者,亦属等渗性脱水。

1. 原因

任何等渗性体液大量丢失所造成的脱水,在短期内均属于等渗性脱水。它常见于:①消化道原因,如麻痹性肠梗阻时,大量体液潴留于肠腔内,大量呕吐、腹泻或胃、肠吸引以后;②大量抽放胸腔积液、腹腔积液,大面积烧伤。

2. 对机体的影响

等渗性脱水时主要丢失细胞外液,血浆容量及组织间液量均减少,但细胞内液量变化不大。细胞外液的大量丢失造成细胞外液容量缩减,血液浓缩。此时机体借助调节系统使ADH和醛固酮分泌增强,通过肾脏对钠和水的重吸收加强,可使细胞外液容量得到部分的补充。患者尿量减少,尿钠减少。若细胞外液容量明显减少,可能发生血压下降、休克甚至肾衰竭等。等渗性脱水若未进行处理,则患者可通过不显蒸发和呼吸等途径不断丢失水分而转变为高渗性脱水;如只补水分而不补钠盐,又可转变为低渗性脱水。因此,单纯的等渗性脱水临床上较少见(三型脱水的比较见表3-2)。

表 3-2　三型脱水的比较

项　目	高渗性脱水	低渗性脱水	等渗性脱水
发病原理	水摄入不足或丧失过多	体液丧失而单纯补水	水和钠成比例丧失而未补充
发病原因	细胞外液高渗,细胞内液丧失为主	细胞外液低渗,细胞外液丧失为主	细胞外液等渗,以后高渗,细胞外液丧失
主要表现和影响	口渴、尿少、脑细胞脱水	休克、脱水体征、脑细胞水肿	口渴、尿少、脱水体征、休克
血清钠	150 mmol/L 以上	135 mmol/L 以下	135~145 mmol/L
尿氯化钠	有	减少或无	减少,但有
治疗	补充水分为主	补充生理盐水或 3%氯化钠溶液	补充低渗的氯化钠溶液

3. 防治原则

(1) 治疗原发病。

(2) 补充液体:以补充渗透压为等渗液的 1/2~2/3 的液体为宜。

二、水过多

水过多(water excess)是指体液容量过多,按细胞外液的渗透压不同可分为下列三种类型。

(一) 低渗性水过多

低渗性水过多(hypotonic water excess)的特点是体液容量增多,血钠浓度下降,血清钠浓度低于 135 mmol/L,血浆渗透压低于 290 mmol/L。低渗性水过多又称为水中毒(water intoxication)。

1. 原因

当给处在 ADH 分泌过多或肾脏排水功能低下的患者输入过多的水分时,可引起水在体内潴留,出现水中毒。

(1) ADH 分泌过多:①ADH 分泌异常增多综合征(syndrome of inappropriate ADH secretion,SIADH)见于以下疾病的某些病例:a. 恶性肿瘤,如肺燕麦细胞癌、胰腺癌、何杰金氏病以及淋巴肉瘤等;b. 中枢神经系统疾病,如脑脓肿、脑肿瘤、硬脑膜下出血、蛛网膜下腔出血、脑血管血栓形成、病毒性或细菌性脑炎、细菌性或结核性脑膜炎以及早老性痴呆等;c.肺疾病,如肺结核、肺脓肿、病毒性及细菌性肺炎等。②药物:异丙肾上腺素、吗啡、丙磺酰胺、长春新碱以及多黏菌素等能够促进 ADH 释放或使其作用增强。③各种原因所致的应激:见于手术、创伤、失血、休克、恐惧、疼痛等,由于交感神经兴奋而副交感神经受抑制,从而解除了副交感神经对 ADH 分泌的抑制,因此 ADH 分泌增多。此外,在有效循环血容量减少(如休克)时,从左心房传至下丘脑抑制 ADH 释放的迷走神经冲动减少,故 ADH 分泌增多。

(2) 肾脏排水减少:多见于急性肾功能不全少尿期,由于肾脏排水功能急剧降低,若增加水负荷易引起中毒。

(3) 水的摄入过多:如用无盐水灌肠时肠道吸收水分过多、精神性饮水过量和持续性大量饮水;静脉输入含盐少或不含盐的液体过多过快,超过肾脏的排水能力。

在肾功能良好的情况下,一般不易发生水中毒。水中毒最常发生于急性肾功能不全的患者而又输液不当时。

2. 对机体的影响

(1) 细胞外液量增加:细胞外液因水过多而被稀释,故血钠浓度降低,渗透压下降。

(2) 细胞内水肿:由于细胞外液低渗,水分向渗透压相对高的细胞内转移而引起细胞水肿。严重者将影响机体器官功能。

(3) 中枢神经系统症状:脑细胞水肿对中枢神经系统产生严重后果,由于颅骨的限制,脑细胞的肿胀和脑组织水肿使颅内压增高,脑积水压力也增加,此时可引起各种中枢神经系统受压症状,如头痛、恶心、呕吐、记忆力减退、失语、嗜睡、精神错乱、定向失常、烦躁等,并可有视神经乳头水肿;严重者可因发生脑疝而致呼吸、心跳骤停。

3. 防治原则

(1) 防治原发病:对于急性肾衰竭、术后及心力衰竭的患者,应严格限制水的摄入。

(2) 限制水分摄入:轻症患者停止或限制水分摄入,造成水的负平衡,即可自行恢复正常。

(3) 适当给予高渗盐水:重症或急症患者,除严格进水外,尚应适当给予高渗盐水,以迅速纠正脑水肿,或静脉给予甘露醇等渗透性利尿剂或呋塞米等强效利尿剂,以促进体内水分的排出。

(二) 高渗性水过多

高渗性水过多(hypertonic water excess)的特点是血容量和血钠均增高,血清钠浓度高于 150 mmol/L,血浆渗透压高于 310 mmol/L。

1. 原因

高渗性水过多的主要原因是盐摄入过多或盐中毒。

(1) 医源性盐摄入过多:①低渗性脱水治疗:在治疗低渗性脱水的患者时,为了纠正其细胞外液的低渗状态,给予了过高高渗盐溶液;②治疗乳酸酸中毒:在抢救心跳呼吸骤停的患者时,为了对抗乳酸中毒,常给予高浓度的碳酸氢钠,如果掌握不好,可造成高渗性水过多。

(2) 原发性钠潴留:在原发性醛固酮增多症和 Cushing 综合征的患者,由于醛固酮的持续超常分泌,肾远曲小管对钠、水重吸收增加,常引起高渗性水过多。

2. 对机体的影响

高渗性水过多时细胞外液高渗,液体从细胞内向细胞外转移,导致细胞脱水,严重者引起中枢神经系统功能障碍。

3. 防治原则

(1) 防治原发病。

(2) 使用利尿剂:肾功能正常者可用强效利尿剂如呋塞米,以除去过量的钠。

(3) 腹膜透析:肾功能低下或对利尿剂反应差者,或血清钠浓度高于 200 mmol/L的患者,可用高渗葡萄糖进行腹膜透析,但需连续监测血浆电解质水平,以免透析过度。

(三) 等渗性水过多

等渗性水过多(isotonic water excess)可分为两种情况:过量的体液潴留在血管内,称为高容量血症;过多体液潴留在组织间隙,为水肿。下面主要讨论水肿。

三、水肿

过多的液体在组织间隙或体腔中积聚,称为水肿(edema)。水肿不是独立的疾病,而是多种疾病的一个重要的病理过程。由于水肿液来自血浆,一般情况下它与血浆的成分相近,因而水肿是等渗液的积聚,一般不伴有细胞水肿。此外,临床也把体腔内过多液体的积聚称为积液或积水(hydrops),如心包积液、胸腔积液(胸水)、腹腔积液(腹水)、脑积水等。

水肿的分类:①按水肿波及的范围可分为全身性水肿(anasarca)和局部性水肿(local edema);②按发生水肿的器官或组织可分为皮下水肿、脑水肿、肺水肿、视神经乳头水肿等;③按水肿发生的原因可分为肾性水肿、肝性水肿、心性水肿、营养不良性水肿、淋巴性水肿、炎性水肿等。

(一) 水肿的发生机制

正常人体液容量和组织液容量是相对恒定的,这种恒定依赖于机体对体内外液体交换的平衡和血管内外液体交换的平衡这两大因素的调节。尽管每类水肿都有其各自的发生机制,但都可以归类到以下两大因素的失衡中:全身水分进出平衡失调导致细胞外液总量增多,以致液体在组织间隙或体腔中积聚;血管内外液体交换失衡导致组织液的生成量多于回流量,从而使液体在组织间隙内积聚,此时细胞外液总量并不一定增多。

1. 血管内外液体交换失衡导致组织液生成增多

正常情况下组织间液和血浆之间不断进行液体交换,使组织液的生成与回流保持动态平衡,血管内外液体交换受多种因素调控。在维持组织液生成与回流的平衡方面,有效流体静压、有效胶体渗透压和淋巴回流的正常等起着重要作用。①驱使血管内液向外滤出的力量是平均有效流体静压:毛细血管的平均血压约为 20 mmHg(1 mmHg=133.322 Pa),组织间隙的流体静压约为－10 mmHg,两者之差即为平均有效流体静压,约为 30 mmHg。②促使液体回流至毛细血管内的力量是有效胶体渗透压:正常人血浆胶体渗透压约为 25 mmHg,组织间液的胶体渗透压约为 15 mmHg,两者之差即为有效胶体渗透压,约为 10 mmHg。有效流体静压与有效胶体渗透压的差值,是平均有效滤过压,约为 20 mmHg。可见正常情况下组织液的生成量略多于回流量。③淋巴回流:组织液回流后的剩余部分经淋巴系统回流进入血循环,从而维持体液交换的动态平衡。正常成人在安静状态下大约有 120 mL/h 液体经淋巴系统进入血循环。此外,淋巴管壁的通透性较高,蛋白质等大分子物质易于通过。因此,淋巴回流不仅可以把生成的组织液送回循环系统内,而且可以把毛细血管漏出的蛋白质、细胞代谢产物等回吸收入体循环内。以上因素中的一个或一个以上同时或相继失调,都可以导致组织间液过多积聚而形成水肿。

(1) 毛细血管流体静压增高:毛细血管流体静压增高可导致有效流体静压增高,因而使平均有效滤过压增大,组织液生成增多。当后者超过淋巴回流的代偿能力时,便可引起水肿发生。引起毛细血管流体静压增高的常见原因是静脉压升高。静脉压升高可逆向传递到微静脉和毛细血管静脉端,从而使后者的流体静压增高,有效流体静压便随之升高。充血性心力衰竭时静脉压增高是全身性水肿的重要原因之一。而肿瘤压迫静脉或血栓阻塞静脉腔也可导致毛细血管的流体静压增高,从而引起局部水肿。动脉充血也可引起毛细血管流体静压增高,成为炎性水肿的因素之一。

(2) 血浆胶体渗透压降低:由于晶体物质(电解质)能自由通过毛细血管壁,因此晶体渗透压对血管内外液体的交换影响不大。而在血管内外液体交换中,限制血浆液体由毛细血管向外滤过的主要力量是有效胶体渗透压,其中血浆胶体渗透压起重要作用。血浆胶体渗透压主要取决于血浆蛋白尤其是白蛋白的浓度。因为白蛋白比球蛋白产生较大的渗透压,当血浆白蛋白含量减少时,血浆胶体渗透压下降,导致有效胶体渗透压下降,从而使平均有效滤过压增大,组织液的生成增加。当超过淋巴回流的代偿能力时,即可导致水肿的发生。引起血浆白蛋白含量下降的原因常见于:①蛋白质合成障碍,见于肝硬化或严重营养不良时;②蛋白质丢失过多,如肾病综合征时大量蛋白质从尿中丧失;③蛋白质分解代谢增强,见于慢性消耗性疾病,如慢性感染、恶性肿瘤等。此外,血浆蛋白浓度下降也可以是相对的,如在多数全身水肿的发展中,大量的钠水潴留可使血浆被稀释,从而导致血浆蛋白浓度相对降低,在一定程度上也有利于组织液的生成量多于回收量。以上这些原因导致的水肿,因不涉及微血管壁通透性的改变,故水肿液的蛋白质浓度通常都较低。

(3) 微血管壁通透性增加:正常毛细血管只容许微量血浆蛋白滤出,因而在毛细血管内外形成了很大的胶体渗透压梯度。当微血管壁通透性增高时,血浆蛋白从毛细血管和微静脉壁滤出,于是毛细血管静脉端和微静脉内的胶体渗透压下降,而组织间液的胶体渗透压升高,导致有效胶体渗透压明显下降,促使溶质及水分滤出。此时,如果淋巴引流不足以将蛋白质等溶质及其水分输送回血液循环,即可导致水肿的发生。这常见于各种炎症时,如感染、烧伤、冻伤、化学伤以及昆虫叮咬等。这些因素可直接损伤微血管壁或通过组胺、激肽类等炎性介质的作用而使微血管壁的通透性增高。这类水肿其水肿液中蛋白质含量较高,可达 $3\sim6$ g/L。

(4) 淋巴回流受阻:正常情况下,淋巴回流不仅能把组织液及其所含蛋白质回收到血液循环,而且在组织液生成增多时还能代偿回流,因此淋巴回流具有重要的抗水肿作用。但是在某些病理条件下,当淋巴干道被堵塞,使淋巴回流受阻或不能代偿地加强回流时,含蛋白质的水肿液就可在组织间隙中积聚,从而形成淋巴性水肿(lymphedema)。发生这种水肿时,非蛋白的液体可由毛细血管回收,而蛋白质却滞留在组织间隙并被浓缩,因此这类水肿其水肿液中蛋白质含量也较高,可达 $3\sim5$ g/L。常见的原因有:恶性肿瘤细胞侵入并堵塞淋巴管;乳腺癌根治术等所致相应部位的水肿;丝虫病时,主要的淋巴管道被成虫阻塞,可引起下肢和阴囊的慢性水肿等。

2. 体内外液体交换平衡失调——钠水潴留

正常人水、钠的摄入量与排出量处于动态平衡中,从而使体液量保持相对恒定。这种平衡的维持依赖于排泄器官正常的结构与功能,以及体内的容量与渗透压调节。其中,肾脏在调节钠、水平衡中起重要作用。在正常情况下肾小球的滤过功能与肾小管的重吸收功能是保持平衡的,平时经肾小球滤过的钠、水总量只有 $0.5\%\sim1\%$ 排出体外,而 $99\%\sim99.5\%$ 被肾小管重吸收。其中有 $60\%\sim70\%$ 由近曲小管主动重吸收,而远曲小管和集合管对钠、水的重吸收则主要受激素调节。这些调节因素保证了球-管的平衡。若肾小管重吸收钠、水的功能不能与肾小球的滤过率保持平衡,则为球-管失衡,见于以下三种情况:①肾小球滤过率下降而肾小管重吸收钠、水正常;②肾小球滤过率正常而肾小管重吸收钠、水增加;③肾小球滤过率下降而肾小管重吸收钠、水增加。球-管失衡导致钠水潴留和细胞外液量增多(图3-3)。由于钠、水能自由弥散或滤过毛细血管壁,故当钠水潴留引起血管内液增多时,必然引起组织间液也增多。增多的组织间液如不能及时移走,积聚到一定程度就出现水肿。球-管失衡导致钠水潴留是水肿发生的重要原因。

1) 肾小球滤过率下降

当肾小球滤过钠、水减少,在不伴有肾小管重吸收相应减少时,即可导致钠水潴留。引起肾小球滤过率下降的原因有两类。①原发性肾小球滤过率下降:见于广泛的肾小球病变。如急性肾小球肾炎时,炎性渗出物和内皮细胞的肿胀可导致肾小球滤过率明显下降;慢性肾小球肾炎肾单位严重破坏时,肾小球滤过面积明显减少,也

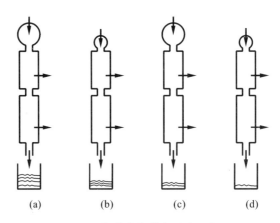

图 3-3　球-管失衡基本形式示意图

注:(a) 球-管平衡;(b)~(d) 球-管失衡;(b) 滤过减少,重吸收钠、水正常;
(c) 滤过正常,重吸收钠、水增多;(d) 滤过减少,重吸收钠、水增多。

会导致肾小球滤过率明显下降。②继发性肾小球滤过率下降:见于各种原因所致的有效循环血量明显减少。如充血性心力衰竭和肾病综合征等使有效循环血量减少、肾血流量减少,以及继发于此的交感-肾上腺髓质系统和肾素-血管紧张素系统的兴奋,又可使入球小动脉收缩,使肾血流量进一步减少,造成肾小球滤过率明显下降,导致钠水潴留。

2) 近曲小管重吸收钠、水增多

当有效循环血量减少时,近曲小管对钠、水的重吸收增加,使肾排水减少,成为某些全身性水肿发生的重要原因。

(1) 肾小球滤过分数(filtration fraction,FF)增加:FF 是肾内物理因素作用的结果。它可通过肾小管周围毛细血管内血浆胶体渗透压的增高和流体静压的进一步降低而使近曲小管对钠、水的重吸收增加。滤过分数=肾小球滤过率/肾血浆流量。正常时约有20%的肾血浆经肾小球滤过。在充血性心力衰竭或肾病综合征时,肾血流量随有效循环血量的减少而下降。此时,由于出球小动脉收缩比入球小动脉收缩更为明显,则肾小球滤过率下降的程度小于肾血浆流量下降的程度,即肾小球滤过率相对增高,故滤过分数增加,使得血浆中非胶体成分滤过量相对增多。因此,通过肾小球以后,流入肾小管周围毛细血管内的血液,其血浆蛋白浓度和血浆胶体渗透压也相应增高而流体静压下降。于是近曲小管重吸收钠、水增加,导致钠水潴留。

(2) 心房利钠因子(ANF)分泌减少:正常时,血液循环中就存在低浓度的 ANF。当血浆容量增加使心房的牵张感受器受到兴奋性刺激或高盐饮食等,均可使 ANF 从储存的颗粒中释放入血增多,从而发挥其显著的利钠、利尿作用。其发挥作用主要的机制是:①抑制近曲小管对钠的主动重吸收;②循环 ANF 作用于肾上腺皮质球状带,抑制醛固酮的分泌等。因此,当有效循环血量明显减少时,心房的牵张感受器兴奋性降低,致使 ANF 分泌减少,促使近曲小管对钠、水重吸收增加,从而导致或促进水肿的发生。

3）远曲小管、集合管重吸收钠、水增加

远曲小管、集合管重吸收钠、水功能受激素水平的调节。

（1）醛固酮分泌增多：醛固酮具有促进远曲小管重吸收钠的作用，当其分泌增多时可引起钠水潴留。引起醛固酮增加的原因如下。①醛固酮分泌增多：当有效循环血量下降或其他原因使肾血流减少时，一方面，肾血管灌注压下降，可刺激入球小动脉壁的牵张感受器，另一方面，肾小球滤过率降低，使流经致密斑的钠量减少。这两方面均可使近球细胞分泌肾素增加。于是肾素-血管紧张素-醛固酮系统被激活，血中醛固酮浓度增加。如发生充血性心力衰竭、肾病综合征以及肝硬化腹腔积液等时。②醛固酮灭活减少：肝功能严重损害时，肝对醛固酮的灭活减少，也可引起血浆中醛固酮浓度增加。

（2）抗利尿激素分泌增加：抗利尿激素的作用是促进远曲小管和集合管对水的重吸收，是引起钠水潴留的重要原因之一。引起抗利尿激素分泌增加的原因有：①在充血性心力衰竭等时，由于有效循环血量减少，使得左心房壁和胸腔大血管的容量感受器所受刺激减弱，这可反射性地引起 ADH 分泌增加；②当肾素-血管紧张素-醛固酮系统被激活后，血中血管紧张素Ⅱ生成增多，可致醛固酮分泌增加，使肾小管对钠的重吸收增多，引起血浆渗透压增高，通过刺激下丘脑渗透压感受器，使 ADH 的分泌与释放增加。此外，对于某些水肿，ADH 的增多还与肝灭活减少有关。

以上是水肿发病机制中的基本因素。对于临床常见的水肿，通常是多种因素先后或同时发挥作用的。同一因素在不同类型水肿发病机制中所处的地位也不同。因此在临床实践中必须具体问题具体分析，方能正确选择适宜的处理措施。

（二）水肿的表现特征及对机体的影响

1. 水肿的表现特征

（1）水肿液的性状：水肿液含有血浆的全部晶体成分，而蛋白质的量与比例则要视水肿的原因而异，这主要取决于微血管通透性是否增高及增高程度。微血管通透性越高，蛋白质渗出越多，水肿液中蛋白质含量就越多，因而水肿液的比重也越大。根据蛋白质含量的不同可将水肿液分为漏出液和渗出液。①漏出液（transudate）的特点是：a. 比重（指相对密度）低于 1.015；b. 蛋白质含量低于 25 g/L；c. 细胞数少于 500 个/100 mL。②渗出液（exudate）的特点是：a. 比重高于1.018；b. 蛋白质含量可达 30～50 g/L；c. 可见多数白细胞。后者即指炎症性渗出液，常因毛细血管壁通透性增高所致。例外的是淋巴水肿，此时虽微血管通透性不增高，但因不能将微血管滤出的微量蛋白质转运至血循环内，蛋白质积聚增多后含量亦可高于 25 g/L，因而其水肿液比重也可不低于渗出液。

（2）水肿的皮肤特点：皮下水肿是全身或躯体局部水肿的重要体征。当皮下组织有过多体液积聚时，皮肤肿胀、皱纹变浅、弹性差，临床上为验证有无水肿，常用手指按压内踝或胫前区皮肤，观察解压后有无留下凹陷，如留有压痕，表明已有显性水肿(frank edema),又称为凹陷性水肿(pitting edema)。实际上,全身性水肿患者在出现凹陷之前已有组织液的增多,并可达原体重的 10%,称为隐性水肿(recessive edema)。为何组织间隙已有液体过量积聚而无凹陷体征呢?这是因为在组织间隙中存在着多量的凝胶体网状物,其化学成分主要是透明质酸、胶原及黏多糖等,这种凝胶体网状物对液体有强大的吸附力和膨胀性。水肿早期组织液虽增多,但被其吸附后呈凝胶状态而不能自由移动,按压时由于无足量游离液体形成,所以不会出现凹陷体征。只有当液体的积聚超过凝胶体网状物的吸附能力时,过多的液体才能呈游离状态。游离状态的液体在组织间隙中有高度的移动性,故在有足量游离液体积聚后,用手指按压该部位皮肤,游离的液体就会从按压点向周围散开,于是形成凹陷,解压数秒后凹陷自然平复(图 3-4)。

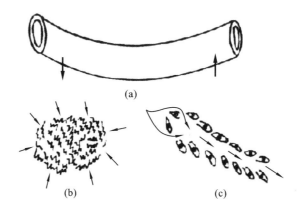

图 3-4　毛细血管、毛细淋巴管和凝胶体网状物在水肿时的液体交换示意图

注:(a)毛细血管;(b)毛细淋巴管;(c)组织间隙凝胶体网状物。

(3)水肿组织器官的特点及体重的改变:发生水肿的器官,其重量增加,体积增大,覆盖于脏器表面的包膜紧张。肺组织发生水肿时,因水肿液与空气混杂,切面可呈泡沫状。另外,发生水肿尤其是全身性水肿时,体重的增加能敏感地反映细胞外液容量的变化,它比皮肤凹陷体征的出现要早,因而动态检测体重的增减是观察水肿消长的最有价值的指标之一。

(4)全身性水肿的分布特点:最常见的全身性水肿是心性水肿、肾性水肿和肝性水肿,其水肿的分布各不相同。右心衰竭导致的心性水肿,首先出现在低垂部位,立位时以下肢尤以足踝部最早出现且较明显,然后向上扩展;肾性水肿首先表现在眼睑或面部水肿,然后向下扩展;肝性水肿以腹腔积液最显著,而躯体部则不明显。这些分布特点与下列因素有关。①重力效应:毛细血管流体静压受重力影响,距心脏水平面向下垂直距离越远的部位,其外周静脉压和毛细血管流体静压就越高。因此,右心衰竭时体静脉回流障碍,首先表现为下垂部位的静脉压增高与水肿。②组织结构特点:组织致密度和伸展性在一定程度上影响水肿液积聚的早晚和程度。一般来说,组织结构疏松、皮肤伸展度大的部位易容纳水肿液,而组织结构致密、皮肤较厚而伸展度小的部位(如手指等),则不易发生水肿。因此,肾性水肿由于不受重力的影响而首先发生于组织疏松的眼睑部。③局部血流动力学因素:在特定情况下,由于机体某一部位或器官的毛细血管流体静压增高的程度比重力效应更为显著,以致该部毛细血管流体静压高于低垂部的毛细血管流体静压时,则该部水肿液的积聚可比低垂部更早出现、更明显。如肝硬化时,由于肝内广泛的结缔组织增生以及再生肝细胞结节的压迫,肝静脉回流可明显受阻,进而迫使肝静脉压及毛细血管流体静压增高,腹腔积液往往比下肢水肿明显得多。

2. 水肿对机体的影响

1) 水肿的有利效应

炎性水肿时,水肿液有抗损伤作用:①稀释毒素;②水肿液中的大分子物质能吸附有害物质以阻碍其入血;③通过渗出液把抗体或药物送至炎症灶;④ 水肿液中的纤维蛋白可在组织间隙中形成网状物或者通过阻塞淋巴管而阻碍细菌扩散。此外,水肿的出现可避免因血容量的迅速增加所造成的心血管意外,在延缓心力衰竭等的发展中可能有一定意义。

2) 水肿的有害效应

水肿对机体的不利影响是十分明显的,其影响的大小主要与水肿发生的部位、程度、发生的速度及持续时间有关。一般而言,其不利效应主要表现在以下两方面。①细胞组织营养障碍:a. 大量的水肿液在组织间隙中积聚,使组织间隙扩大,导致细胞与毛细血管的距离加大,从而增加营养物质向细胞弥散的距离,使组织细胞利用营养物质发生障碍;b. 受骨壳或坚实的包膜限制的器官或组织,当急速发生重度水肿时,可因压迫微血管使营养血流减少,使组织细胞发生严重的营养障碍;c. 慢性水肿可促进水肿区纤维化,也有压迫血管作用,由此导致的细胞营养不良容易使皮肤发生溃疡,伤口不易修复。②水肿对器官组织功能活动产生影响:这取决于水肿发生的速度及程度。急速发展的重度水肿因为机体来不及适应与代偿,可能引起比慢性水肿重得多的功能障碍。但更重要的是水肿发生的部位,如脑水肿引起颅内压升高,可因脑疝而致死;喉头水肿可引起气道阻塞,严重者窒息死亡。此外各种器官组织发生水肿时,将引起各自特殊机能的活动紊乱或减弱,如肠黏膜水肿引起消化吸收障碍和腹泻等。

第三节 钾代谢紊乱

一、正常钾代谢

K^+是体内重要的阳离子之一,正常成人体内钾总量为 $50\sim55$ mmol/kg(体重),其中约 90% 存在于细胞内,约 1.4% 在细胞外液中。细胞内钾浓度高达 160 mmol/kg(水),而血浆钾浓度为 4.5 mmol/L。正常人体钾的摄入和排出处于动态平衡并保

持血浆钾浓度在 $3.5\sim5.5$ mmol/L 的范围内。一般天然食物含钾都比较丰富,成人每天随饮食摄入钾 $70\sim100$ mmol。摄入钾的 90％ 经肾随尿排出,排钾量与钾的摄入量有关,即多吃多排,少吃少排,但是不吃也排,说明肾虽有保钾能力,但不如保钠能力强;摄入钾的 10％ 随粪便和汗液排出。机体可通过以下几条途径维持血浆钾的平衡:①通过细胞膜 Na^+-K^+ 泵,改变钾在细胞内外液的分布;②通过细胞内外的 H^+-K^+ 交换,影响细胞内外液钾的分布;③通过肾小管上皮细胞内外跨膜电位的改变影响其排钾量;④通过醛固酮和远端小管液流速,调节肾排钾量;⑤通过结肠的排钾及出汗形式调节。

钾具有多种重要生理功能:①维持细胞新陈代谢;②保持细胞静息膜电位;③调节细胞内外的渗透压;④调控酸碱平衡。

二、低钾血症

血清钾浓度低于 3.5 mmol/L 称为低钾血症(hypokalemia)。除体内钾分布异常外,血钾浓度减少常同时伴有体内钾总量的减少——缺钾(potassium deficit)。

(一)原因和机制

1. 钾摄入不足

这见于长期不能进食(如消化道梗阻、昏迷及手术后长期禁食)的患者。

2. 钾丢失过多

这是低钾血症最常见的原因,常见于下列情况。

(1) 经消化道失钾:这是小儿失钾最重要的原因。大量消化液丧失主要见于:频繁呕吐、腹泻、胃肠减压及肠瘘;滥用灌肠剂或缓泻剂。发生机制:消化液含钾量比血浆高,故消化液丧失必然丢失大量钾;消化液大量丧失导致血容量减少时,可引起醛固酮分泌增加,使肾排钾增多。

(2) 经肾失钾:这是成人失钾最重要的原因。经肾失钾原因较多,主要见于以下情况。①长期连续使用利尿剂或用量过多:例如,抑制近曲小管钠、水重吸收的利尿剂(碳酸酐酶抑制药乙酰唑胺);抑制髓袢升支粗段 Cl^- 和 Na^+ 重吸收的利尿剂(呋塞米、依他尼酸、噻嗪类等)都能使到达远端肾小管的原尿流量增加,而此处的流量增加是促进肾小管钾分泌增多的重要原因。上述利尿剂还能使到达远曲小管的 Na^+ 量增多,从而通过 Na^+-K^+ 交换加强而导致失钾。许多利尿药还有一个引起肾排钾增多的共同机制:通过血容量的减少而导致醛固酮分泌增多。②醛固酮分泌过多:见于原发性醛固酮增多症和继发性醛固酮增多症。库欣综合征(Cushing syndrome)或长期大量使用糖皮质激素,肾排钾增多。③各种肾疾病:尤其是肾间质性疾病如肾盂肾炎和急性肾衰竭多尿期,前者由于钠和水重吸收障碍使远端肾小管液流速增加,后者由于原尿中溶质增多产生渗透性利尿作用,两者均使肾排钾过多。④镁缺失:髓袢升支的钾重吸收有赖于肾小管上皮细胞的 Na^+-K^+-ATP 酶,而此酶又需 Mg^{2+} 的激活。缺镁时,可能因为细胞内 Mg^{2+} 不足而使此酶失活,钾重吸收障碍,引起钾丢失。⑤ 远端肾小管性酸中毒(Ⅰ型):因肾小管排泌 H^+ 减少,故 K^+ 与 Na^+ 交换量增多,致尿钾排泄增多。⑥ 远曲小管中难以重吸收的阴离子增多:如 HCO_3^-、SO_4^{2-}、HPO_4^{2-}、β-羟丁酸、乙酰乙酸等在远曲小管液中增多时,可增加肾小管液的负电荷,故带正电荷的钾(K^+)易从肾小管上皮细胞内向管腔中转移,从而使钾排泌增多。

(3)经皮肤丢钾:汗液含钾不多,一般情况下出汗不易引起低钾血症。但在高温环境下进行体力劳动时,可因大量出汗丢失较多的钾引起低钾血症。

3. 钾进入细胞内过多

这是因细胞外钾向细胞内转移而引起低钾血症,但体内钾总量未变,主要见于以下情况。

(1)低钾性周期性麻痹:一种遗传性少见病,发作时细胞外液钾突然移入细胞内致使血清钾浓度急剧减少,出现肌肉松弛或麻痹,如不予以治疗,多于 6～48 h 肌张力恢复,钾返回细胞外,血清钾浓度恢复正常。该病呈周期性发作。剧烈运动、应激等是其常见的诱发因素。

(2)过量使用胰岛素:如应用大剂量胰岛素治疗糖尿病酮症酸中毒时,一方面可直接激活细胞膜上 Na^+-K^+-ATP 酶的活性,使细胞外钾转入细胞内;另一方面可促进细胞糖原合成,使细胞外钾随葡萄糖大量进入细胞内以合成糖原(每合成 1 g 糖原需要 0.33 mmol 钾),因而血钾降低。

(3)急性碱中毒:细胞外液钾急剧转入细胞内,因而可引起低钾血症。其发生机制:①碱中毒时 H^+ 从细胞内逸至细胞外,细胞外 K^+ 进入细胞内,以维持体液的离子平衡;②肾小管上皮细胞 H^+-Na^+ 交换减弱,K^+-Na^+ 交换增强,尿钾排出增多。pH值每上升 0.1,血钾浓度可下降 10%～15%。

(4)β-肾上腺素能受体活性增强:激活 Na^+-K^+ 泵,促进钾进入细胞内。

(5)某些毒物中毒:钡中毒、粗制棉籽油中毒,因特异性阻断钾从细胞内流出,使钾外流减少而致细胞外低钾。

(二)对机体的影响

低钾血症可引起多种功能代谢变化。这些变化的严重程度取决于血钾浓度降低的程度和速度及伴随的缺钾严重程度,但个体差异很大。一般而言,血浆钾浓度低于 3.0 mmol/L 时才出现严重的临床症状。

1. 对神经-肌肉的影响

(1)急性低钾血症:轻者可无症状或仅觉倦怠和身体软弱无力;重症患者可发生肌肉弛缓性麻痹。低钾血症时出现肌肉松弛的机制比较复杂。它主要取决于细胞内外钾浓度的比值变化。因为神经肌肉细胞兴奋性大多是由静息电位与阈电位间的距离决定的,而细胞内外钾浓度比值是静息电位的重要决定因素。细胞内外钾浓度比值的变化速度与临床症状的发生关系密切。急性低钾血症时,由于细胞外液钾浓度

($[K^+]_e$)急剧降低,而细胞内液钾浓度($[K^+]_i$)变化不明显,故$[K^+]_i/[K^+]_e$值增大,静息状态下细胞内液钾外流增加,从而导致静息电位(E_m)负值增大,静息电位与阈电位(E_t)间的差距(E_m-E_t)增大(图3-5),细胞处于超极化阻滞状态,于是去极化发生障碍,细胞的兴奋性降低,故引起肌肉松弛无力,甚至发生肌肉弛缓性麻痹。以下肢肌肉最为常见,严重时可累及躯干、上肢肌肉及呼吸肌,甚至发生呼吸肌麻痹。后者是低钾血症患者的主要死亡原因。

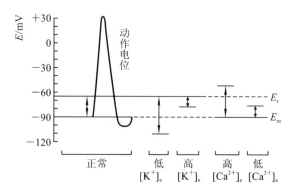

图 3-5 细胞外液 K^+、Ca^{2+} 浓度和正常骨骼肌静息膜电位(E_m)与阈电位(E_t)的关系

(2)慢性低钾血症:因低钾血症发生缓慢,钾就可从细胞内转移至细胞外而降低细胞内、外钾浓度的梯度,$[K^+]_i$和$[K^+]_e$均减小,使$[K^+]_i/[K^+]_e$值变化不大,结果静息电位基本正常,神经肌肉兴奋性无明显降低,故临床症状不明显。

2. 对心脏的影响

低钾血症可引起包括心室纤维颤动在内的各种心律失常。一般认为,低钾血症引起心律失常的发病机制可能主要与低钾影响心肌电生理特性有关。

(1)对心肌兴奋性的影响:心肌兴奋性大小主要与E_m-E_t间距有关。按理论推测,细胞外液钾浓度降低时,由于细胞膜内外 K^+ 浓度差增大,细胞内 K^+ 外流应当增多,使心肌细胞静息电位负值增大而呈超极化状态。但实际上急性低钾血症时,心肌细胞膜对钾的通透性降低,从而使细胞内钾外流减少,因而 E_m 绝对值减小,使静息电位更接近阈电位,即 E_m-E_t 间距缩短,因而引起兴奋所需的阈刺激也小,即心肌细胞的兴奋性增高。细胞外钾浓度降低时对钙内流时抑制作用减弱,故钙内流加速,复极化 2 期(平坡期)缩短,有效不应期缩短,心肌细胞钾电导降低所致的钾外流减慢,可使复极化 3 期(末期)延长,第二次 0 期去极波可在第一次复极化完毕之前(膜处于部分去极化状态)到达。心电图上可见代表复极化 2 期的 S-T 段压低,相当于复极化 3 期的 T 波压低和增宽。超常期延长反映在 T 波后出现明显的 U 波(图3-6)。

(2)对心肌传导性的影响:心肌传导性快慢主要与动作电位 0 期去极化的速度和幅度有关。低钾血症时因心肌细胞膜 E_m 绝对值减小,去极化时钠内流速度减慢,故动作电位 0 期去极化的速度减慢、幅度变小,因而心肌传导性降低。心电图变化如下。①QRS综合波增宽:QRS综合波是由快速传导的去极波扩布到整个心室所产生,相当于心室肌动作电位的升支(0 期),此综合波增宽起因于心室肌传导性降低。
②P-R 间期延长:这表明去极波从心房传到心室所需的时间延长。

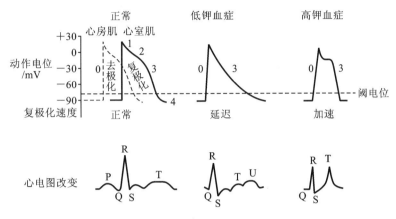

图 3-6　血浆钾浓度对心肌细胞膜电位及心电图的影响

(3) 对心肌自律性的影响:心肌自律性的产生依赖于动作电位复极化 4 期的自动去极化。低钾血症时,心肌细胞膜对钾的通透性降低,因此复极化 4 期钾外流减慢而持续性的钠内流相对加速,导致房室束-浦肯野纤维系统等组织的快反应自律细胞在 4 期的自动去极化加速,故心肌自律性增高。

(4) 对心肌收缩性的改变:轻度低钾血症时,因其对钙内流的抑制作用减弱,故复极化 2 期时钙内流增多,心肌收缩性增强;但严重或慢性低钾血症时,可因细胞内缺钾,使心肌细胞代谢障碍而发生变性坏死,心肌收缩性因而减弱。

低钾血症时,由于心肌的兴奋性增高、超常期延长和异位起搏点的自律性增高等,易于发生心律失常。传导性降低可引起各种传导缓慢、单向阻滞和有效不应期缩短,有助于兴奋折返,因而也可引起包括心室纤维颤动在内的心律失常。

3. 对肾脏的影响

(1) 形态结构的变化:主要表现为髓质集合管上皮细胞肿胀、增生等,重者可波及各段肾小管及肾小球。此外,还可见到间质纤维化和小管萎缩或扩张。

(2) 功能变化:主要表现为尿浓缩功能障碍而出现多尿。其发生机制为:①缺钾时集合管和远曲小管上皮细胞受损,cAMP 生成不足,对 ADH 的反应性降低,故发生水的重吸收障碍;②缺钾时髓袢升支粗段对 NaCl 的重吸收障碍,妨碍了髓质渗透压梯度的形成而影响对水的重吸收,因而可导致多尿和低比重尿。

4. 对消化系统的影响

钾缺乏可引起胃肠道运动减弱,患者常发生恶心、呕吐和厌食。钾严重缺乏可导致腹胀甚至麻痹性肠梗阻。

5. 对骨骼肌的影响

钾对骨骼肌的血流量有调节作用。严重缺钾(血钾低于 2.5 mmol/L)患者,运动时不能从肌肉细胞释放出足够的钾，以致发生缺血缺氧而引起肌痉挛、缺血性坏死和横纹肌溶解。严重低钾血症时，发生横纹肌溶解还与肌肉代谢障碍有关。

6. 代谢性碱中毒

当血钾浓度降低时（钾进入细胞内除外），可导致代谢性碱中毒，但此时尿液呈酸性，故称为反常性酸性尿（详见"酸碱平衡紊乱"部分）。

（三）防治原则

（1）积极治疗原发病，尽快恢复患者的饮食和肾功能。

（2）补钾：如果低钾血症严重或出现明显的临床症状如心律失常或肌无力等，应及时补钾。补钾最好口服，不能口服者或病情严重时，才考虑静脉内滴注补钾。静脉补钾时需注意以下事项。①尿少时不宜补钾。一般每日尿量大于 500 mL 时，才可静脉补钾。②不宜过快。每小时滴入量以 10～20 mmol 为宜。③不宜过量。每天滴入量不宜超过 120 mmol。④浓度不宜过高。输入液钾浓度不得超过 40 mmol/L。⑤不宜过急。细胞内缺钾恢复较慢，有时需补钾 4～6 d 后，细胞内外的钾才能达到平衡，严重病例需补 10～15 d。因此，治疗钾缺乏勿操之过急。静脉内补钾时要定时测定血钾浓度，作心电图描记以进行监护。

（3）积极治疗并发症：引起低钾血症的原因中，有不少可以同时引起水、钠、镁等的丧失，应及时检查，一经发现积极处理。因低钾血症易伴发低镁血症或者低钾血症是由缺镁引起的，故补钾同时必须补镁。

三、高钾血症

血清钾浓度高于 5.5 mmol/L 称为高钾血症（hyperkalemia）。高钾血症时极少伴有细胞内钾含量的增高，也未必总是伴有体内钾过多。

（一）原因和机制

1. 钾摄入过多

钾摄入过多主要见于处理不当，如静脉内过多过快输入钾盐或输入大量库存血有可能引起高钾血症，尤其是在肾功能低下的情况下更易发生。

2. 钾排出减少

钾排出减少主要是肾脏排钾减少，这是引起高钾血症最主要的原因。常见于下列情况。①任何引起急性而严重的肾小球滤过率降低及少尿的原因，如急性肾衰竭少尿期、慢性肾衰竭晚期、休克、严重腹腔积液、出血等均可因肾小球滤过率降低或肾小管排钾功能障碍而导致血钾升高。②盐皮质激素缺乏：a. 绝对缺乏，常见于肾上腺皮质功能减退（Addison 病）；b. 相对缺乏，见于某些肾小管疾病（如间质性肾炎、狼疮肾、移植肾等），对醛固酮的反应性低下。醛固酮的主要作用是促进远曲小管和集合管对 Na^+ 的重吸收和 K^+、H^+ 的排泌。当醛固酮分泌减少或肾小管对其反应性低下时，血钾升高。③长期应用潴钾利尿剂：螺内酯和三氨蝶呤等具有抗醛固酮保钠排钾的作用,故长期大量应用可引起高钾血症。

3. 细胞内钾转移至细胞外

这可发生于以下情况。

(1) 急性酸中毒:酸中毒时易伴发高钾血症,其机制如下。①酸中毒时细胞外液氢离子浓度升高,氢离子进入细胞内被缓冲,而细胞内的钾离子则转移到细胞外以维持电荷平衡。一般血浆 pH 值每下降 0.1,血钾浓度可上升 10%～15%。②肾小管上皮细胞内外也发生此种离子转移,致使肾小管上皮细胞 H^+-Na^+ 交换加强,而 K^+-Na^+ 交换减弱,尿钾排出减少。

(2) 缺氧:缺氧时细胞内 ATP 生成减少,细胞膜上 Na^+-K^+ 泵运转发生障碍,故钠离子潴留于细胞内,而细胞外钾离子不易进入细胞内。另外,缺氧可引起酸中毒和细胞坏死,细胞内钾离子释放入血加重高钾血症。

(3) 细胞和组织的损伤和破坏:如血管内溶血、严重创伤特别是在挤压综合征时,细胞内钾大量释出而引起高钾血症。

(4) 高钾血症型周期性麻痹:一种常染色体显性遗传性疾病,发作时细胞内钾外移而引起血钾升高。血钾浓度多在 5～6 mmol/L 范围内。

(5) 高血糖合并胰岛素不足:见于糖尿病,其发生机制是胰岛素缺乏妨碍了钾进入细胞内及高血糖形成的血浆高渗透压使血钾升高。因为血浆渗透压增高会引起细胞脱水,细胞内钾离子浓度相对增高,为钾通过细胞膜钾通道的被动外移提供了浓度梯度。

(6) 某些药物:如 β 受体阻滞剂、洋地黄类药物中毒等干扰 Na^+-K^+-ATP 酶的活性,妨碍了细胞摄钾。

(二) 对机体的影响

高钾血症对机体的影响主要表现为肌无力和心传导异常。后者可形成致死性心律失常。

1. 对肌肉组织的影响

当血钾浓度高于 8 mmol/L 时,也可出现肌肉软弱无力乃至麻痹。高钾血症对肌肉组织的影响与起病的快慢和血钾升高的程度密切相关。

(1) 急性高钾血症:血清钾迅速升高时,细胞内钾变化不大,$[K^+]_i/[K^+]_e$ 值发生明显的减小。这时,神经肌肉功能的变化又取决于血钾升高的程度,即 $[K^+]_i/[K^+]_e$ 值变小的程度。①轻度高钾血症时(血清钾 5.5～7.0 mmol/L)时,患者主要表现为手足感觉异常、疼痛、肌肉轻度震颤等症状,但常被原发病症状所掩盖。其发生机制是由于细胞外液钾浓度增高,$[K^+]_i/[K^+]_e$ 值变小,细胞膜内外钾浓度差的减小使静息期细胞内钾外流减少,从而使静息电位变小,与阈电位之间的距离缩短,神经肌肉的兴奋性增高。②严重高钾血症(血清钾7.0～9.0 mmol/L)时,表现为四肢软弱无力、腱反射消失甚至弛缓性麻痹等症状。肌肉症状常先出现于四肢,然后向躯干发展,也可波及呼吸肌。其发生机制是严重高钾血症时,$[K^+]_i/[K^+]_e$ 值更小,静息电位显著变小以致接近阈电位水平,细胞膜处于去极化阻滞状态。静息电位过小时,肌肉细胞膜上的快钠通道失活,故动作电位的形成和传播都发生障碍。因此,严重高钾血症时神经肌肉的兴奋性降低。

高钾血症对骨骼肌的影响比较次要,因为在骨骼肌完全麻痹以前,患者往往已因致命性的心律失常或心跳骤停而死亡。

(2)慢性高钾血症:当血浆钾缓慢潴留时,细胞内钾也有一定程度的增多,故与急性高钾血症时相比,$[K^+]_i/[K^+]_e$ 值减小的程度不明显,因而很少出现神经肌肉方面的症状。据报道,慢性肾衰竭患者的血清钾在数周之内逐渐升高至 9.5 mmol/L,但并不出现神经肌肉方面的症状。

2. 对心脏的影响

高钾血症对心肌的毒性作用极强,可发生致命性心室纤维性颤动和心跳骤停。目前对高钾血症引起心律失常的发病机制仍无确切解释。一般认为,心肌传导功能障碍具有决定性作用,也与心肌的其他病变、酸碱状态、离子状态等多种因素有关。下面主要从高钾血症对心肌电生理特性的影响方面进行说明。

(1)对心肌兴奋性的影响:与高钾血症对神经肌肉兴奋性的影响相似,在血钾浓度迅速轻度升高(血清钾浓度达到 5~7 mmol/L)时,心肌的兴奋性增高;当血钾浓度迅速显著升高(血清钾浓度达到 7~9 mmol/L)时,心肌的兴奋性降低甚至消失;慢性高钾血症时,心肌兴奋性变化不甚明显。其发生机制与高钾血症时神经肌肉的变化机制相似。

高钾血症时心肌细胞膜的钾通透性明显增高,故钾外流加速,复极化(3 期)加速。因此,动作电位时间和有效不应期均缩短,但由于细胞外高钾抑制钙离子在 2 期内流,故 2 期有所延长。心电图显示相当于心室肌复极化的 T 波狭窄高耸,相当于心室动作电位时间的 Q-T 间期缩短。

(2)对心肌传导性的影响:高钾血症时,由于心肌细胞静息电位绝对值减小,故动作电位 0 期(去极化)的幅度变小,速度减慢,因而兴奋的扩布减慢,即传导性降低。严重高钾血症时,可因严重传导阻滞和心肌兴奋性消失而发生心跳骤停。

高钾血症时心房内、房室间或心室内均可发生传导延缓或阻滞。心电图显示相当于心房去极化的 P 波压低、增宽或消失;相当于房室传导的 P-R 间期延长,相当于心室去极化的 R 波降低;相当于心室内传导的 QRS 综合波增宽。

(3)对心肌自律性的影响:高钾血症时,心肌细胞膜对钾的通透性增高,故复极化 4 期钾外流增加而钠内流相对减慢,快反应自律细胞的自动去极化减慢,引起心肌自律性降低。

(4)对心肌收缩性的影响:如前所述,高钾血症时细胞外液 K^+ 浓度的增高抑制了心肌复极化 2 期时 Ca^{2+} 的内流,故心肌细胞内 Ca^{2+} 浓度降低,兴奋-收缩耦联减弱,收缩性降低。

3. 代谢性酸中毒

当血钾浓度升高时,可导致代谢性酸中毒,并出现反常性碱性尿。其发生机制是:①高钾血症时,细胞外液 K^+ 升高,导致细胞外液 K^+ 内移,细胞内液 H^+ 外出,引起细胞外液酸中毒;②肾小管上皮细胞内 K^+ 浓度升高,K^+-Na^+ 交换加强,而 H^+-Na^+ 交换减弱,尿排钾增加,排 H^+ 减少,加重代谢性酸中毒,且使尿液呈碱性。

(三)防治原则

(1)防治原发疾病,除去引起高钾血症的原因,包括严禁静脉内推注钾溶液等。

(2)降低体内钾总量:①减少钾的摄入;②使钾排至体外,口服或灌肠阳离子交换树脂后,能在胃肠道内进行 Na^+-K^+ 交换而促进体内钾的排出,对于严重高钾血症患者,可用腹膜透析或血液透析(人工肾)来移出体内过多的钾。

(3)使细胞外钾转入细胞内:葡萄糖和胰岛素同时静脉内注射使钾向细胞内转移;输入碳酸氢钠不仅可以提高血液 pH 值而促进 K^+ 进入细胞内,而且 Na^+ 还能拮抗 K^+ 对心肌的毒性作用。

(4)注射钙剂和钠盐:可采用静脉注射钙剂和钠盐以拮抗高钾血症对心肌的毒性作用。

(5)纠正其他电解质代谢紊乱:在引起高钾血症的原因中,有些也可以同时引起高镁血症,故应及时检查并给予相应的处理。

病例分析

5 岁男孩,脓血便 8 d,高热 3 d,食少,多饮多尿,近两天乏力,呼吸困难 2 h 入院,神志不清,口唇发绀,腹膨隆,肠鸣音消失,四肢呈弛缓性瘫痪。血钠 140 mmol/L,血钾 2.31 mmol/L,血氯 97 mmol/L。治疗经过:除补液与抗炎外,静脉输入 0.3% KCl,6 h 后出现呼吸困难缓解,10 h 四肢瘫痪消失,神志转清。此时血钾 3.5 mmol/L,继续补钾 5 d,痊愈出院。

问题:

1. 患儿是否存在低钾血症? 为什么? 是否缺钾?

2. 为何出现乏力、腹膨隆、肠鸣音消失、四肢呈弛缓性瘫痪等临床表现?

3. 为什么补钾要补 5 d,补快点行不行? 为什么?

(严米娅)

第四章　酸碱平衡紊乱

学习目标

掌握：二氧化碳分压、标准碳酸氢盐、实际碳酸氢盐、CO_2 麻醉、固定酸、代谢性酸中毒、呼吸性碱中毒、混合型酸碱平衡紊乱、阴离子间隙、反常性碱性尿等的基本概念；单纯型酸碱平衡紊乱的类型、病因、发病机制以及机体的代偿性和损伤性变化。

熟悉：酸碱平衡的调节、反映酸碱平衡的常用指标及其意义。

了解：混合型酸碱平衡紊乱的概念、分类、原因和特点；酸碱平衡紊乱防治的病理生理基础。

体液酸碱度的相对稳定是机体进行正常生命活动的基本条件。在正常情况下，机体在代谢过程中不断产生一些酸性或碱性物质，摄取的食物中也含有一定量的酸性或碱性物质。机体能够依靠自身的缓冲调节功能，始终将体液的酸碱度维持在正常范围内，以动脉血 pH 值表示，其值为 7.35～7.45，平均值为 7.40。机体这种维持体液酸碱度在恒定范围内的过程称为酸碱平衡（acid-base balance）。

许多因素可以引起酸碱负荷过度、严重不足或调节机制障碍，造成体液内环境酸碱稳态破坏，称为酸碱平衡紊乱（acid-base disturbance）。临床上酸碱平衡紊乱一旦出现，会使病情更为复杂、严重，甚至危及患者生命，因此及时发现和正确处理常常是治疗成败的关键。

本章主要介绍正常机体酸碱平衡调节机制和病理情况下各种酸碱平衡紊乱的常见原因、代偿机制和对机体的影响，为临床的防治提供理论基础。

第一节　酸碱物质的来源及调节

一、酸与碱的概念

在化学反应中，凡能释放 H^+ 的物质称为酸，如 HCl、H_2SO_4、H_2CO_3、NH_4^+、

CH_3COOH 等;能接受 H^+ 的物质称为碱,如 OH^-、HCO_3^-、NH_3、SO_4^{2-} 等。一个酸总是与一个相应的碱形成一个共轭体系。

二、体液中酸碱物质的来源

体液中的酸碱物质主要来源于细胞的分解代谢,小部分来源于食物。在普通膳食条件下,机体内所产生的酸性物质远远超过碱性物质。

(一)酸性物质的来源

1. 挥发酸(volatile acid)

挥发酸即碳酸(H_2CO_3)。糖、脂肪、蛋白质在分解代谢过程中产生 CO_2,与水结合生成碳酸。体内的碳酸酐酶能够催化此反应。碳酸酐酶主要存在于肾小管上皮细胞、红细胞、肺泡上皮细胞及胃黏膜上皮细胞等细胞中。碳酸可释放出 H^+,也生成 CO_2,经肺排至体外,故称为挥发酸。通常将肺对挥发酸的调节,称为酸碱平衡的呼吸性调节。

2. 固定酸(fixed acid)

固定酸是指一类经肾脏随尿排出,不能经肺排出的酸性物质,又称为非挥发性酸(non-volatile acid)。固定酸主要包括:蛋白质分解代谢过程中产生的磷酸、硫酸和尿酸;糖酵解产生的甘油酸、丙酮酸和乳酸;脂肪代谢产生的β-羟基丁酸和乙酰乙酸等。此外,机体有时摄入一些酸性食物或药物(如水杨酸、氯化铵)也是体内酸性物质的一个次要来源。一般情况下,固定酸的主要来源是蛋白质的分解代谢。正常成人每日由固定酸释放出的 H^+ 可达 $50 \sim 100$ nmol,与每天产生的挥发酸相比要少得多。固定酸可以通过肾脏进行调节,称为酸碱平衡的肾性调节。

(二)碱性物质的来源

体内碱性物质主要来源于食物,如蔬菜及瓜果中所含的柠檬酸盐、苹果酸盐和草酸盐等。体内物质代谢过程中也可产生碱性物质,如氨基酸脱氨基所产生的氨,这种氨经肝代谢后生成尿素,对体液的酸碱度影响不大。

三、酸碱平衡的调节

机体不断生成和摄取酸碱物质,但是体液的酸碱度并不发生显著变化。这是因为机体存在一系列维持酸碱平衡的调节机制。机体主要通过体液的缓冲系统以及肺和肾等对酸碱平衡的调节来保持酸碱的稳态。

(一)血液的缓冲作用

血液缓冲系统是由一种弱酸及其相对应的共轭碱组成,血液缓冲系统主要有碳酸氢盐缓冲系统、磷酸盐缓冲系统、血浆蛋白缓冲系统、血红蛋白和氧合血红蛋白缓冲系统。

碳酸氢盐缓冲系统的作用特点:①缓冲能力强,它在细胞外液含量最高,占血液缓冲总量的 1/2 以上(表 4-1);②可进行开放性调节,能通过肺和肾对 H_2CO_3 和 HCO_3^- 的调节使缓冲物质得以补充或排出;③只能缓冲固定酸和碱,不能缓冲挥发酸。

磷酸盐缓冲系统由 HPO_4^{2-} / $H_2PO_4^-$ 构成,存在于细胞内外液中,主要在细胞内液中发挥作用;血浆蛋白缓冲系统由 Pr^- / HPr 构成,存在于血浆及细胞内,只有当其他缓冲系统都被调动后,其作用才显示出来;血红蛋白和氧合血红蛋白缓冲系统分别由 Hb^- / HHb 和 HbO_2^- / $HHbO_2$ 构成,主要在缓冲挥发酸时发挥作用。

表 4-1　全血各缓冲系统的含量与分布

缓 冲 系 统	占全血缓冲系统的比例/(%)
血浆 HCO_3^-	35
细胞内 HCO_3^-	18
血红蛋白和氧合血红蛋白	35
血浆蛋白	7
磷酸盐	5

(二) 肺的调节作用

肺通过改变 CO_2 的排出量来调节血浆碳酸浓度,维持血液 pH 值的相对恒定。肺的这种调节发生迅速,数分钟内即可达到高峰。

呼吸运动受延髓呼吸中枢控制,呼吸中枢接受来自中枢化学感受器和外周化学感受器的刺激。呼吸中枢化学感受器对动脉血二氧化碳分压($PaCO_2$)的变化非常敏感,$PaCO_2$ 升高虽不能直接刺激呼吸中枢的化学感受器,但由于 CO_2 容易透过生物膜改变脑脊液的 pH 值,使 H^+ 增加,从而刺激呼吸中枢使其兴奋,明显增加肺泡通气量。$PaCO_2$ 的正常值为 40 mmHg(5.32 kPa),若增加到 60 mmHg(8 kPa),肺泡通气量可以增加 10 倍。但如果超过 80 mmHg(10.7 kPa),呼吸中枢反而受到抑制,产生 CO_2 麻醉。

主动脉体和颈动脉体的外周化学感受器可以感受缺氧、pH 值和 CO_2 的刺激。当血液 PaO_2 和 pH 值降低或 $PaCO_2$ 升高时,通过外周化学感受器反射性引起呼吸中枢兴奋,使呼吸加深加快。血液中 H^+ 不易透过血脑屏障,对 pH 值的变化外周化学感受器较中枢化学感受器反应迟缓,所以当 $PaCO_2$ 升高和 pH 值降低时,主要通过延髓呼吸中枢化学感受器起作用。

(三) 肾在酸碱平衡中的调节作用

肾脏主要通过肾小管上皮细胞排泌 H^+、NH_3,重吸收 $NaHCO_3$ 和磷酸盐的尿液酸化,铵盐的排出等过程来维持 HCO_3^- 浓度,调节 pH 值使之相对恒定(图 4-1)。其作用特点为:反应较慢,数小时后才发挥作用,3~5 d 达到高峰,有很强的排酸保碱效能。

1. NaHCO$_3$ 的重吸收

生理状态下,肾小球滤液中的 NaHCO$_3$ 含量与血浆的相同,其中有 $85\%\sim90\%$ 被近曲小管重吸收,其余部分在远曲小管、集合管被重吸收,随尿液排至体外的仅占 0.1%,几乎无 NaHCO$_3$ 丢失。

近曲小管上皮细胞内的 CO$_2$ 和 H$_2$O,在碳酸酐酶的催化下生成 H$_2$CO$_3$,H$_2$CO$_3$ 可部分解离为 HCO$_3^-$ 和 H$^+$,其中 H$^+$ 可通过管腔膜上的 Na$^+$-H$^+$ 反向转运体与管腔滤液中的 Na$^+$ 进行交换。因两者转运的方向相反,故称为 H$^+$-Na$^+$ 交换或 H$^+$-Na$^+$ 逆向转运,它是一种继发性主动转运。此时,进入细胞内的 Na$^+$ 与 H$_2$CO$_3$ 解离出来的 HCO$_3^-$ 结合为 NaHCO$_3$,由基侧膜的 Na$^+$-HCO$_3^-$ 载体同向重吸收入血,其结果是小管细胞向管腔每分泌 1 mol H$^+$,则在血浆内同时增加 1 mol HCO$_3^-$。被泌入小管腔的 H$^+$ 和滤液中的 HCO$_3^-$ 结合生成 H$_2$CO$_3$,随后在碳酸酐酶催化下生成 H$_2$O 和 CO$_2$,CO$_2$ 再弥散入小管细胞,H$_2$O 随尿排至体外(图 4-1)。一般地,H$^+$-Na$^+$ 交换的泌 H$^+$ 量最大,约占近端肾小管总泌 H$^+$ 量的 2/3。同时,近端肾小管还以主动泌 H$^+$ 方式,通过管腔膜上 H$^+$-ATP 酶主动耗能形式将 H$^+$ 泌到管腔,其泌 H$^+$ 量约占总泌 H$^+$ 量的 1/3。酸中毒时,这种泌 H$^+$ 功能可随病情的加重而不断增强。由于 H$^+$-Na$^+$ 交换与 K$^+$-Na$^+$ 交换并存,并相互竞争,当 H$^+$-Na$^+$ 交换增加时,K$^+$-Na$^+$ 交换减少;K$^+$-Na$^+$ 交换增加时,H$^+$-Na$^+$ 交换减少。

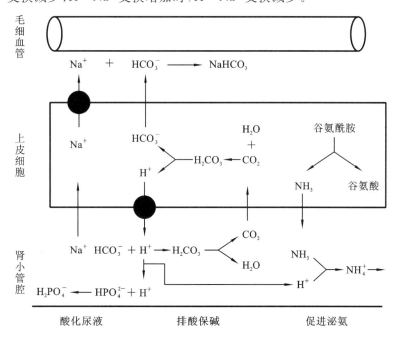

图 4-1 肾脏排酸保碱过程示意图

2. 小管液中磷酸盐的酸化

通常经肾小球滤出进入近曲小管的磷酸盐主要是碱性磷酸盐,当其随滤液流经远曲小管和集合管时,所解离的 Na^+ 与上皮细胞主动分泌入管腔的 H^+ 进行交换,使碱性的 Na_2HPO_4 转变为酸性的 NaH_2PO_4,使尿液酸化。重吸收的 Na^+ 与上皮细胞内的 HCO_3^- 则生成 $NaHCO_3$ 回收入血。在磷酸盐酸化过程中,远端小管和集合管的闰细胞发挥了重要作用。它是一种非 Na^+ 依赖性的泌氢细胞,依靠管腔膜 H^+-ATP酶的作用向管腔泌 H^+,引起磷酸盐酸化,同时在基侧膜以 Cl^--HCO_3^- 交换方式重吸收 HCO_3^-。磷酸盐的酸化,可使 H^+ 的排出量增加,结果导致尿液 pH 值降低。当尿液 pH 值降至 4.8 时,小管液中几乎所有的 Na_2HPO_4 都已转变成 NaH_2PO_4,因此其缓冲作用较为有限。

3. NH_4^+ 的排泄

近曲小管上皮细胞是产 NH_4^+ 的主要场所,由谷氨酰胺酶催化谷氨酰胺水解而释放出 NH_3。NH_4^+ 的生成与排出具有 pH 依赖性,由于谷氨酰胺酶的活性受血浆pH 值的影响,酸中毒越严重,该酶的活性就越高,催化产生的 NH_3 就越多。NH_3 具有脂溶性,可通过细胞膜自由扩散进入小管液中,与肾小管上皮细胞分泌的 H^+ 结合生成 NH_4^+,铵为水溶性,不易透过细胞膜而返回细胞内,而以 NH_4Cl 的形式从尿中排出。

肾脏对酸碱平衡的调节相对于血液缓冲系统和肺的调节来说是一个比较缓慢的过程,通常要在数小时后才开始发挥作用,$3\sim5$ d 后才达到高峰。肾脏对酸碱平衡的调节作用一旦开始发挥,其作用强大且持久。

（四）组织细胞的调节作用

组织细胞对酸碱平衡也起一定的调节作用。组织细胞对酸碱平衡的调节作用主要是通过细胞内外离子交换方式进行的,如 H^+-K^+ 交换、K^+-Na^+ 交换和 H^+-Na^+ 交换等。例如:酸中毒时,细胞外液中的 H^+ 向细胞内转移,使细胞外液中 H^+ 浓度有所减小,为了维持电中性则细胞内液中的 K^+ 向细胞外转移,使细胞外液中 K^+ 浓度升高,故常导致高钾血症。此外,肝脏可以通过合成尿素清除氨,骨骼的钙盐分解有利于 H^+ 的缓冲。

第二节　酸碱平衡紊乱的分类及常用指标

一、酸碱平衡紊乱的分类

血液 pH 值取决于 $[HCO_3^-]$ 与 $[H_2CO_3]$ 的比值,pH 值为 7.4 时其比值为20。根据血液 pH 值的高低,可将酸碱平衡紊乱分为两类:pH$<$7.35 时称为酸中毒,pH$>$7.45时称为碱中毒。

HCO_3^- 含量主要受代谢因素影响,HCO_3^- 浓度原发性降低或增高引起的酸碱平衡紊乱称为代谢性酸中毒或代谢性碱中毒;H_2CO_3 含量主要受呼吸因素影响,

H_2CO_3 浓度原发性增高或降低引起的酸碱平衡紊乱称为呼吸性酸中毒或呼吸性碱中毒。在单纯型酸中毒或碱中毒中，由于机体的调节，尽管体内的酸性或碱性物质的含量已经发生改变，但 $[HCO_3^-]/[H_2CO_3]$ 值仍维持在 20，血液的 pH 值尚在正常范围内，称为代偿性酸中毒或碱中毒；如果血液的 pH 值低于或高于正常范围，称为失代偿性酸中毒或碱中毒。患者体内只存在一种酸碱平衡紊乱时，称为单纯型酸碱平衡紊乱（simple acid-base disturbance）；若同一患者有两种或两种以上酸碱平衡紊乱同时存在，称为混合型酸碱平衡紊乱（mixed acid-base disturbance）。

二、常用检测指标及其意义

（一）血液 pH 值

pH 是 H^+ 浓度的负对数。血液 pH 值是表示血液酸碱度的指标。血液 pH 值的高低取决于血浆中 $[NaHCO_3]/[H_2CO_3]$ 的值，根据 Henderson-Hasselbalch 方程式：$pH = pK_a + \lg([HCO_3^-]/[H_2CO_3])$，式中 pK_a 为 H_2CO_3 解离常数的负对数，38 ℃时为 6.1。血浆 HCO_3^- 浓度为 24 mmol/L，$[H_2CO_3]$＝溶解度$(\alpha) \times PaCO_2 = 0.03 \times 40$ mmol/L＝1.2 mmol/L，代入上式得 $pH = 6.1 + \lg(24/1.2) = 6.1 + \lg20 = 7.4$。

从式中可知，当 $[HCO_3^-]/[H_2CO_3]$ 的值为 20 时，pH 值为 7.40。当 $[HCO_3^-]/[H_2CO_3]$ 的值大于 20 时，pH 值升高。pH 值大于 7.45 为失代偿性碱中毒，但不能区分是代谢性碱中毒还是呼吸性碱中毒。当 $[HCO_3^-]/[H_2CO_3]$ 的值小于 20 时，pH 值下降。pH 值低于 7.35 为失代偿性酸中毒，但不能区分是代谢性酸中毒还是呼吸性酸中毒。pH 值正常并不能表明机体没有酸碱平衡紊乱。因为 pH 值正常的情况有三种：一是酸碱平衡正常；二是机体有酸碱平衡紊乱但代偿良好，为完全代偿性酸碱平衡紊乱；三是机体同时存在程度相近的混合型酸、碱中毒，使 pH 值的变动相互抵消。

（二）动脉血二氧化碳分压

动脉血二氧化碳分压（$PaCO_2$）是指物理溶解于血浆中的 CO_2 分子所产生的张力。$PaCO_2$ 正常值为 40 mmHg，波动范围为 33～46 mmHg。测定 $PaCO_2$ 可了解肺泡通气情况，$PaCO_2$ 与肺泡通气量成反比，所以 $PaCO_2$ 是反映呼吸性酸碱平衡紊乱的重要指标。$PaCO_2$ 大于 46 mmHg，表示肺泡通气不足，CO_2 在体内潴留，见于呼吸性酸中毒或代偿后的代谢性碱中毒。$PaCO_2$ 小于 33 mmHg，则表示肺泡通气过度，CO_2 排出过多，见于呼吸性碱中毒或代偿后的代谢性酸中毒。

（三）标准碳酸氢盐和实际碳酸氢盐

标准碳酸氢盐（standard bicarbonate，SB）是指血液标本在标准条件下，即 $PaCO_2$ 为 40 mmHg，温度为 38 ℃和血红蛋白完全氧合的条件下，所测得的血浆 HCO_3^- 浓度。因为标准化处理后排除了呼吸因素的影响，所以 SB 是判断代谢因素的指标。其正常值范围为 22～27 mmol/L，平均值为 24 mmol/L。SB 下降，见于代谢性酸中毒或代偿后的呼吸性碱中毒；SB 升高，见于代谢性碱中毒或代偿后的呼吸性酸中毒。

实际碳酸氢盐（actual bicarbonate，AB）是指隔绝空气的血液标本，在实际 $PaCO_2$、体温和氧饱和度条件下测得的血浆碳酸氢盐浓度。AB 受呼吸和代谢这两个因素影响。正常情况下 AB＝SB，代谢性酸中毒时，两者均降低；代谢性碱中毒时，两者均升高。AB＞SB 表明有 CO_2 蓄积，见于呼吸性酸中毒或代偿后的代谢性碱中毒；AB＜SB 表明 CO_2 呼出过多，见于呼吸性碱中毒或代偿后的代谢性酸中毒。

（四）缓冲碱

缓冲碱（buffer base，BB）是指血液中一切具有缓冲作用的负离子碱的总和，包括 HCO_3^-、Pr^-、HPO_4^{2-}、Hb^- 和 HbO_2^- 等。BB 通常以氧饱和的全血在标准条件下测定，正常值范围为 44～52 mmol/L（平均值为 48 mmol/L）。BB 是反映代谢因素的指标，代谢性酸中毒时，BB 减少；代谢性碱中毒时，BB 增高。

（五）碱剩余

碱剩余（base excess，BE）是指在标准条件下，即在 38 ℃，$PaCO_2$ 为 40 mmHg，氧饱和度为 100％的情况下，用酸或碱滴定全血标本至 pH＝7.40 时所用的酸或碱的量（mmol/L）。BE 正常值范围为－3～＋3 mmol/L。若需用酸滴定，就表示血液中碱剩余，BE 用正值（BE＋）表示；若需用碱滴定，则表示血液中碱缺失，BE 用负值（BE－）表示。BE 不受呼吸因素的影响，是反映代谢因素的指标，BE 正值增大见于代谢性碱中毒；BE 负值增大见于代谢性酸中毒。

（六）阴离子间隙

阴离子间隙（anion gap，AG）是指血浆中未测定的阴离子（undetermined anion，UA）量与未测定的阳离子（undetermined cation，UC）量的差值，即 AG＝UA－UC。由于细胞外液中阴、阳离子总量相等（均为 151 mmol/L），维持着电荷平衡。其中可测定的阳离子为 Na^+，占血浆阳离子总量的 90％；可测定的阴离子为 HCO_3^- 和 Cl^-，占血浆阴离子总量的 85％。血浆中的阳离子总量＝[Na^+]＋UC，阴离子总量＝[Cl^-]＋[HCO_3^-]＋UA。AG＝[Na^+]－([Cl^-]＋[HCO_3^-])＝[140－(24＋104)] mmol/L＝12 mmol/L，其正常值范围为 10～14 mmol/L。

AG 作为衡量血浆中固定酸含量的指标，其增高的意义较大。当 AG 大于 16 mmol/L 时，即可判定为 AG 增高型代谢性酸中毒，常见于乳酸堆积、磷酸盐潴留、酮体过多、水杨酸中毒等情况。AG 的测定对区分不同类型的酸中毒和诊断某些混合型酸碱平衡紊乱有重要价值，但 AG 降低在酸碱失衡诊断方面意义不大。

第三节　单纯型酸碱平衡紊乱

单纯型酸碱平衡紊乱可细分为四种类型，即代谢性酸中毒、呼吸性酸中毒、代谢性碱中毒和呼吸性碱中毒。

一、代谢性酸中毒

代谢性酸中毒(metabolic acidosis)是指血浆 HCO_3^- 浓度原发性减少,pH 值下降的一种酸碱平衡紊乱。按 AG 值变化情况,将代谢性酸中毒分为 AG 增高型和 AG 正常型两类(图 4-2)。

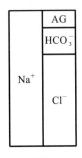 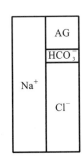 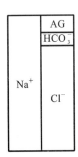

(a) 正常情况下AG   (b)AG增高型代谢性酸中毒   (c)AG正常型代谢性酸中毒

图 4-2 正常和代谢性酸中毒时阴离子间隙

(一)原因和机制

1. AG 增高型代谢性酸中毒

AG 增高型代谢性酸中毒亦称正常血氯性代谢性酸中毒,是指除含氯以外的任何一种固定酸血浆浓度增高的代谢性酸中毒。固定酸的 H^+ 经碳酸氢盐缓冲后,使[HCO_3^-]减小,其酸根(属未测定的阴离子)增多,所以 AG 值增大。常见原因如下。

(1)固定酸生成过多。①乳酸酸中毒:如休克、心力衰竭、呼吸衰竭、严重贫血、急性肺水肿等,均可造成组织供氧严重不足,引起糖无氧酵解过程增强而产生大量乳酸,导致乳酸酸中毒。②酮症酸中毒:常见于糖尿病、严重饥饿、酒精中毒等。糖尿病患者由于糖代谢严重紊乱,脂肪分解加速,结果产生大量酮体(乙酰乙酸、β-羟丁酸)。由于血清酮体积聚而引起的代谢性酸中毒称为酮症酸中毒。在饥饿或禁食情况下,当体内糖原消耗后,大量动用脂肪供能,也可出现酮症酸中毒。

(2)固定酸排出减少:各种原因引起的肾衰竭,可因肾小球滤过率严重下降使硫酸、磷酸及其他固定酸等酸性代谢产物在体内蓄积,造成 AG 增高型代谢性酸中毒。

(3)固定酸摄入过多:大量服用阿司匹林(乙酰水杨酸),可引起 AG 增高的代谢性酸中毒。

2. AG 正常型代谢性酸中毒

AG 正常型代谢性酸中毒又称高血氯性代谢性酸中毒。此时,HCO_3^- 大量丢失,由重吸收的 Cl^- 替补,或摄入含 Cl^- 药物过多直接导致血浆[Cl^-]升高和[HCO_3^-]降低,使 AG 保持不变,故其具有 AG 正常、血氯升高等特点。常见原因如下。

(1)肾脏泌 H^+ 障碍:①肾功能不全时,或使肾小管泌 H^+ 及 HCO_3^- 重吸收减少而致本病;②肾小管性酸中毒,由于受重金属(汞、铅)、药物及遗传性缺陷等因素的影响,肾小管泌 H^+ 障碍,血浆[H^+]升高;③长期或大量应用碳酸酐酶抑制剂。如过多使用乙酰唑胺,可抑制碳酸酐酶活性,使 H_2CO_3 生成减少,泌 H^+ 和 HCO_3^- 重吸收减少。

(2)从肠道丢失 HCO_3^- 过多:肠液中含有丰富的 HCO_3^-,严重腹泻、肠瘘以及肠引流等可造成 HCO_3^- 大量丢失而引起 AG 正常型高血氯性代谢性酸中毒。

(3)可产生盐酸的药物摄入过多:见于长期或大量使用氯化铵、盐酸精氨酸等药物时,这些药物在体内代谢过程中可产生 HCl,消耗血浆中 HCO_3^-,导致 AG 正常型高血氯性代谢性酸中毒。

(二)机体的代偿调节

1. 血液与细胞内的缓冲调节

细胞外液中固定酸增加后,血浆缓冲体系中的各种缓冲碱立即对其进行缓冲,造成 HCO_3^- 和其他缓冲碱不断消耗而减少。在缓冲过程中,H^+ 与 HCO_3^- 作用所形成的 H_2CO_3 可分解为 H_2O 和 CO_2,CO_2 可由肺呼出体外。2～4 h 后,细胞内的缓冲系统发挥作用,约 1/2 的 H^+ 通过离子交换方式进入细胞内被缓冲,此时 K^+ 从细胞内逸出,故酸中毒易引起高血钾。

2. 肺的代偿调节

肺的代偿调节就是通过改变呼吸的频率和幅度来改变肺泡通气量,从而改变 CO_2 的排出量,调节血浆 H_2CO_3 的浓度,使 pH 值处于相对稳定状态。代谢性酸中毒时,当 pH 值由 7.4 降到 7.0,肺泡通气量可由正常的 4 L/min 增加到 30 L/min 以上,呼吸加深加快是代谢性酸中毒的主要临床表现。呼吸的代偿反应比较迅速,在代谢性酸中毒发生后几分钟内即可出现呼吸运动的明显增加,并能在数小时内达到代偿高峰。

3. 肾脏的代偿调节

除肾性原因外,其他各种原因引起的代谢性酸中毒,肾脏都能充分发挥其排酸保碱的代偿调节作用。随着血液 pH 值降低,肾小管上皮细胞中的碳酸酐酶和谷氨酰胺酶活性增强,泌 H^+、泌 NH_4^+ 及回收 HCO_3^- 增多,尿中可滴定酸和 NH_4^+ 排出增加,HCO_3^- 在细胞外液的浓度有所恢复。肾脏的这种调节作用较为缓慢,通常在酸中毒发生数小时后启动,3～5 d 内达到代偿高峰。

代谢性酸中毒的血气参数变化为:HCO_3^- 浓度原发性降低,AB、SB、BB 均降低,BE 负值增大,通过呼吸代偿,$PaCO_2$ 继发性下降,AB<SB。

(三)对机体的影响

1. 对心血管系统的影响

(1)室性心律失常:与血清钾升高密切相关。血液 H^+ 增多,一方面促使细胞内外 H^+-K^+ 交换,H^+ 进入细胞,K^+ 逸出细胞;另一方面使肾小管上皮细胞增加泌

H^+、减少排 K^+。继发性高钾血症可引起各种心律失常,较严重的有重度传导阻滞和心室纤颤,甚至心脏停搏等。

(2)心肌收缩力减弱:血浆 H^+ 浓度增大,妨碍心肌细胞外 Ca^{2+} 内流和肌质网的 Ca^{2+} 释放,竞争性抑制 Ca^{2+} 与肌钙蛋白上的结合,从不同环节引起心肌收缩力减弱,心输出量减少。

(3)血管对儿茶酚胺的反应性下降:酸中毒时 H^+ 的显著增加可使毛细血管前括约肌及微动脉平滑肌对儿茶酚胺的反应性下降,引起小血管舒张,动脉血压下降,严重者可导致休克。因此,休克时及早纠正酸中毒,对减轻血流动力学障碍、阻断休克病情具有重要的临床意义。

2. 对中枢神经系统的影响

代谢性酸中毒时,中枢神经系统主要表现为中枢抑制,轻者意识障碍,重者嗜睡、昏迷,甚至因呼吸中枢和血管运动中枢麻痹而死亡。其发生机制如下。①γ-氨基丁酸增加:代谢性酸中毒时脑组织中谷氨酸脱羧酶活性增强,使 γ-氨基丁酸生成增加,γ-氨基丁酸对中枢神经系统具有抑制作用。②ATP 生成减少:酸中毒时生物氧化酶的活性受抑制,使 ATP 生成减少,导致脑组织能量缺乏。

(四)防治的病理生理基础

1. 治疗原发病

及时去除病因,同时纠正水、电解质紊乱,恢复有效循环血量和改善肾功能。

2. 合理应用碱性药物

这是纠正代谢性酸中毒的主要措施,碱性药物首选碳酸氢钠。根据酸中毒的程度,在血气监护下分次补碱,补碱量宜小不宜大。此外,也可选用作用较慢的乳酸钠,但肝功能不良及乳酸中毒者应当慎用或不用。

二、呼吸性酸中毒

呼吸性酸中毒(respiratory acidosis)是指因 CO_2 排出减少或吸入过多,导致血浆 H_2CO_3 浓度原发性增高、血浆 pH 值下降的一种酸碱平衡紊乱。依据病程可将其分为急性呼吸性酸中毒和慢性呼吸性酸中毒两类。

(一)病因和机制

1. CO_2 排出减少

(1)呼吸中枢抑制:见于颅脑损伤、脑炎、脑血管意外、呼吸中枢抑制剂(巴比妥类)应用过量、酒精中毒等。

(2)呼吸肌麻痹:急性脊髓灰质炎、神经根炎、重症肌无力、有机磷中毒及重度低钾血症等,可使呼吸运动减弱,肺泡扩张受限,以致 CO_2 排出障碍。

(3)呼吸道阻塞:喉头痉挛和水肿、溺水、异物堵塞气管等可引起急性呼吸性酸中毒,支气管哮喘、慢性阻塞性肺疾病可导致慢性呼吸性酸中毒。

（4）胸廓病变：胸部创伤、严重气胸或大量胸腔积液、胸廓畸形等，可使胸廓活动受限，肺泡通气障碍，CO_2 排出减少。

（5）肺部疾病：呼吸窘迫综合征、急性心源性肺水肿、重度肺气肿、肺组织广泛纤维化等，均可因通气障碍和肺泡通气锐减而引起 CO_2 排出减少。

（6）呼吸机使用不当：通气量设置过小，使 CO_2 排出减少。

2. CO_2 吸入过多

在通风不良环境，如矿井塌陷等事故中，由于 CO_2 浓度过高，机体吸入过量 CO_2 而发生呼吸性酸中毒。此种情况较为少见。

（二）机体的代偿调节

因为呼吸性酸中毒主要由呼吸障碍引起，所以呼吸系统不能对其发挥代偿调节作用。又由于血浆碳酸氢盐缓冲对不能缓冲血浆中增加的 H_2CO_3，故当血浆 H_2CO_3 浓度增加时，只能通过血浆非碳酸氢盐缓冲系统和肾脏发挥调节作用。

1. 细胞内外离子交换和细胞内缓冲

这是急性呼吸性酸中毒的主要代偿方式，但其代偿调节能力十分有限，往往表现为代偿不足或失代偿状态。急性呼吸性酸中毒时，CO_2 大量潴留使血浆 H_2CO_3 浓度升高，H_2CO_3 分解为 H^+ 和 HCO_3^-，导致血浆内的 H^+ 和 HCO_3^- 增加。然后 H^+ 迅速进入细胞并与细胞内的 K^+ 进行交换（这可导致高钾血症），H^+ 进入细胞后由细胞内的蛋白质缓冲对缓冲。留在血浆中的 HCO_3^- 使血浆 HCO_3^- 浓度有所增加，具有一定的代偿作用。此外，急性呼吸性酸中毒时，血浆 CO_2 潴留使 CO_2 迅速弥散进入红细胞，并在红细胞内的 CA 催化下生成 H_2CO_3，H_2CO_3 进而解离为 H^+ 和 HCO_3^-。红细胞内增加的 H^+ 不断被血红蛋白缓冲对缓冲；红细胞内增加的 HCO_3^- 则不断从红细胞进入血浆与血浆中的 Cl^- 进行交换，结果导致血浆 HCO_3^- 浓度有所增加，而血浆 Cl^- 浓度有所降低。急性呼吸性酸中毒时，经以上代偿方式可使血浆 HCO_3^- 浓度继发性增加，但增加的量非常有限，血浆［HCO_3^-］／［H_2CO_3］值仍然处于低于 20 的状态，pH 值低于正常值。

2. 肾脏代偿调节

这是慢性呼吸性酸中毒时的主要代偿方式。慢性呼吸性酸中毒时，肾脏的代偿调节与代谢性酸中毒时相似，肾小管上皮细胞内 CA 和谷氨酰胺酶活性均增加，肾脏泌 H^+、排 NH_4^+ 和重吸收 $NaHCO_3$ 的作用显著增强。结果是酸性物质随尿排至体外，血浆 HCO_3^- 浓度继发性增加，可使［HCO_3^-］／［H_2CO_3］值接近 20，形成代偿性呼吸性酸中毒。

呼吸性酸中毒血气分析的参数变化：$PaCO_2$ 增高，pH 值降低。通过肾等代偿后，代谢性指标继发性升高，AB、SB、BB 值均升高，AB＞SB，BE 正值加大。

（三）对机体的影响

呼吸性酸中毒对心脏的影响与代谢性酸中毒相似。所不同的是因 $PaCO_2$ 升高，可引起一系列血管运动和神经精神障碍。

1. CO_2 直接舒张血管的作用

由于脑血管壁无 α 受体,高浓度的 CO_2 可直接扩张脑血管,使脑血流量增加,颅内压及脑脊液压增高,引起持续性头痛,尤以夜间和晨起时更为严重。

2. 对中枢神经系统功能的影响

其主要原因是高碳酸血症。常见于 $PaCO_2$ 大于 80 mmHg 时,中枢神经系统功能出现障碍,早期症状为头痛、不安、焦虑等;晚期则出现震颤、精神错乱、神志模糊、嗜睡,昏迷等"CO_2 麻醉"表现,临床称为肺性脑病(pulmonary encephalopathy)。

(四)防治的病理生理基础

1. 改善肺泡通气功能

这是防治此类酸中毒的关键措施。应及时去除病因,保持呼吸道畅通。对慢性阻塞性肺疾病患者,要及时控制感染、强心、解痉和祛痰;对呼吸道梗阻者,应尽早排除呼吸道异物或解除支气管平滑肌痉挛;对呼吸中枢抑制者,须果断应用呼吸中枢兴奋药或人工呼吸机。

2. 正确使用碱性药物

慢性呼吸性酸中毒时,由于肾有排酸保碱的作用,体内 HCO_3^- 含量增高,应慎用碱性药物,特别是在通气尚未改善前,错误地使用碱性药物,会引起代谢性碱中毒,并使呼吸性酸中毒病情加重,使高碳酸血症更进一步加重。

三、代谢性碱中毒

代谢性碱中毒(metabolic alkalosis)是指血浆 $[HCO_3^-]$ 原发性增高,以致血浆 pH 值升高的一种酸碱平衡紊乱。

(一)原因与机制

1. H^+ 丢失过多

(1)经消化道丢失:常见于剧烈频繁呕吐及胃管引流引起富含 HCl 的胃液大量丢失。胃黏膜壁细胞含有的碳酸酐酶,能将细胞质中的 CO_2 和 H_2O 催化生成 H_2CO_3,H_2CO_3 解离为 H^+ 和 HCO_3^-,然后 H^+ 与来自血浆的 Cl^- 合成 HCl,进食时分泌至胃腔内,成为胃液的主要成分。壁细胞内由 H_2CO_3 解离生成的 HCO_3^- 则进入血浆,一过性地使血浆 $[HCO_3^-]$ 升高。正常情况下当酸性食糜进入十二指肠,其内的 H^+ 刺激肠上皮细胞和胰腺分泌大量 HCO_3^-,并与 H^+ 中和。因此,频繁呕吐及胃液引流时,大量 HCl 随胃液丢失,难以中和血浆中的 HCO_3^-,使血浆 HCO_3^- 增加,导致代谢性碱中毒。

(2)经肾丢失:H^+ 经肾丢失的常见原因有应用利尿药、盐皮质激素增多等。

① 应用利尿剂:使用某些利尿剂(呋塞米、噻嗪类)时,抑制了肾小管髓袢升支对 Cl^-、Na^+ 和 H_2O 的重吸收,使远曲小管滤液 $[Cl^-]$ 和 $[Na^+]$ 增高,并伴流量增多,流

速加快,从而导致远曲小管和集合管泌 H^+、泌 K^+ 增加,重吸收 HCO_3^- 增多。H^+、Cl^- 和 H_2O 经肾大量排出和 $NaHCO_3$ 大量重吸收,导致细胞外液 Cl^- 浓度降低和 HCO_3^- 含量增加,引起低氯性碱中毒。

② 盐皮质激素增多:原发性或继发性醛固酮增多症时,可促使集合管保 Na^+ 排 K^+ 和泌 H^+,结果使血浆 $[H^+]$ 降低,造成低钾性碱中毒。

2. 碱性物质输入过多

碱性物质输入过多常为医源性因素所致,如给肾功能受损患者输入 HCO_3^- 过多或大量输入库存血(含柠檬酸盐,经代谢生成 HCO_3^-),则可使血浆 HCO_3^- 增加,发生代谢性碱中毒。

3. H^+ 向细胞内转移

低钾血症是引起代谢性碱中毒的原因之一。因为低钾血症时,细胞内液的 K^+ 向细胞外液转移以部分补充细胞外液的 K^+ 不足,为了维持电荷平衡,则细胞外液的 H^+ 向细胞内转移,从而导致细胞外液的 H^+ 减少,引起代谢性碱中毒。此外,低钾血症时,肾小管上皮细胞向肾小管腔分泌 K^+ 减少,而分泌 H^+ 增加,对 $NaHCO_3$ 的重吸收加强。此时,由于肾脏泌 H^+ 增多,尿液呈酸性,故称为反常性酸性尿。

(二)分类

按给予盐水治疗是否有效分为两种类型:盐水反应性碱中毒(saline-responsive alkalosis)和盐水抵抗性碱中毒(saline-resistant alkalosis)。

1. 盐水反应性碱中毒

盐水反应性碱中毒主要见于频繁呕吐、胃液引流及引用利尿剂时,由于伴随细胞外液减少,有效循环血量不足,也常伴有低钾和低氯存在,影响肾排出 HCO_3^- 的能力,使碱中毒得以维持,给予生理盐水扩充细胞外液,补充 Cl^- 能促进过多的 HCO_3^- 经肾排出,使碱中毒得到纠正。

2. 盐水抵抗性碱中毒

盐水抵抗性碱中毒常见于全身性水肿、原发性醛固酮增多症及严重低钾血症等,盐皮质激素的直接作用和低 K^+ 使碱中毒得以维持,单纯给予这种患者盐水没有治疗效果。

(三)机体的代偿调节

1. 血液的缓冲和细胞内外的离子交换

代谢性碱中毒时,血浆缓冲系统中的弱酸可直接缓冲增多的 OH^-。经过血浆缓冲系统的缓冲调节后,强碱变成弱碱,并使包括 HCO_3^- 在内的缓冲碱增加。同时,细胞外液 H^+ 浓度降低,细胞内液的 H^+ 向细胞外转移,细胞外液的 K^+ 进入细胞,使细胞外液的 K^+ 减少,从而引起低钾血症。

2. 肺的代偿调节

呼吸的代偿反应比较快,往往数分钟即可出现,12~24 h 达到高峰。由于细胞

外液 H^+ 浓度下降,抑制呼吸中枢,使呼吸变浅变慢,肺泡通气量减少,导致 CO_2 排出减少,$PaCO_2$ 升高,得以维持[HCO_3^-]/[H_2CO_3]值接近 20。但这种代偿是有限度的,很少能达到完全代偿。因为随着肺泡通气量减少,$PaCO_2$ 升高,伴有 PaO_2 降低。PaO_2 降低可通过对呼吸中枢的兴奋作用,限制 $PaCO_2$ 过度升高,$PaCO_2$ 继发性上升的代偿极限是 55 mmHg。

3. 肾脏的代偿调节

代谢性碱中毒时,血浆 H^+ 浓度下降,肾小管上皮细胞内的碳酸酐酶和谷氨酰胺酶活性减弱,故肾小管泌 H^+、泌 NH_4^+ 减少,对 $NaHCO_3$ 的重吸收也相应减少,导致血浆 HCO_3^- 浓度有所降低。由于 HCO_3^- 从尿中排出增加,在代谢性碱中毒时尿液呈现碱性,但值得注意的是在缺氯、低钾和醛固酮分泌增多时所致的代谢性碱中毒因肾泌 H^+ 增多,尿液呈酸性。肾对 HCO_3^- 排出增多的最大代偿时限为 3~5 d,所以急性代谢性碱中毒时肾代偿不起主要作用。

通过以上体液缓冲、肺和肾的代偿,代谢性碱中毒的血气分析参数变化规律如下:pH 值升高,AB、SB、BB 均增加,AB>SB,BE 正值加大。

(四)对机体的影响

1. 对中枢神经系统的影响

碱中毒时,谷氨酸脱羧酶活性降低,γ-氨基丁酸转氨酶活性增高,γ-氨基丁酸分解增强而生成减少,对中枢神经系统的抑制作用减弱,因而患者出现烦躁不安、精神错乱、谵妄、意识障碍等中枢神经系统症状。

2. 血红蛋白氧离曲线左移

碱中毒时,pH 值升高导致氧离曲线左移,此时,氧合血红蛋白结合的氧不易释放,因而可造成组织缺氧。

3. 对神经肌肉的影响

急性代谢性碱中毒时,由于血浆 pH 值迅速升高而使血浆游离钙转化为结合钙,游离钙浓度迅速降低,造成神经肌肉的应急性增高,出现面部和肢体肌肉抽动、手足抽搐。但如果代谢性碱中毒伴有严重低钾血症,则往往表现为肌肉无力或麻痹。

4. 低钾血症

血浆 H^+ 浓度下降,细胞内 H^+-K^+ 交换,H^+ 出细胞,K^+ 入细胞,引起低钾血症。同时,肾小管上皮细胞泌 H^+ 减少,H^+-Na^+ 交换减少、K^+-Na^+ 交换增强,K^+ 从尿中排出增多而引起低钾血症。

(五)防治的病理生理基础

(1)治疗原发病,积极去除代谢性碱中毒的维持因素。

(2)对盐水反应性碱中毒患者,口服或静脉滴注等张或半张的盐水,通过扩充血容量和补充 Cl^- 使过多的 HCO_3^- 经肾排出,达到治疗目的。对于严重的代谢性碱中毒患者,可直接给予酸治疗,如用 0.1 mol/L HCl 静脉滴注,其机制是 HCl 在体内被缓冲后可生成 NaCl。

（3）对全身性水肿患者,尽量少用髓袢利尿剂或噻嗪类利尿剂,以预防发生碱中毒。碳酸酐酶抑制剂乙酰唑胺可增加 Na^+ 和 HCO_3^- 的排出,既达到治疗碱中毒的目的,又减轻了水肿。对肾上腺皮质激素过多引起的碱中毒,需抗醛固酮药物和补 K^+ 以除去代谢性碱中毒的维持因素。

四、呼吸性碱中毒

呼吸性碱中毒(respiratory alkalosis)指因通气过度使 CO_2 呼出过多,导致血浆 H_2CO_3 浓度原发性降低。依据发病时间,呼吸性碱中毒可分为急性呼吸性碱中毒和慢性呼吸性碱中毒两类。

（一）原因和机制

1. 低氧血症

外呼吸障碍如肺炎、间质性肺疾病、肺水肿等,以及吸入气氧分压过低均可因 PaO_2 降低而引起通气过度。

2. 呼吸中枢受到刺激

以下情况都可使呼吸中枢受到刺激,引起通气过度。①中枢神经系统疾病:如脑炎、脑外伤、脑肿瘤等。②精神障碍:如癔症发作。③某些药物:如水杨酸、氨等。④机体代谢过高:如甲状腺功能亢进、高热等。

3. 呼吸机使用不当

呼吸机使用不当时,常因通气量过大而引起严重呼吸性碱中毒。

4. 机体代谢旺盛

见于高热、甲状腺功能亢进时,由于血温过高和机体分解代谢亢进可刺激引起呼吸中枢兴奋,通气过度使 $PaCO_2$ 降低。

（二）机体的代偿调节

1. 急性呼吸性碱中毒

其主要代偿调节方式为细胞内外离子交换和细胞内缓冲。受细胞内 H_2CO_3 浓度迅速下降的影响,细胞内非碳酸氢盐缓冲系统和细胞代谢产物乳酸提供的 H^+ 从细胞内移出,与细胞外的 HCO_3^- 结合,使血浆 HCO_3^- 浓度下降,H_2CO_3 浓度有所回升。一方面,细胞内的 H^+ 与细胞外的 K^+ 和 Na^+ 交换;另一方面,HCO_3^- 进入红细胞,Cl^- 和 CO_2 逸出红细胞,促使血浆 H_2CO_3 浓度回升。上述代偿能力有限,故急性呼吸性碱中毒往往是失代偿的。

2. 慢性呼吸性碱中毒

慢性呼吸性碱中毒主要靠肾脏代偿调节。通过肾的调节,肾小管上皮细胞泌 H^+、泌 NH_4^+ 和重吸收 HCO_3^- 均减少,血浆 HCO_3^- 浓度下降,尿液呈碱性。

呼吸性碱中毒的血气参数变化:$PaCO_2$ 降低,血浆 pH 值升高,AB<SB,代偿后,

反映酸碱平衡的代谢性指标继发性降低，AB、SB 及 BB 均降低。

（三）对机体的影响

中枢神经系统功能障碍除了与碱中毒对脑功能的损伤有关外，还与低碳酸血症引起的脑血流量减少有关。患者有眩晕、抽搐（与血浆游离 Ca^{2+} 减少有关）、意识障碍、四肢及口周围感觉异常等表现，此外，大多数重度患者血浆磷酸盐明显降低，这与细胞内 $[H^+]$ 下降，糖原分解加强，大量磷酸盐消耗有关。

（四）防治的病理生理基础

防治的主要措施是防治原发病和去除引起过度通气的原因。对急性呼吸性碱中毒患者，可吸入含 $5\%CO_2$ 的混合气体或用塑料袋置于患者口鼻上使其反复吸入呼出的气体以维持血浆 H_2CO_3 浓度，症状可迅速得到控制；对精神性过度通气患者，可酌情使用镇静剂；有手足搐搦者，可静脉滴注葡萄糖酸钙进行治疗。

第四节　混合型酸碱平衡紊乱

混合型酸碱平衡紊乱（mixed acid-base disorders）指两种或两种以上原发性酸碱平衡紊乱同时并存。它分为双重性酸碱平衡紊乱和三重性酸碱平衡紊乱。其中双重性酸碱平衡紊乱又分为酸碱一致型和酸碱混合型酸碱平衡紊乱两大类。

一、酸碱一致型酸碱平衡紊乱

（一）代谢性酸中毒合并呼吸性酸中毒

1. 原因

代谢性酸中毒合并呼吸性酸中毒常见于以下情况。①慢性阻塞性肺疾病伴严重缺氧；②心跳、呼吸骤停；③急性肺水肿；④已累及心肌和呼吸肌的重度低钾血症；⑤药物及一氧化碳中毒。

2. 特点

呼吸性和代谢性指标均往酸性方面发展，以致 HCO_3^- 浓度减小时呼吸不能代偿，$PaCO_2$ 增大时肾也不能代偿，呈严重失代偿状态，血浆 pH 值显著降低，AB、SB、BB 均下降，AB＞SB，AG 增大，血清 K^+ 浓度升高。

（二）代谢性碱中毒合并呼吸性碱中毒

1. 原因

本型酸碱平衡紊乱以各种危重患者多见。机械通气过度、败血症、颅脑外伤、妊娠中毒症等是呼吸性碱中毒的原因，而剧烈呕吐、胃液引流、大量输入库存血或频繁应用利尿剂等是合并发生代谢性碱中毒的病因。

2. 特点

呼吸性和代谢性指标均往碱性方面发展，$PaCO_2$ 降低，血浆 HCO_3^- 浓度升高，两者之间无相互代偿关系,呈严重失代偿,预后较差。AB、SB、BB 均升高,AB<SB,$PaCO_2$ 降低,血浆 pH 值明显升高,血清 K^+ 浓度降低。

二、酸碱混合型酸碱平衡紊乱

(一)代谢性酸中毒合并呼吸性碱中毒

1. 原因

本型酸碱平衡紊乱可见于如下情况:①糖尿病、肾衰竭或感染性休克及心肺疾病等危重患者伴有发热或机械通气过度;②慢性肝病,高血氨,并发肾衰竭;③水杨酸或乳酸盐中毒,有机酸(水杨酸、酮体、乳酸)生成增多,水杨酸刺激呼吸中枢可发生典型的代谢性酸中毒合并呼吸性碱中毒的混合型酸碱失衡。

2. 特点

血浆 pH 值变动不大,甚至在正常范围内。血浆 HCO_3^- 浓度和 $PaCO_2$ 均显著下降。

(二)代谢性碱中毒合并呼吸性酸中毒

1. 原因

本型酸碱平衡紊乱常见于慢性阻塞性肺疾病的患者引起慢性呼吸性酸中毒,因剧烈呕吐、滥用碱性药物($NaHCO_3$)或因心力衰竭应用大量排钾利尿剂而发生代谢性碱中毒。

2. 特点

血浆 pH 值可以正常,也可以略降低或略升高。血浆 HCO_3^- 浓度和 $PaCO_2$ 均显著升高,已超出彼此可以正常代偿的范围。AB、SB、BB 均升高,BE 正值增大。

(三)代谢性酸中毒合并代谢性碱中毒

1. 原因

本型酸碱平衡紊乱以肾衰竭或糖尿病伴剧烈呕吐,严重肠胃炎呕吐、腹泻并伴有低钾和脱水等为常见。

2. 特点

血浆 pH 值、HCO_3^- 浓度、$PaCO_2$ 可以正常,也可以略高或略低。对 AG 增高型代谢性酸中毒合并代谢性碱中毒,AG 值具有重要的诊断意义。

三、三重性酸碱平衡紊乱

由于呼吸性酸中毒和呼吸性碱中毒不可能并存于同一个患者,三重性酸碱失衡只存在两种类型。

1. 呼吸性酸中毒合并 AG 增高型代谢性酸中毒和代谢性碱中毒

其特点为 $PaCO_2$ 明显升高,AG>16 mmol/L,$[HCO_3^-]$ 一般升高,$[Cl^-]$ 显著降低。

2. 呼吸性碱中毒合并 AG 增高型代谢性酸中毒和代谢性碱中毒

其特点为 $PaCO_2$ 降低，$AG > 16$ mmol/L，$[HCO_3^-]$ 可升高也可降低，$[Cl^-]$ 一般低于正常值。

总之，三重性酸碱平衡紊乱复杂多变，应在充分掌握原发病情的基础上，结合实验室检查结果，综合分析，合理判断，方能得出正确结论。

第五节 酸碱平衡紊乱的判断及其病理生理基础

依据患者的病史和临床表现、血气检测结果、血清电解质检查及 AG 值等正确判断酸碱平衡紊乱的类型，才能有针对性地治疗。

一、单纯型酸碱平衡紊乱的判断

1. 根据 pH 值的变化，可判断是酸中毒还是碱中毒

凡 $pH < 7.35$，为酸中毒；$pH > 7.35$，则为碱中毒。

2. 根据病史和原发性平衡紊乱可判断为呼吸性还是代谢性酸碱平衡紊乱

如原发性 $PaCO_2$ 上升，引起 pH 值下降，为呼吸性酸中毒。

如原发性 $PaCO_2$ 下降，引起 pH 值上升，为呼吸性碱中毒。

如原发性 $[HCO_3^-]$ 下降，引起 pH 值下降，为代谢酸中毒。

如原发性 $[HCO_3^-]$ 上升，引起 pH 值上升，为代谢碱中毒。

3. 根据代偿情况可判断为单纯型还是混合型酸碱平衡紊乱

代谢性酸碱平衡紊乱主要靠肺代偿，呼吸性酸碱平衡紊乱主要靠肾代偿。在酸碱平衡紊乱时，机体的代偿调节有一定的规律性，即有一定的方向性、有一定的代偿范围（代偿预计值）和代偿的最大限度。在单纯型酸碱平衡紊乱时，机体的代偿反应不会超过代偿预测值。

二、混合型酸碱平衡紊乱的判断

（一）代偿调节的方向性

1. $PaCO_2$ 与 $[HCO_3^-]$ 变化方向相反者为酸碱一致性混合型酸碱平衡紊乱

在两种酸中毒并存或者两种碱中毒并存时，除 pH 值发生显著变化外，$PaCO_2$ 与 $[HCO_3^-]$ 的变化方向一定是相反的。例如心跳呼吸骤停时，$PaCO_2$ 急剧升高，引起呼吸性酸中毒，而代谢紊乱引起乳酸堆积，使 $[HCO_3^-]$ 明显降低，导致代谢性酸中毒。

2. $PaCO_2$ 与 $[HCO_3^-]$ 变化方向一致者为酸碱混合型酸碱平衡紊乱

一种酸中毒与一种碱中毒并存时，$PaCO_2$ 与 $[HCO_3^-]$ 的变化方向是一致的。例如，在呼吸性中毒合并代谢性碱中毒患者，因通气障碍使 $PaCO_2$ 原发性升高，通过肾的调节，$[HCO_3^-]$ 代偿性升高，此时如使用利尿剂不当或者出现呕吐，血 $[HCO_3^-]$ 亦有原发性升高,而 pH 值无明显变化。此时,单靠 pH 值、病史及 $PaCO_2$ 与 $[HCO_3^-]$ 变化方向,已难以区别患者是单纯型酸碱平衡紊乱,还是酸碱混合型酸碱平衡紊乱,需要计算代偿预计值来进一步分析判断。

(二)代偿预计值和代偿限度

代偿公式(表 4-2)可以用来简便有效地区分单纯型与混合型酸碱平衡紊乱。单纯型酸碱平衡紊乱时,机体的代偿变化应在一个适宜的范围内,如果超出代偿范围即为混合型酸碱平衡紊乱。

表 4-2 常用单纯型酸碱平衡紊乱的预计代偿公式

原发失衡	原发性变化	继发性代偿	预计代偿公式	代偿时限
代谢性酸中毒	$[HCO_3^-]\downarrow$	$PaCO_2\downarrow$	$\Delta PaCO_2\downarrow=1.2\Delta[HCO_3^-]\pm2$	12～24 h
代谢性碱中毒	$[HCO_3^-]\uparrow$	$PaCO_2\uparrow$	$\Delta PaCO_2\uparrow=0.7\Delta[HCO_3^-]\pm5$	12～24 h
呼吸性酸中毒	$PaCO_2\uparrow$	$[HCO_3^-]\uparrow$		
急性呼吸性酸中毒			$\Delta[HCO_3^-]\uparrow=0.1\Delta PaCO_2\pm1.5$	几分钟
慢性呼吸性酸中毒			$\Delta[HCO_3^-]\uparrow=0.35\Delta PaCO_2\pm3$	3～5 d
呼吸性碱中毒	$PaCO_2\downarrow$	$[HCO_3^-]\downarrow$		
急性呼吸性碱中毒			$\Delta[HCO_3^-]\downarrow=0.2\Delta PaCO_2\pm2.5$	几分钟
慢性呼吸性碱中毒			$\Delta[HCO_3^-]\downarrow=0.5\Delta PaCO_2\pm2.5$	3～5 d

(三)以 AG 值判断代谢性酸中毒的类型及混合型酸碱平衡紊乱

AG 值是区分代谢性酸中毒类型的标志,也是判断单纯型或混合型酸碱平衡紊乱的重要指标。对病情复杂的患者,计算 AG 值能将潜在的代谢性酸中毒显露出来。

病例分析

某肺心病、呼吸衰竭合并肺性脑病患者,用利尿剂、激素等治疗,血气分析及电解质检查为:pH 值为 7.43,$PaCO_2$ 61 mmHg(8.1 kPa),$[HCO_3^-]$ 38 mmol/L,$[Na^+]$140 mmol/L,$[Cl^-]$74 mmol/L,$[K^+]$3.5 mmol/L。试分析该患者存在哪种酸碱平衡紊乱。

(高建明)

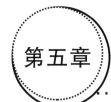

第五章 缺 氧 ----------▶

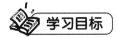

掌握：缺氧的概念；缺氧的类型及机制；各型缺氧的血氧指标变化的特点。
熟悉：常用血氧指标的意义及影响因素；缺氧时机体的功能代谢变化。
了解：缺氧防治的病理生理基础。

第一节 概 述

氧为生命活动所必需。组织供氧减少或不能充分利用氧，导致组织代谢、功能和形态结构发生异常变化的病理过程称为缺氧（hypoxia）。缺氧是临床多种疾病中的基本病理过程，也是导致患者死亡的重要原因之一。

人体内储存的氧量仅有 1.5 L，氧从摄入到被组织细胞利用是一个复杂的过程，包括外呼吸、氧在血液中的运输和内呼吸三个连续的环节，其中任一环节发生障碍都会导致组织细胞缺氧。

一般来讲，判断组织获得和利用氧的状态要检测两方面的因素：组织的供氧量和耗氧量。

组织供氧量＝动脉血氧含量×组织血流量

组织耗氧量＝（动脉血氧含量－静脉血氧含量）×组织血流量

因此，临床检测一些血氧指标对了解机体氧的获得和消耗是必要的。

常用的血氧指标如下。

1. 氧分压（partial pressure of oxygen，PO_2）

氧分压又称氧张力，是指物理状态下溶解于血液的氧所产生的张力。动脉血氧分压（arterial partial pressure of oxygen，PaO_2）正常约为 100 mmHg，取决于吸入气体的氧分压和肺的呼吸功能；静脉血氧分压（venous partial pressure of oxygen，

PvO_2)正常约为 40 mmHg,可反映机体内呼吸状况。

2. 氧容量(oxygen binding capacity,CO_{2max})

氧容量是指在标准状态(温度为 38 ℃,氧分压为 150 mmHg,二氧化碳分压为 40 mmHg)下,在体外 100 mL 血液中血红蛋白(hemoglobin,Hb)被氧充分饱和时的最大带氧量。氧容量正常约为 20 mL/dL,取决于血液中 Hb 的质(与 O_2 结合的能力)和量(100 mL 血液中 Hb 的数量),它主要反映血液携氧的能力。

3. 氧含量(oxygen content,CO_2)

氧含量是指 100 mL 血液实际的带氧量,主要包括 Hb 实际结合的氧和极少量溶解于血浆的氧(通常仅 0.3 mL/dL,可忽略不计)。氧含量取决于氧分压和氧容量。正常动脉血氧含量(CaO_2)约为 19 mL/dL,静脉血氧含量(CvO_2)约为 14 mL/dL。两者之差为血液流经组织时被摄取和利用的氧量,又称为动-静脉血氧含量差。由于各组织器官耗氧量不同,动-静脉血氧含量差也不一致,平均值为 5 mL/dL。

4. 氧饱和度(oxygen saturation,SO_2)和 P_{50}

氧饱和度是指 Hb 与氧结合的百分数。

$$SO_2 =(氧含量-溶解的氧量)/氧容量×100\%$$

正常动脉血氧饱和度(SaO_2)为 95%~98%,静脉血氧饱和度(SvO_2)为70%~75%。

氧饱和度主要取决于氧分压,氧合血红蛋白解离曲线(简称氧离曲线)反映了两者之间的关系(图 5-1)。其中氧饱和度达到 50% 时的氧分压称为 P_{50},P_{50} 是反映 Hb 与 O_2 亲和力的指标,正常值为 26~27 mmHg。红细胞内 2,3-二磷酸甘油酸(2,3-DPG)增多、酸中毒、CO_2 增多及血温增高,可使 Hb 与 O_2 亲和力降低,携带的氧容易被释放,氧离曲线右移,P_{50} 增大;反之,氧离曲线左移,P_{50} 减小。

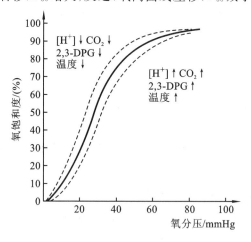

图 5-1 氧合血红蛋白解离曲线及其影响因素

第二节　缺氧的类型、原因和发病机制

根据缺氧的原因和血氧的变化,一般将缺氧分为低张性缺氧、血液性缺氧、循环性缺氧、组织性缺氧四种类型。

一、低张性缺氧

以动脉血氧分压降低、氧含量减少为基本特征的缺氧称为低张性缺氧(hypotonic hypoxia),又称乏氧性缺氧(hypoxic hypoxia)。

(一)原因

1. 吸入空气氧分压过低

这多发生于海拔 3000 m 以上高原或高空,也可发生于通风不良的矿井、坑道,或者吸入被惰性气体或麻醉药过度稀释的空气等。由于吸入空气中的氧分压过低,肺泡内氧分压降低,氧弥散入血减少,导致 PaO_2 下降。

2. 外呼吸功能障碍

外呼吸功能障碍由肺的通气功能障碍或换气功能障碍所致,见于慢性阻塞性肺疾病、肺炎、呼吸中枢抑制等。由外呼吸功能障碍导致的低张性缺氧又称为呼吸性缺氧(respiratory hypoxia)。血液通过肺摄取的氧减少,导致 PaO_2 下降。

3. 静脉血分流入动脉

这多见于先天性心脏病,如室间隔缺损伴有肺动脉狭窄或肺动脉高压时,由于右心的压力高于左心,出现右向左分流,部分静脉血掺入左心的动脉血中,导致 PaO_2 下降。

(二)血氧变化的特点与组织缺氧的机制

低张性缺氧时,动脉血氧分压、氧含量和氧饱和度均降低。当 PaO_2 降至 60 mmHg 以下才会使 SaO_2 及 CaO_2 显著减少,才可能引起组织缺氧。血液中的氧弥散入细胞的速度取决于血液与细胞线粒体部位的氧分压差。低张性缺氧时,PaO_2 降低,使氧弥散速度减慢,可引起细胞缺氧。通常 100 mL 血液流经组织时约有 5 mL 氧被利用,即动-静脉血氧含量差约为 5 mL/dL。低张性缺氧时,由同量血液弥散给组织利用的氧量减少,故动-静脉血氧含量差一般是减少的。如慢性缺氧使组织利用氧的能力代偿性增强,则动-静脉血氧含量差也可变化不显著。

通常毛细血管中脱氧血红蛋白平均浓度为 2.6 g/dL。低张性缺氧时,动脉血与静脉血的氧合血红蛋白浓度均降低。毛细血管中脱氧血红蛋白平均浓度增加到 5 g/dL 以上可使皮肤与黏膜呈青紫色,称为发绀(cyanosis)。发绀是缺氧的表现,但缺氧患者不一定有发绀,如血液性缺氧无发绀;同样,有发绀的患者也不一定是缺氧,如红细胞增多症患者。

二、血液性缺氧

血液性缺氧(hemic hypoxia)是由于血红蛋白数量减少或性质改变使血液携氧能力降低或血红蛋白结合的氧不易释出所引起的缺氧。动脉血氧含量大多降低而氧分压正常,又称为等张性缺氧(isotonic hypoxia)。

(一) 原因

1. 贫血

各种原因引起的严重贫血,使血红蛋白数量减少,血液携氧因而减少而导致的缺氧,称为贫血性缺氧(anemic hypoxia)。这是血液性缺氧最常见的原因。

2. 一氧化碳(CO)中毒

煤气、木炭等含碳类物质不完全燃烧可产生 CO,人体吸入的空气中含 0.1% 的 CO 时,体内约 50% 的 Hb 与 CO 结合形成碳氧血红蛋白(carboxy hemoglobin, HbCO),从而失去运氧功能。这是因为 CO 与 Hb 的亲和力比 O_2 大 210 倍;同时, CO 与 Hb 中的一个血红素结合后,可增加其余 3 个血红素对氧的亲和力,使氧不易释出。此外,CO 还能抑制红细胞内糖酵解,使其 2,3-DPG 生成减少,氧离曲线左移,HbO_2 中的氧不易释出,从而加重组织缺氧。

3. 高铁血红蛋白血症

正常人体内,Hb 分子含二价铁(Fe^{2+}),与氧结合为氧合血红蛋白。亚硝酸盐、过氯酸盐、高锰酸钾等氧化剂可将血红素中的二价铁氧化成三价铁,形成高铁血红蛋白,导致高铁血红蛋白血症。高铁血红蛋白中的三价铁与羟基牢固结合而失去携氧的能力。此外,血红蛋白中剩余的 Fe^{2+} 与氧的亲和力增高,使氧离曲线左移,加重组织缺氧。

生理情况下,血液中不断形成极少量高铁血红蛋白,又不断被血液中的还原剂如 NADH、抗坏血酸、还原型谷胱甘肽等还原为二价铁的血红蛋白,使正常血液中高铁血红蛋白含量只占血红蛋白总量的 1%~2%。

临床上常见的情况是食用大量含硝酸盐的腌菜后,经肠道细菌将硝酸盐还原为亚硝酸盐,后者吸收导致高铁血红蛋白血症,称为肠源性发绀。如血中高铁血红蛋白含量增加至 30%~50%,则发生严重缺氧,全身青紫、头痛、精神恍惚、意识不清甚至昏迷。

4. 血红蛋白与氧的亲和力异常增加

某些因素可增加血红蛋白与氧的亲和力,使氧离曲线左移,氧不易释放,引起组织缺氧。如输入大量库存血,由于库存血中 2,3-DPG 含量低,可使氧离曲线左移;输入大量碱性液体时,血液 pH 值升高,可通过 Bohr 效应增强 Hb 与 O_2 的亲和力;此外,已发现 30 多种血红蛋白病,由于肽链中发生氨基酸替代,Hb 与 O_2 的亲和力成倍增高,从而使组织缺氧。

（二）血氧变化的特点与组织缺氧的机制

血液性缺氧时，因 Hb 数量减少或性质改变，氧容量降低，因而氧含量也减少。由于吸入气中氧分压和外呼吸功能正常，故动脉血氧分压及氧饱和度正常。由于动脉血氧含量降低，使氧向组织弥散的速度逐步减慢，故动-静脉血氧含量差低于正常值。

血液性缺氧的患者皮肤、黏膜颜色随病因不同而异。严重贫血的患者面色苍白；一氧化碳中毒者血液中 Hb-CO 增多，故皮肤、黏膜呈樱桃红色，严重缺氧时由于皮肤血管收缩，皮肤、黏膜呈苍白色；高铁血红蛋白血症患者皮肤、黏膜呈咖啡色或类似于发绀的颜色。

三、循环性缺氧

循环性缺氧（circulatory hypoxia）是由于组织血流量减少使组织供氧量减少所引起的缺氧，又称为低动力性缺氧（hypokinetic hypoxia）。它可因动脉压降低或动脉阻塞使毛细血管床血液灌注量减少所致，称为缺血性缺氧；也可因静脉压升高使血液回流受阻，导致毛细血管床淤血所致，称为淤血性缺氧。

（一）原因

血流量减少可为全身性的，也可为局部性的。

1. 全身性循环性缺氧

全身性循环性缺氧见于休克和心力衰竭。心力衰竭患者心输出量减少，向全身各组织器官输送的氧量减少，又可因静脉回流受阻，引起组织淤血缺氧。

2. 局部性循环性缺氧

局部性循环性缺氧见于动脉粥样硬化、脉管炎、血栓形成、血管受压等。局部血液循环障碍的后果主要取决于发生部位，如心肌梗死和脑血管意外是常见的致死原因。

（二）血氧变化的特点与组织缺氧的机制

单纯型循环性缺氧时，动脉血氧分压、氧饱和度、氧容量和氧含量等均正常。由于血流缓慢，血液流经毛细血管的时间延长，从单位容量血液弥散到组织的氧量增多，静脉血氧含量降低，故动-静脉氧含量差高于正常值。但因组织血液灌流量减少，单位时间内流过毛细血管的血量减少，故弥散到组织、细胞的氧量减少，导致组织缺氧。

缺血性缺氧时，皮肤苍白；淤血性缺氧时由于组织向单位容量血液中摄取的氧量增多，毛细血管中脱氧血红蛋白平均浓度可超过 5 g/dL，引起发绀。

四、组织性缺氧

组织性缺氧（histogenous hypoxia）是由组织细胞利用氧障碍所引起的缺氧，又称氧利用障碍性缺氧(dysoxidative hypoxia)。

（一）原因

1. 药物对线粒体氧化磷酸化的抑制

氧化磷酸化是细胞生成 ATP 的主要途径,而线粒体是氧化磷酸化的主要场所。任何影响线粒体电子传递或氧化磷酸化的因素都可引起组织性缺氧。例如氰化物中毒,各种氰化物(HCN、KCN、NaCN 等)可经呼吸道、消化道或皮肤进入人体,分离出的 CN^- 迅速与氧化型细胞色素氧化酶的三价铁结合,形成氰化高铁细胞色素氧化酶,使之不能还原成还原型细胞色素氧化酶,导致呼吸链中断,组织细胞利用氧障碍。另外,三氧化二砷(砒霜)和甲醇等中毒也抑制细胞色素氧化酶而影响细胞的氧化过程。

2. 线粒体损伤

大量放射线照射、高温、细菌毒素等可损伤线粒体结构,引起细胞氧的利用障碍。

3. 呼吸酶合成减少

维生素是呼吸链中多种辅酶的组成部分,如维生素 B_1 是丙酮酸脱氢酶的辅酶成分。当这些维生素严重缺乏时,可影响氧化磷酸化过程,使细胞利用氧发生障碍。

（二）血氧变化的特点与组织缺氧的机制

组织性缺氧时动脉血氧分压、氧容量、氧饱和度和氧含量一般均正常。由于内呼吸障碍,组织细胞不能充分利用氧,故静脉血氧含量和氧分压较高,动-静脉血氧含量差低于正常值。毛细血管中氧合血红蛋白的量高于正常值,患者皮肤、黏膜呈鲜红色或玫瑰红色。

各型缺氧的血氧变化特点见表5-1。

表 5-1　各型缺氧的血氧变化特点

血氧特点	低张性缺氧	血液性缺氧	循环性缺氧	组织性缺氧
动脉血氧分压	↓	N	N	N
动脉血氧含量	↓	↓	N	N
动脉血氧容量	N	↓	N	N
动脉血氧饱和度	↓	N	N	N
动-静脉血氧含量差	N 或 ↓	↓	↑	↓

注:N 表示正常,↓表示降低,↑表示升高。

缺氧虽然分为上述四类,但临床所见缺氧常为混合型缺氧。例如,感染性休克时,由于组织血液灌流量减少发生循环性缺氧,内毒素还可引起组织利用氧的功能障碍而发生组织性缺氧,并发休克肺时可有呼吸性(低张性)缺氧。

第三节 缺氧时机体的功能、代谢变化

缺氧时机体的功能、代谢变化,包括机体对轻度缺氧的代偿性反应和由严重缺氧引起的细胞代谢与功能障碍,甚至组织结构破坏。另外,急性缺氧与慢性缺氧对机体的影响也有区别,急性缺氧时以机体呼吸系统与循环系统的代偿反应为主,如果机体来不及代偿,则较易发生功能、代谢障碍;慢性缺氧时机体主要靠增加血液运送氧的能力和组织利用氧的能力来适应。不同类型的缺氧所引起的变化既有相似之处,又各具特点。下面主要以低张性缺氧为例说明缺氧对机体的影响。

一、呼吸系统变化

轻、中度低张性缺氧时,PaO_2 低于 60 mmHg 可刺激颈动脉体和主动脉体化学感受器,反射性地引起呼吸加深、加快,肺泡通气量增加,肺泡气氧分压增高,PaO_2 回升。同时,由于深呼吸使胸廓呼吸运动度增大,胸内负压增高,促进静脉回流和增加回心血量,可增加心输出量和肺血流量,有利于氧的摄取和运输。

急性低张性缺氧,如快速登上 4 000 m 以上的高原时,可在 1～4 d 内发生肺水肿。患者表现为呼吸困难、咳嗽、咳粉红色泡沫痰、肺部有湿性啰音、皮肤黏膜发绀等。这种高原性肺水肿的机制尚未明确,可能与肺动脉高压有关:缺氧引起外周血管收缩,回心血量和肺血量增加;缺氧性肺血管收缩反应使肺血流阻力增加,导致肺动脉高压;缺氧可引起肺微血管壁通透性增高,液体渗出增多。

严重低张性缺氧,如 PaO_2 低于 30 mmHg 时,直接抑制呼吸中枢,呼吸变浅、变慢,肺通气量减少,发生中枢性呼吸衰竭。

二、循环系统变化

(一)代偿性反应

1. 心输出量增加

低张性缺氧时心输出量增加,供应组织细胞的血量增多,可提高组织的供氧量,对急性缺氧有一定的代偿意义。其机制如下。

(1)心率加快:缺氧时肺通气量增加,肺膨胀刺激肺牵张感受器,反射性地通过交感神经兴奋引起心率加快。

(2)心肌收缩性增强:缺氧时交感神经兴奋作用于心脏 β-肾上腺素能受体,引起心肌收缩性增强。

(3)静脉回流量增加:缺氧时胸廓呼吸运动增强,胸腔内负压增大,有利于静脉回流量和心输出量增加。

2. 血流分布改变

缺氧时,交感神经兴奋引起血管收缩,其中皮肤、腹腔器官血管收缩明显,血流量

减少;而心、脑血管因受局部组织代谢产物(如乳酸、腺苷等)的扩血管作用使血流量增加。这种血流分布的改变对于保证生命重要器官氧的供应是有利的。

3. 肺血管收缩

急性缺氧时肺小动脉收缩,使血液流向通气充分的肺泡,有利于维持肺泡通气与血流的适当比例。缺氧引起肺血管收缩的机制,当前倾向性的观点如下。①交感神经作用:肺血管 α-肾上腺素能受体密度较高,交感神经兴奋时肺小动脉收缩。②体液因素作用:缺氧时肺组织产生大量血管活性物质,如血管紧张素Ⅱ、内皮素、血栓素 A_2 等能收缩肺血管,一氧化氮和前列腺素等能舒张血管。缺氧时以缩血管物质生成居多,使肺小动脉收缩。③缺氧直接对血管平滑肌作用:缺氧时肺动脉平滑肌细胞上的钾通道关闭,外向性 K^+ 电流减少,膜电位降低,引起膜去极化,因而激活电压依赖性钙通道开放, Ca^{2+} 内流增加,使肺血管收缩。

4. 毛细血管增生

长期缺氧时,血管内皮生长因子(vascular endothelial growth factor,VEGF)等基因表达增强,促使毛细血管增生,尤其是心、脑和骨骼肌的毛细血管增生更显著。毛细血管密度增加使血氧弥散至细胞的距离缩短,增加了对细胞的供氧量。

(二)损伤性变化

1. 肺动脉高压

肺动脉高压使右心室射血阻力增大,久之造成右心室肥大,甚至心力衰竭。其机制为:①慢性缺氧时,肺小动脉长期处于收缩状态,使肺血管壁平滑肌细胞和成纤维细胞不断肥大和增生,血管硬化,从而形成持续的肺动脉高压;②肺泡缺氧使肺血管收缩反应增强,肺循环阻力增加,引起严重的肺动脉高压;③缺氧代偿性红细胞增多,使血液黏度增高,肺血流阻力增大,形成肺动脉高压。

2. 心肌的收缩与舒张功能降低

严重缺氧可使心肌的舒缩功能降低,甚至使心肌发生变性、坏死。其机制主要是缺氧使心肌 ATP 生成减少,能量供应不足;ATP 不足使心肌细胞膜和肌浆网 Ca^{2+} 转运功能障碍,导致 Ca^{2+} 转运和分布异常,心肌兴奋-收缩耦联障碍。

3. 心律失常

严重缺氧可引起窦性心动过缓、期前收缩,甚至发生心室纤颤致死。严重的 PaO_2 降低刺激颈动脉体化学感受器,反射性地兴奋迷走神经,导致心动过缓。缺氧时,心肌细胞内 K^+ 减少、Na^+ 增多,静息膜电位降低,心肌兴奋性及自律性增高,传导性降低,易发生期前收缩与室颤。

4. 静脉回流减少

严重缺氧时呼吸中枢抑制,胸廓运动减弱,静脉回流减少;全身性极严重而持久的缺氧,可使体内产生大量乳酸、腺苷等代谢产物,直接舒张外周血管,外周血管床扩大,大量血液淤积在外周,回心血量减少,进一步降低心输出量,使组织细胞的供血、供氧量减少。

三、血液系统变化

（一）红细胞增多

慢性缺氧时红细胞增多主要是骨髓造血增强所致。低氧血症刺激肾小管旁间质细胞，生成并释放促红细胞生成素（erythropoietin，EPO），促使干细胞分化为原红细胞，并促进其分化、增殖和成熟，加速 Hb 的合成，并进入血液。

红细胞和 Hb 增多可增加血液运送氧的能力，使组织的供氧量增加。但长期慢性缺氧刺激红细胞生成过多，会增加血液的黏稠度，增大血管阻力，以致血流减慢，易导致血栓形成，并加重心脏负担，对机体不利。

（二）氧离曲线右移

缺氧时，糖酵解增强，红细胞内糖酵解过程的中间产物 2,3-DPG 生成增多，使氧离曲线右移，即 Hb 与氧的亲和力降低，易于将结合的氧释出供组织利用，缓解组织缺氧。但严重缺氧时，如 PaO_2 低于 60 mmHg 以下，因处于氧离曲线陡直部分，动脉血氧饱和度明显下降，Hb 与氧的亲和力过低而加重缺氧，失去代偿调节的意义。

四、中枢神经系统变化

脑组织耗氧量大，约占全身总耗氧量的 23%。脑所需能量主要来源于葡萄糖的有氧氧化，而脑内葡萄糖和氧的储备量很少，所以脑组织对缺氧的耐受性极差，特别是灰质。

急性缺氧可引起头痛，烦躁，思维力、记忆力、判断力降低或丧失，运动不协调等。慢性缺氧时，患者出现易疲劳、嗜睡、注意力不集中及精神抑郁等症状。严重缺氧则导致烦躁不安、惊厥、昏迷，甚至死亡。缺氧引起中枢神经系统功能障碍与脑细胞受损及脑水肿有关。

五、组织、细胞变化

（一）代偿性反应

1. 细胞利用氧的能力增强

慢性缺氧时，细胞内线粒体的数目和膜的表面积均增加，呼吸链中的酶（如琥珀酸脱氢酶、细胞色素氧化酶）含量增多，活性增强，使细胞的内呼吸功能增强。

2. 无氧酵解增强

缺氧时，ATP 生成减少，ATP/ADP 值降低，促使磷酸果糖激酶活性增强，该酶是控制糖酵解过程最主要的限速酶，从而加速糖酵解过程，这可以在一定程度上补充机体所需的能量，但是可因乳酸生成增多而引起代谢性酸中毒。

3. 载氧蛋白表达增加

细胞中存在多种载氧蛋白，如肌红蛋白、脑红蛋白和胞红蛋白等。慢性缺氧时其含量增加，组织、细胞对氧的摄取和储存能力增强。其中，肌红蛋白是一种广泛存在于肌细胞中的载氧蛋白,它与氧的亲和力明显高于血红蛋白与氧的亲和力,因此,肌红蛋白的增加具有储存氧的作用。当氧分压继续降低时,储备氧便大量从肌红蛋白中释放出来供细胞利用。

4. 低代谢状态

缺氧时,糖、蛋白质等物质合成减少,细胞处于低代谢状态,可减少能量的消耗,有利于机体在缺氧时的生存。

(二)损伤性变化

1. 细胞膜的损伤

细胞缺氧时细胞膜最早受到损伤。缺氧时由于 ATP 生成减少,引起细胞膜离子泵功能障碍,同时细胞内乳酸生成增多,pH 值降低,使细胞膜通透性增高,导致离子顺浓度差通过细胞膜,继而出现以下系列改变。

(1)钠离子内流:Na^+ 内流使细胞内 Na^+ 浓度增高,激活 Na^+-K^+ 泵以泵出 Na^+,这样 ATP 消耗增多,线粒体氧化磷酸化过程增强,加重细胞缺氧。严重缺氧时,ATP 生成不足,Na^+-K^+ 泵不能充分运转,使细胞内 Na^+ 增多,必然伴有水进入细胞内造成细胞水肿。

(2)钾离子外流:K^+ 外流使细胞内缺 K^+,而 K^+ 是机体合成蛋白质包括酶等所必需的,因而引起细胞合成代谢障碍,酶的生成不足也进一步影响 ATP 的生成和离子泵的功能。

(3)钙离子内流:严重缺氧时,细胞膜对 Ca^{2+} 的通透性增高,Ca^{2+} 内流增多。由于 ATP 生成减少,细胞膜上 Ca^{2+} 泵功能降低,胞浆内 Ca^{2+} 外流,肌浆网摄取 Ca^{2+} 障碍,使胞浆内 Ca^{2+} 浓度增高。细胞内 Ca^{2+} 浓度增高并进入线粒体可使呼吸链功能受抑制;Ca^{2+} 增多还可激活磷脂酶,使膜磷脂分解,引起溶酶体损伤及其水解酶释出,加重细胞损伤。

2. 线粒体的损伤

严重缺氧可影响线粒体外的氧利用,使神经介质的生成和生物转化过程发生障碍。当线粒体部位氧分压降到临界点(小于 1 mmHg)时,可明显抑制线粒体的呼吸功能,ATP 生成进一步减少。最严重时线粒体可出现肿胀、嵴崩解、外膜破碎和基质外溢等病变。

3. 溶酶体的损伤

缺氧时糖酵解增强,乳酸生成增多,pH 值降低和胞浆游离钙增多使磷脂酶活性增强,溶酶体膜磷脂被分解,膜通透性增高,溶酶体肿胀、破裂和大量溶酶体酶释出,造成细胞及其周围组织的溶解、坏死。

第四节　缺氧治疗的病理生理基础

缺氧的治疗原则主要是除去病因和纠正缺氧。

一、去除病因

去除病因是缺氧治疗的前提和关键。对高原脑水肿患者,应尽快脱离高原缺氧环境;对慢性阻塞性肺疾病、支气管哮喘、严重急性呼吸综合征等患者,应积极治疗原发病,改善肺的通气和换气功能;对各类中毒引起缺氧的患者,应及时解毒。

二、氧疗

各种类型缺氧的治疗,除了消除引起缺氧的原因以外,均可给患者吸氧。但氧疗的效果因缺氧的类型而异。氧疗对低张性缺氧的效果最好。由于低张性缺氧患者 PaO_2 及 SaO_2 明显降低,吸氧可提高肺泡气氧分压,使 PaO_2 及 SaO_2 增高,血氧含量增高,增加组织的供氧量。但由于静脉血分流入动脉引起的低张性缺氧,因分流的血液未经过肺泡而直接掺入动脉血,故吸氧对改善缺氧的作用较小。

血液性缺氧、循环性缺氧和组织性缺氧患者, PaO_2 和 SaO_2 正常,可结合氧的血红蛋白已达 95% 左右的饱和度。通过吸氧使 PaO_2 和 SaO_2 增高的程度很有限,但吸氧可增加血浆内溶解的氧量。吸入高浓度氧或高压氧可使血浆中溶解氧量增多,从而改善组织供氧。此外,一氧化碳中毒患者吸入纯氧后,血液的氧分压增高,氧和 CO 竞争与血红蛋白结合,可使 HbCO 的解离增多,CO 排出增多,故氧疗效果更好。组织性缺氧主要是细胞利用氧的能力降低,通过氧疗可提高血液与组织之间的氧分压梯度,增加氧的弥散,故有一定的治疗作用。

三、防止氧中毒

0.5 atm(1 atm=101.325 kPa)以上的氧对任何细胞都有毒性作用,可引起氧中毒(oxygen intoxication)。因此吸氧治疗时需防止氧中毒的发生。氧中毒取决于氧分压而不是氧浓度。吸入气氧分压过高时,血液与细胞之间的氧分压差增大,氧的弥散加速,组织细胞因获得氧过多而中毒。一般认为,氧中毒时细胞受损的机制与活性氧的毒性作用有关。

病例分析

患者,男性,70 岁,因急性呼吸性疾病而入院,入院诊断为肺气肿伴发肺炎。血氧检查结果:动脉血氧分压 6.7 kPa(50 mmHg),氧容量 20 mL/dL,动脉血氧含量 15 mL/dL,动-静脉血氧含量差 4 mL/dL。

问题:

1. 该患者的缺氧为哪一种类型?

2. 其缺氧的原因是什么?

（曹　霞）

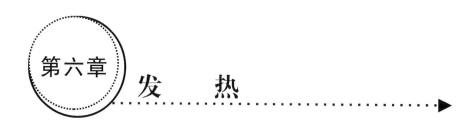

第六章 发 热

学习目标

掌握：发热及过热、发热激活物、内生致热原（EP）的概念；发热激活物的种类；发热体温调节的方式；发热各期机制、临床表现及热代谢特点；发热时物质代谢的改变及生理功能改变。

熟悉：EP 的细胞来源、种类与性质（尤其是 IL-1 的性质）；致热信号传入中枢的途径；发热中枢调节介质（正调节介质、负调节介质）。

了解：发热时防御功能改变；发热防治的病理生理基础。

在体温调节中枢的自动调控下实现体温的相对稳定，是人和哺乳动物维持正常生命活动的一个基本条件。发热（fever）是指由于致热原的作用使体温调定点上移而引起调节性体温升高，超过正常体温 0.5 ℃。它作为一种重要的病理过程和临床表现，存在于多种疾病之中，是疾病发生的重要信号，其体温曲线变化还是反映病程、判断病情、评价疗效和估计预后的重要客观依据。由于体温上升还可见于其他多种情况，因此讨论发热时需注意加以区别。

生理性体温升高：以剧烈运动（机体产热过多所致）、月经前期（与孕激素分泌增多有关）和心理性应激多见。过热（hyperthermia）：一种病理性的非调节性体温升高，体温高于调定点水平，为体温调节机构调控障碍所致。常见于下列情况。①产热过多，如癫痫大发作剧烈抽搐、甲状腺功能亢进等引起的发热；②散热障碍，如先天性汗腺缺陷症、皮肤广泛鱼鳞病及环境温度过高妨碍散热等；③体温调节中枢功能障碍，如下丘脑损伤、出血或炎症，可造成体温调节中枢丧失调节能力。

第一节 发热的原因与机制

一、发热激活物

发热激活物（pyrogenic activator）也称为内生致热原诱导物，是指能刺激机体产生致热性细胞因子的一类物质。它包括外致热原和某些体内产物等。

（一）外致热原

外致热原(exogenous pyrogen)是指来自体外的致热物质。病原微生物及其产物可导致多数发热性疾病，是人类的主要发热激活物。主要有以下几类。

(1) 革兰阴性菌：以大肠杆菌、伤寒杆菌、淋球菌、脑膜炎球菌等为典型菌群。所含有的致热物质为菌体、胞壁中的肽聚糖和脂多糖(LPS)。尤其是脂多糖，又称为内毒素(endotoxin，ET)，由脂质 A、核心多糖和 O-抗原多糖侧链组成，其中主要的致热成分是脂质 A。通常，ET 的水溶性高，致热性和耐热性强(需 160 ℃干热 2 h 方可被灭活)，不易清除，容易致血液制品和输液品污染，是最常见的外致热原。

(2) 革兰阳性菌：主要菌群有葡萄球菌、链球菌、肺炎球菌及白喉杆菌等。其致热物质为菌体及其分泌的外毒素(如白喉杆菌释放的白喉毒素)。

(3) 病毒：以流感病毒、麻疹病毒、风疹病毒及出血热病毒等多见，致热物质主要为病毒包膜的脂蛋白和所含有的血凝素。

(4) 真菌：致热物质为菌体及其所含有的荚膜多糖和蛋白质。常见的真菌有白色念珠菌、组织胞浆菌、新型隐球菌等。

(5) 其他：具体如下。①螺旋体，致热物质依类型而异。如回归热螺旋体通过代谢裂解产物、钩端螺旋体以溶血素和细胞毒因子、梅毒螺旋体则靠外毒素分别引起发热。②疟原虫，可引发高热，主要是随着红细胞破裂，大量裂殖子及其代谢产物(疟色素)释放入血所致。③立克次体、衣原体等，则以其胞壁中的脂多糖致热。

（二）体内产物

(1) 抗原-抗体复合物：如系统性红斑狼疮、类风湿等自身免疫性疾病，均可因患者血循环中持续存在的抗原-抗体复合物引起顽固性发热。

(2) 致热性类固醇：以睾酮的代谢产物——本胆烷醇酮为代表，将其肌注入人的肌肉中可产生明显的发热，与人的外周血白细胞共同孵育可刺激单核-吞噬细胞等释放致热性细胞因子。

(3) 非传染性致炎刺激物：如尿酸盐结晶、硅酸盐结晶等可促使单核-吞噬细胞分泌致热性细胞因子。其次，心肌梗死、肺梗死等可通过组织坏死过程释放或所致的无菌性炎症释放一些发热激活物致热。

二、内生致热原

内生致热原(endogenous pyrogen，EP)是指在发热激活物作用下，由机体产 EP 细胞合成、释放的致热性细胞因子。它们可直接作用于体温调节中枢引起发热。

（一）EP 的种类与性质

具有致热性的细胞因子种类繁多，最早由 Beeson 于 1948 年发现，截至目前被确认与人类发热性疾病有关的 EP 有以下四种。

1. 肿瘤坏死因子

肿瘤坏死因子(tumor necrosis factor,TNF)是一种主要的 EP,可分为 TNFα 和 TNFβ 两种亚型。其中 TNFα 主要由单核-吞噬细胞分泌。此外,内皮细胞、中性粒细胞、肥大细胞等亦能分泌 TNFα。TNFβ 主要由活化的 T 淋巴细胞分泌。TNF 不耐热(70 ℃ 30 min 即可失活),但有很强的致热性,如给家兔、大鼠等的脑室或静脉内注射 TNF 可引起明显的发热反应。同时,还可产生许多生物学效应(如增强吞噬细胞杀菌、杀肿瘤细胞的活性,激活破骨细胞加速骨质脱钙分解等)。通常,能强烈诱导 TNF 产生的外致热原是葡萄球菌、内毒素等。

2. 白细胞介素-1

白细胞介素-1(interleukin-1,IL-1)主要来源于单核-吞噬细胞,其次为内皮细胞、成纤维细胞、星形胶质细胞等。它是一种分子量为 17 kD 的多肽类物质,不耐热(70 ℃ 30 min 即可失活),可分为 IL-1α 和 IL-1β 两种亚型,通过作用于相应的受体而产生致热效应。由于体温调节中枢邻近的下丘脑外表区域 IL-1 受体分布密度最大,故 IL-1 的致热性很强,给实验动物(家兔、大鼠)静脉注射微量 IL-1 就可引起典型的发热反应,且并不因注射的次数而产生耐受性。

3. 白细胞介素-6

白细胞介素-6(interleukin-6,IL-6)由单核-吞噬细胞、B 淋巴细胞、T 淋巴细胞及内皮细胞等分泌,是一种分子量为 21 kD 的糖蛋白,可引起多种动物发热,但致热作用较 TNF 和 IL-1 弱。它还具有促 B 淋巴细胞增殖、分化和 IgG 合成等生物学效应,主要受 ET、IL-1、TNF、病毒等的诱导而产生。

4. 干扰素

干扰素(interferon,IFN)主要由 T 淋巴细胞、成纤维细胞和白细胞产生、分泌,是一种具有多种亚型的蛋白质,不耐热(60 ℃ 40 min 即可失活),除有抗病毒、增强 TNF 和提高 NK 细胞活性的作用外,还可导致人和动物产生发热反应。由于 IFN 在机体受病毒感染后明显增多,故被以为是病毒感染性发热的一种重要的 EP。

(二)EP 的产生和释放

EP 的产生和释放是一个复杂的细胞信号传导和基因表达的调控过程,具体包括以下两个环节。

1. 产 EP 细胞的激活

凡产生和释放 EP 的细胞统称产 EP 细胞(如单核细胞、巨噬细胞、内皮细胞、淋巴细胞等),它们均可与发热激活物如脂多糖(LPS)结合而被激活,但激活的方式依细胞类别而异。①在上皮细胞和内皮细胞,LPS 与血浆中 LPS 结合蛋白(LBP)结合生成复合物,接着 LBP 将 LPS 转移给可溶性 sCD14,继而形成 LPS-sCD14 复合物并作用于相应的细胞受体,使细胞活化。②在单核-吞噬细胞,LPS 与 LBP 先形成复合物,再与细胞表面的 mCD14 结合,生成三重复合物以启动细胞内激活。较大剂量的 LPS 可直接将单核-吞噬细胞激活。

2. EP 的产生和释放

经过上述两种途径激活的产 EP 细胞,可能要借助一种跨膜蛋白(TLR)的协助将 LPS 信号通过有关的信号转导途径(与 IL-1 受体活化的转导途径相似)转入细胞内,从而激活核转录因子,使致热性细胞因子(如 TNF、IL-1、IL-6 等)的基因表达启动,EP 合成增多,受相应刺激时释放入血而产生致热效应。

三、发热时的体温调节机制

(一)体温调节中枢

目前认为,发热时体温调节涉及中枢神经系统多个部位。其中,视前区-下丘脑前部(preoptic anterior hypothalamus,POAH)是体温调节中枢所在部位,该区含有温度敏感神经元,具有感受、整合来自体内、外温度信息的生理作用。微量的致热原注入 POAH 就可产生明显的发热反应,发热时也可在该部位测量到显著升高的发热介质。此外,中杏仁核(medial anmydaloid nucleus,MAN)、腹中隔(ventral septal area,VSA)和弓状核等部位亦与发热的体温调节密切相关,刺激这些部位可对体温上升产生限制作用。因此,体温调节中枢实际上由正调节中枢(以 POAH 为主)和负调节中枢(以 VSA、MAN 为主)组成,外周致热刺激传入中枢后,可通过启动体温正、负调节机制,来决定体温调定点上移的水平、发热幅度和时程。

(二)EP 信号进入体温调节中枢的途径

近期研究认为,EP 信号传入体温调节中枢可通过以下三种途径。

1. 经下丘脑终板血管器

下丘脑终板血管器(organum vascu-losum laminae terminals,OVLT)可能是 EP 作用于体温调节中枢的主要通路。实际上,OVLT 是位于第三脑室壁视上隐窝处的室周器官,它是一种特化的神经区,其内的毛细血管是有孔毛细血管,对血循环激素等大分子物质通透性较高。由于该部位紧邻 POAH,两个部位的神经元有纤维联系,因而 EP 可经此处传入体温调节中枢。

2. 经迷走神经

动物实验研究表明,腹腔内注入 LPS 的大鼠,膈下迷走神经传入纤维未切断者,脑的 IL-1 生成增多。而该神经传入纤维被切断者,则脑内 IL-1 mRNA 的转录被阻断,并无发热反应产生。因此,目前认为胸、腹腔的致热信号可通过迷走神经传入中枢神经系统。

3. 经血脑屏障

正常情况下,血脑屏障存在着对蛋白质分子的饱和运转机制,可转运极其微量的 EP 入脑(不足以引起发热)。当颅脑炎症、损伤时,可因血脑屏障通透性增高,而使 EP 大量转运入脑,引起发热。

(三)发热中枢调节介质

大量研究证明,无论以何种方式入脑的 EP 均不是引起体温调定点上移的最终物质,它可能首先作用于体温调节中枢,引起发热中枢介质释放,再造成体温调定点变化。根据调节效能的不同,可将发热中枢调节介质分为以下两类。

1. 正调节介质

(1) 前列腺素 E(prostaglandin E,PGE):被认为是一种重要的正调节介质。原因如下。①它的致热敏感点为 POAH,脑室内注入 PGE 的实验动物(猫、兔等)均可产生明显的发热反应;②运用某些 EP 诱导发热时,实验动物脑脊液(cerebrospinal fluid,CSF)中 PGE 含量显著升高;③应用阿司匹林、布洛芬等 PEG 合成抑制剂,既可降低体温,又可使 CSF 中 PGE 含量下降;④体外实验发现,下丘脑组织生成和释放 PGE 与受到 ET 和 EP 的刺激有关。但也有些实验依据不支持 PGE 为中枢调节介质,故需要进一步研究加以阐明。

(2) 促肾上腺皮质激素释放素(corticotropin releasing hormone,CRH):主要由室旁核的小细胞神经元分泌,是一种含有 41 肽的神经激素。大量研究证明,CRH 也是正调节介质之一。离体和在体的下丘脑组织在 IL-1、IL-6 的刺激下可释放 CRH,中枢注入 CRH 可明显升高实验动物的脑部温度和结肠温度。应用 CRH 受体拮抗剂阻断 CRH 的作用,可完全抑制 IL-1β 和 IL-6 的致热性等。

(3) 环磷酸腺苷(cAMP):目前,支持 cAMP 成为更接近终末环节发热介质的实验依据不断增多,概括起来如下。①在实验动物(猫、兔、鼠)脑室内注入外源性 cAMP(如二丁酰 cAMP)可迅速导致发热,且潜伏期比 EP 性发热明显缩短。②应用磷酸二酯酶抑制剂(如茶碱)减少 cAMP 分解,可增强外源性 cAMP 的中枢致热作用。若用磷酸二酯酶激活剂(如尼克酸)加快 cAMP 分解,这种致热作用相应减弱。③ET 和 EP 所致的双相热期间,实验动物 CSF 中 cAMP 含量与体温呈同步性双相变化,其下丘脑组织的 cAMP 增多也以两个高峰期为甚。④在 ET、EP 或 PGE 诱导实验动物发热期间,其 CSF 中 cAMP 明显增多,并与发热效应呈明显的正相关。而高温所致的过热,CSF 中无 cAMP 的显著变化等。

(4) Na^+/Ca^{2+} 值:许多研究发现,在实验动物脑室内灌注 Na^+ 可使体温升高,而灌注 Ca^{2+} 可使体温下降,这种 Na^+/Ca^{2+} 值的变化在发热过程中具有重要的中介作用,EP 可能是先引起体温调节中枢的 Na^+/Ca^{2+} 值升高,再通过其他环节使调定点上移。最近研究证实,Na^+/Ca^{2+} 值改变是通过 cAMP 来影响体温调定点的。用降钙剂 EGTA 灌注家兔侧脑室造成发热时,CSF 中 cAMP 明显增多,预先用 $CaCl_2$ 阻断 EGAT 的致热作用,可使 CSF 中 cAMP 含量降低。这种现象也可见于 LP 和 ET 性发热。因而,有人认为多种致热原引起发热的一个重要途径是"EP→下丘脑 Na^+/Ca^{2+}↑→cAMP↑→调定点上移"。

2. 负调节介质

(1) 精氨酸加压素(AVP):下丘脑大细胞神经元合成的一种 9 肽神经递质,属垂体后叶肽类激素,以下丘脑视上核、室旁核含量最多,其次为下丘脑外区、OVLT、VSA 等区域。研究发现其解热作用依据如下。①在多种动物(大鼠、猫、兔、羊)脑或静脉内微量注入 AVP 均可产生解热效应。②可通过中枢机制调节体温,对体温调节效应器的影响随环境温度的不同而异。如 25 ℃时,AVP 靠加强散热来发挥解热效应。而 4 ℃时,则以减少产热来实现解热目的。③解热作用可被 AVP 拮抗剂所抑制,如在 AVP 的作用下,大鼠 IL-1 性发热可减弱,但应用 AVP 拮抗剂后这种解热效应则被明显阻断。此外,AVP 的受体有 V1 和 V2 两种,它可能通过 V1 受体起解热作用。若应用 V1 受体阻断剂,则可使 IL-1 性发热明显增强。

（2）α-黑素细胞刺激素（α-MSH）：一种 13 肽的多肽激素,由腺垂体分泌,有极强的解热作用。主要依据如下。①采用不同途径将 α-MSH 注入实验动物多个部位（脑室、VSA、POAH、静脉等）,均可产生明显的解热效应,削弱 EP 性发热。其中,效应最强的作用部位是 VSA。②以增强散热方式来发挥解热作用,即给家兔使用 α-MSH 解热时,可使兔的主要散热器官——耳朵皮肤温度增高,说明散热增强。③内源性 α-MSH 可限制发热的高度和持续时间。如预先给家兔注射 α-MSH 抗血清,再以 IL-1 致热时,因内源性 α-MSH 的降热作用被阻断,故可使发热效应明显增强,发热时间显著延长。

（3）膜联蛋白 A1：又称脂皮质蛋白-1,是一种钙依赖性磷脂结合蛋白。研究发现,膜联蛋白 A1 可明显抑制 IL-1β、IL-6、IL-8、CRH 等诱导的发热反应。

（四）体温调节的机制

在体温调节过程中,体温调节机构是以体温中枢的调定点为基准来调控体温的。当体温改变,偏离调定点时,可由反馈系统（温度感受器）迅速将偏差信息输送到控制系统（体温中枢）,后者经综合分析,整合比较,及时发出指令,调控效应器的产热和散热状况,逐步使中心温度调整变化,直至达到与调定点相适应的水平。具体来说,生理状态下,体温中枢的调定点设定值为 37 ℃左右。发热时,机体产 EP 细胞因受到来自体内外发热激活物的作用,相继产生和释放 EP,EP 经血液循环进入颅内,在 POAH 或 OVLT 邻近处,促使中枢发热介质释放并作用于相应神经元,引起调定点上移,超过中心温度。结果使体温正调节中枢兴奋,正调节介质释放增多,机体产热增强,散热减弱,以致体温逐步升高,直到与新的调定点水平相适应。与此同时,体温负调节中枢也被激活,负调节介质作用不断增大,通过与正调节介质共同作用,有效地将调定点的上移和体温的升高限制在特定范围（即很少超过 41 ℃）内,从而产生热限现象。以后,随着发热激活物的消失,EP 及增多介质被清除,调定点在逐步恢复正常的同时,也使体温相应降至正常值。

第二节 发热的时相

发热的过程大致分为三个时相。

一、体温上升期

体温上升期处于发热的初始阶段,历时数小时至数天,正调节占优势。此时,因调定点上移,正常体温转变为"冷刺激",中枢迅速对这种"冷"信息产生反应而发出调节指令,一方面,兴奋交感神经,使皮肤温度下降,立毛肌收缩,出现"鸡皮疙瘩",以致散热减少。另一方面,兴奋下丘脑寒战中枢,冲动经脊髓侧索的网状脊髓束和红核脊髓束至运动神经,引起骨骼肌紧张和不随意节律性收缩(即寒战),加上脂肪组织氧化增强和机体代谢率升高,均可使产热增加。结果呈现产热大于散热,体温逐步升高的特点。

二、高温持续期

高温持续期长短因病而异,短者数小时(如疟疾),长者数周(如伤寒)。由于体温上升已与新的调定点水平相适应,故体温不再升高而在这个新位点上呈高水平波动状态。此时,机体的产热和散热维持高水平的动态平衡,患者寒战、"鸡皮疙瘩"等症状消失,散热反应开始,皮肤血管扩张,皮肤温度增高,经皮肤水分蒸发相应增多,可有口干、唇燥和酷热等感觉。

三、体温下降期

体温下降期历时数小时至数天,负调节占优势。随着发热激活物、EP 及发热介质的不断清除,体温调定点逐步降至正常水平,血温转变为"热刺激",兴奋体温中枢进行散热调节,既可抑制交感神经,进一步扩张皮肤血管,加强散热,又可刺激发汗中枢,促使汗腺分泌,大量出汗,结果机体散热大于产热,体温逐渐下降,直至与正常的调定点水平相适应。此时,应注意防治因大汗所致的细胞外液容量不足,甚至低血容量性休克。

第三节　发热时机体的代谢与功能变化

一、物质代谢变化

发热时机体的物质代谢增强,通常,体温每升高 1 ℃,基础代谢率约升高 13%。其机制与 EP(TNFα、IL-1)直接刺激外周组织分解蛋白质、脂肪、糖以及体温升高导致代谢率增高等密切相关。因此,持久发热会使组织明显消耗,出现肌肉消瘦、体重下降等。

(一) 糖代谢

发热时因产热的需要,糖的分解代谢明显增强,以致血糖增高,糖原储备减少,无氧酵解加强,组织内大量乳酸生成,尤以寒战时为甚。

(二) 脂肪代谢

发热患者由于糖原储备不足,食物摄入减少,且能量消耗显著增多,因而脂肪分解代谢明显增强。于是，机体脂肪储备大量动员，脂解激素分泌增加，促使脂肪迅速分解，可相应产生消瘦、酮尿和酮血症等表现。

（三）蛋白质代谢

在高体温和 LP 的作用下，机体蛋白质分解代谢加强，血浆中游离氨基酸水平增高，尿素氮明显增多，若蛋白质及时补充不足，将可产生负氮平衡。

（四）水、盐及维生素代谢

在体温上升期和高温持续期，尿量明显减少，体内钠水潴留，血浆$[Cl^-]$增高。而在体温下降期，患者因尿量增多，大量出汗和经皮肤、呼吸道的水分蒸发过多，除易导致 ECF 容量不足外，还可排出较多钠盐。因此应注意钠水的补充。因组织细胞分解增强，细胞内 K^+ 外释入血，继发高钾血症，以及代谢性酸中毒，须及时矫正。各种维生素相应锐减，治疗时同样应加以重视。

二、生理功能变化

（一）中枢神经系统功能改变

发热的主要症状（如头痛、头晕、烦躁、幻觉、嗜睡等）大多属于中枢神经系统功能改变，它们是致热性细胞因子直接作用的结果。如 EP 刺激下丘脑诱生的 PGs 可引起头痛、头晕；在实验动物第三脑室注入 PGE_2 可导致嗜睡、慢波睡眠。其次，小儿（6个月至 4 岁）高热易产生的热惊厥，则可能与脑缺氧、部分神经元过度兴奋、颅内 EP浓度较高及遗传因素等有关。

（二）循环系统功能改变

循环系统功能改变以心率加快为突出表现，且体温每升高 1 ℃，心率平均增加18 次/分。这种变化可能为致热性细胞因子使交感-肾上腺髓质系统兴奋和体温升高直接提高窦房结兴奋性所致。此时，心输出量增加，心肌收缩力增强，心脏负荷可加重，这易使心脏有潜在病灶或心肌劳损者诱发心力衰竭。血压变化不明显，但在体温下降期，少数患者可因体温骤降大量出汗，引起低血容量性休克，需要及时预防和积极抢救。

（三）呼吸系统功能改变

在体温升高和酸性代谢产物生成过多的双重刺激下，呼吸中枢兴奋，促使呼吸加快加深，CO_2 排出过多，易导致呼吸性碱中毒，并从呼吸道散发更多的热量。

（四）消化系统功能改变

发热时常见有食欲下降、厌食、恶心、口干、腹胀、便秘等消化道症状。其发生机制为：①体温上升使交感神经兴奋，消化液分泌减少，消化酶活性降低，胃肠道蠕动减慢，食物滞留胃肠道；②EP 在诱导下丘脑生成 PGs 时，可在中枢直接引起厌食、恶心。

（五）免疫系统功能改变

发热使免疫系统整体功能增强，其原因如下。①一定程度的体温升高可增强吞噬细胞的吞噬活力；②来源于产 EP 细胞的大量 EP（如 IL-1、IL-6、TNF、IFN 等）本身就是免疫调控因子，除导致发热外，还分别具有抑制或杀灭肿瘤细胞，促进 T、B 淋巴细胞增殖、分化，诱导细胞毒淋巴细胞（CTL）生成，增强天然杀伤细胞（NK）活力，提高吞噬细胞杀菌活性等作用。

第四节　发热的生物学意义及防治的病理生理基础

一、发热的生物学意义

迄今为止，发热是一个历史久远、疑点颇多的医学问题。尽管人们以发热是否是防御反应、是否有利于传染病康复等疑问为突破口，对发热的生物学意义研究已久，讨论较多，但目前尚无定论。只能根据不同情况，具体分析，客观判断。一般认为，中、低度的发热有利于机体抵抗感染，清除有害的致病因素，从而提高机体防御功能。然而自解热药广泛应用于临床以来，除非个别病例，解热并未对普通传染病的病情和结果产生明显影响，它既不会引起病情恶化，又不能促进传染病康复，因而有待进一步研究和阐明。至于对高热的看法，一般认为高热（体温＞40 ℃）对机体产生不良影响，如可导致心肺负荷加重、负氮平衡、烦躁谵妄、ECF 容量不足，甚至低血容量性休克等多种损害，须正确认识和及时处理。

二、发热防治的病理生理基础

1. 治疗原发病

积极治疗原发病，去除有关致热原因。

2. 一般处理

一定程度的发热有利于增强机体防御功能，且是疾病信号，其热型与热程变化还可反映病情变化等特点，因此对体温低于 40 ℃，且不伴有其他严重疾病者，通常只补充足量的营养物质、维生素和水，而不急于采取解热措施。

3. 必须及时解热的病例

（1）高热：体温过高（高于 40 ℃）时，可对机体产生多种危害，故无论患者是否伴有原发病，均应当机立断，及时解热。尤其是对小儿高热患者，更应尽早解热，以防产生热惊厥。

（2）心脏病患者：发热使心率增快，心输出量增多，心脏负荷加重，易诱发心脏病患者发生心力衰竭。应及早对有心脏病或有潜在心肌损害的发热患者进行解热。

（3）妊娠期妇女：基于发热可能使妊娠早期妇女致畸胎，或通过增加心脏负荷，可诱发中、晚期妊娠妇女发生心力衰竭等原因，应对发热的孕妇及时解热。

4. 解热措施

（1）物理降温：通常在高热或病情危急时应用。如用酒精擦浴四肢大血管处，或将患者置入温度较低的环境以增加对流散热，或用冰帽或冰带冷敷头部等。

（2）应用药物解热：针对病情，可适当选用水杨酸盐类、类固醇类（以糖皮质激素为代表）或中草药类解热药来解热。

病例分析

　　患者，男，28 岁，打篮球后淋雨，晚上突然寒战，高热，自觉全身肌肉酸痛，右胸疼痛，深呼吸时加重，吐少量铁锈色痰。入院患者呈急性病容，面部潮红，口角有疱疹。体格检查：T39.5 ℃，P92 次/分，右肺触觉语颤增强，叩诊呈浊音，可闻及支气管呼吸音。实验室检查：WBC 25×10^9/L，中性粒细胞 0.90，有核左移。经抗生素治疗 2 d 后体温正常，大量出汗，积极对症处理好转，一周后出院。

　　该患者体温升高是发热还是过热？病因是什么？体温升高的机制如何？

（陈宗海）

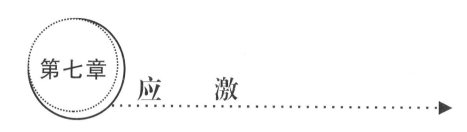

第七章　应　激

学习目标

掌握:应激与全身适应综合征的概念;应激的神经内分泌反应和细胞反应;应激时机体的代谢变化。

熟悉:应激原、应激与疾病的关系。

了解:应激的处理原则。

第一节　概　述

应激(stress)是指机体在感受到各种因素的强烈刺激时,为满足其应对需求,内环境稳态发生的适应性变化与重建。对于高等动物,各种躯体因素和社会心理因素的强烈刺激都可引起应激反应。引起应激反应的各种因素统称为应激原。根据性质的不同,应激原可分为物理性应激原、化学性应激原、生物性应激原和心理性应激原四大类。根据来源不同,应激原可分为外环境因素、内环境因素和社会心理因素三大类。

任何应激原所引起的应激,其生理反应和变化都几乎相同,因此,应激的一个重要特征是其非特异的性质(nonspecific nature)。

应激是一种全身性的适应性反应,在生理学和病理学中都有非常重要的意义。适度应激对机体有利,但是过强过久的应激反应可能对机体造成不同程度的身心损害。

在日常生活中,几乎每一个人都会遇到某些应激原的作用。只要这种作用不是过分强烈,作用的时间不是过分持久,那么所引起的应激将有利于动员机体潜能又不会产生严重影响,以便更好地完成必须完成的任务或者更好地避开可能发生的危险。也就是说,这种应激将使人们能有效地去应付日常生活中各种各样的困难局面。这种应激,显然对机体是有利的,因而被称为良性应激(benign stress)。

如果应激原的作用过于强烈和/或过于持久,除仍有某些防御代偿意义之外,可引起机体自稳态的紊乱,甚至导致应激性疾病,又称为劣性应激。

由于在遗传素质、个性特点、神经类型及既往经验方面存在极大差异,不同个体对同样的应激原存在不同的敏感性及耐受性,因而强度相同的应激原在不同个体可引起不同的应激反应。

第二节　应激时机体神经内分泌系统的改变及机制

当机体受到强烈刺激时,就会出现以交感神经兴奋、儿茶酚胺分泌增多和下丘脑、垂体-肾上腺皮质分泌增多为主的一系列神经内分泌反应,以适应强烈刺激,提高机体抗病的能力。因此,应激时的神经内分泌反应是疾病时全身性非特异反应的生理学基础。目前已知,当机体收到强烈刺激时,神经-内分泌系统的主要变化为蓝斑-交感-肾上腺髓质系统及下丘脑-垂体-肾上腺皮质轴的强烈兴奋,并伴有其他多种内分泌激素的改变。

一、蓝斑-交感-肾上腺髓质系统的变化

应激时,血浆肾上腺素、去甲肾上腺素和多巴胺的浓度迅速增高。至于这些激素的浓度何时恢复正常,则不同的应激原情况各不相同。例如,运动员在比赛结束后一个多小时血浆儿茶酚胺的浓度已恢复正常,但大面积烧伤后半个多月,患者尿中儿茶酚胺的排出量仍达正常人的7～8倍。

应激时,交感神经-肾上腺髓质反应既有防御意义,又有对机体不利的方面。

（一）防御意义

防御意义主要表现在以下五方面。

（1）心率加快、心收缩力加强、外周总阻力增加:有利于提高心脏每搏和每分输出量,提高血压。

（2）血液的重分布:交感-肾上腺髓质系统兴奋时,皮肤、腹腔内脏、肾等的血管收缩,脑血管口径无明显变化,冠状血管反而扩张,骨骼肌的血管也扩张(参阅"休克"章),从而保证心、脑和骨骼肌的血液供应,这对于调节和维持各器官的功能,保证骨骼肌在应付紧急情况时的加强活动,有很重要的意义。

（3）支气管舒张:有利于改善肺泡通气,向机体提供更多的氧。

（4）促进糖原分解,升高血糖;促进脂肪分解,使血浆中游离脂肪酸增加,从而保证应激时机体对能量需求的增加。

（5）儿茶酚胺对许多激素的分泌有促进作用(见表7-1)。儿茶酚胺分泌增多是

引起应激时多种激素变化的重要原因。

表 7-1　儿茶酚胺对激素分泌的作用

激　素	作　用	受　体
ACTH	促进	β、α(?)
胰高血糖素	促进	β、α(?)
生长素	促进	α
甲状腺素	促进	β
甲状旁腺素	促进	β
降钙素	促进	β
肾素	促进	β
促红细胞生成素	促进	β
胃泌素	促进	β
胰岛素	抑制	α

（二）对机体的不利影响

（1）腹腔内脏血管的持续收缩可导致内脏器官缺血,胃肠黏膜糜烂、溃疡、出血。

（2）外周小血管的长期收缩可使血压升高。

（3）血小板数目增多及黏附聚集活性增强,增加血液黏滞度,促进血栓形成。

（4）心率增快,心肌耗氧量增加,导致心肌缺血。

二、下丘脑-垂体-肾上腺皮质激素系统的变化

（一）应激时糖皮质激素分泌增加

应激时几乎无例外地出现血浆糖皮质激素(glucocorticoid,GC)的浓度升高,且反应迅速,升高的幅度大。例如,大面积烧伤休克期患者,血浆皮质醇(hydrocortison或 cortisol)含量可高达正常值的 3～5 倍[952～1600 nmol/L(34.5～58.0 μg/dL)],正常血浆含量为 69～276 nmol/L(2.5～10 μg/dL)。同时,肾上腺皮质细胞的类脂质和维生素 C 含量减少,肾上腺肥大,外周血液中性粒细胞计数减少,尿中 17-羟类固醇排出量增加。如术后有并发症,则血浆皮质醇持续升高。大面积烧伤患者,血浆皮质醇维持于高水平的时间可长达 2～3 个月。死亡病例,在濒死期血浆皮质醇又极度升高。

（二）应激时糖皮质激素分泌调节

应激时糖皮质激素的分泌增多是通过下丘脑-垂体前叶-肾上腺皮质相互作用而实现的。下丘脑分泌的促肾上腺皮质激素释放因子(corticotropin releasing factor,CRF)通过垂体门脉循环进入垂体前叶,刺激 ACTH 的释放,后者作用于肾上腺皮质,促进皮质醇的分泌,皮质醇的分泌反过来又抑制 CRF 和 ACTH 的释放,即负反

馈调节机制。下丘脑受大脑各部位的控制,上面主要接受来自边缘系统的纤维,下面主要受脑干网状结构的影响。来自边缘系统杏仁核的纤维调节情绪应激反应,例如愤怒、恐惧、忧虑等应激原均通过此通道显著地增加 ACTH 分泌。而创伤、剧烈温度变化等应激原则可通过外周感受器传入冲动,引起脑干网状结构的上行激动系统的兴奋,从而引起下丘脑的兴奋,激发 ACTH 的释放。

(三) 应激时糖皮质激素分泌增多的代偿意义

GC 分泌增多是应激最重要的一个反应,对机体的抗有害刺激起着极为重要的作用。动物实验表明,去除肾上腺后,动物可以在适宜条件下生存,但如果受到强烈刺激,则容易出现器官功能衰竭甚至死亡。如给摘除肾上腺的动物注射糖皮质激素,则可使动物恢复抗损害的能力。大量的临床观察也证明,肾上腺皮质功能过低的患者,对应激原的抵抗力明显降低。应激时 GC 分泌增高,提高机体对刺激的抵抗力的机制目前还不完全清楚,已经得到认可的有以下四方面。

(1) 糖皮质激素有促进蛋白质分解和糖异生作用,从而可以补充肝糖原的储备;GC 还能抑制组织对葡萄糖的利用,从而提高血糖水平。

(2) 糖皮质激素可提高心血管对儿茶酚胺的敏感性。肾上腺皮质功能不足时,血管平滑肌对去甲肾上腺素变得极不敏感,因而易发生血压下降,循环衰竭。

(3) 已经证明,药理浓度的糖皮质激素具有稳定溶酶体膜,防止或减少溶酶体酶外漏的作用。由此可避免或减轻水解酶对细胞及其他方面的损害。但应激时糖皮质激素浓度是否有此作用,尚有待探讨。

(4) 抑制化学介质的生成、释放和激活。生理浓度的糖皮质激素对许多化学介质的生成、释放和激活具有抑制作用。例如,前列腺素(PGs)、白三烯(LTs)、血栓素(Tx)、缓激肽、5-羟色胺、纤溶酶原激活物、胶原酶和淋巴因子等。GC 与细胞内 GC 受体结合后,能诱导一种分子量为 $40 \sim 50$ kD 的蛋白质,称为巨皮质素(macrocortin)或脂调蛋白(lipomodulin)。它具有抑制磷脂酶 A_2 活性的作用,因此可以减少花生四烯酸的释放,从而减少 PGs、LTs 和 Tx 的生成。由于应激时这些化学介质的生成过多,而 GC 则可以抑制这些介质的产生,因而可以不发生过强的炎症、变态反应等。

三、其他激素的变化

(一) 胰高血糖素

应激时胰高血糖素分泌增加。胰高血糖素促进糖原异生和肝糖原分解,是引起应激性高血糖的重要激素。胰高血糖素分泌增加的主要原因可能是交感神经兴奋和儿茶酚胺在血中浓度的升高。

(二) 生长激素

应激时生长激素分泌增多。交感神经 α 受体可刺激生长激素的分泌。生长激素的作用是：促进脂肪的分解和动员；促进甘油、丙酮酸合成为葡萄糖，抑制组织对葡萄糖的利用，因而具有升高血糖的作用；促进氨基酸合成蛋白质，因此它可以对抗皮质醇促进蛋白质分解的作用，从而对组织有保护作用。

（三）胰岛素

应激时血浆胰岛素含量偏低，这是由于交感神经兴奋，血浆中儿茶酚胺浓度升高所致。尽管应激性高血糖和胰高血糖素水平升高都可刺激胰岛素分泌，但应激时胰岛素分泌减少。

（四）醛固酮

应激时血浆醛固酮水平常升高。这主要是由于交感-肾上腺髓质系统兴奋使肾血管收缩，因而肾素-血管紧张素-醛固酮被激活。

（五）抗利尿激素

情绪紧张、运动、手术、胃肠牵拉、呕吐、缺氧、烧伤等应激原可引起抗利尿激素（ADH）分泌释放增加，使尿量减少。但有些应激原如吸入乙醚或加速度运动不伴有ADH分泌增加。精神刺激在一定条件下，也可因抑制 ADH 分泌而引起多尿。ADH 主要由下丘脑视上核的神经元分泌。刺激边缘系统的某些部位，如杏仁核、隔区和海马等可产生 ADH。刺激中脑网状结构，可促进视上核合成和分泌 ADH。疼痛、情绪紧张等可能通过这些途径使 ADH 分泌增加。

（六）β-内啡肽

许多应激原（手术、分娩、电刺激、注射内毒素、放血、脊髓损伤等）可引起人血浆β-内啡肽明显增多，可达正常值的 5～10 倍。血浆 β-内啡肽水平的升高程度与ACTH 平行。β-内啡肽在应激中起重要的作用。β-内啡肽和 ACTH 是同一前体阿片样肽黑素皮质激素原（proopiomelanocortin）的衍生物。β-内啡肽和 ACTH 都在下丘脑 CRF 的刺激下分泌入血。β-内啡肽和 ACTH 都受血浆糖皮质激素的反馈调节。向人注入 β-内啡肽可降低血中 ACTH 和皮质醇的水平，而注入阿片受体拮抗药纳洛酮（naloxone）则能使血中 ACTH、β-促脂解激素（β-lipotropin，β-内啡肽的前体）和皮质醇的水平升高，提示 β-内啡肽能调节 ACTH 的分泌，并且与 ACTH 一起经过短反馈或长反馈回路来抑制下丘脑 CRF 的分泌。β-内啡肽有很强的镇痛作用。应激镇痛（应激时痛阈值升高，称应激镇痛）可部分地为纳洛酮所取消，说明可能与 β-内啡肽增多有关。

第三节　应激时的细胞体液反应

一、急性期反应蛋白

在感染、炎症、组织损伤等应激原作用于机体后的短时间（数小时至数日）内，即可出现血清成分的某些变化,称为急性期反应(acute phase reaction),参与急性期反应的物质称为急性期反应物(acute phase reactant)。急性期反应物大多数是蛋白质,称为急性期反应蛋白(acute phase protein,AP 蛋白)。最早发现的 AP 蛋白是 C-反应蛋白(C-reactive protein),它能与肺炎双球菌的荚膜成分 C-多糖体起反应,故起名为 C-反应蛋白。

急性期反应时血浆中浓度增加的 AP 蛋白种类繁多,可分为五类:参与抑制蛋白酶作用的 AP 蛋白(如 α_1 抗胰蛋白酶等);参与血凝和纤溶的 AP 蛋白(如凝血因子Ⅷ,纤维蛋白原、纤溶酶原等);属于补体成分的 AP 蛋白;参与转运的 AP 蛋白(如血浆铜蓝蛋白等);其他多种 AP 蛋白(如 C-反应蛋白、纤维连接蛋白、血清淀粉样物质 A 等)。急性期反应时血浆蛋白浓度也有减小的,称为负性 AP 蛋白(如白蛋白、运铁蛋白等)。

现已证明,除了感染以外,创伤、烧伤、手术等许多应激原,均能引起人和许多动物血浆中一些 AP 蛋白的增多或减少,它是应激的一种重要变化。虽然 AP 蛋白的变化是非特异性的,但有广泛的防御意义。

（一）AP 蛋白的浓度变化和来源

正常血浆中 AP 蛋白含量一般较低或甚微,有的还不易检出。在炎症、感染、发热、创伤、手术等应激原作用下,有些 AP 蛋白可增加 20～1000 倍,如 C-反应蛋白、血清淀粉样物质 A 等;有些 AP 蛋白则增加 2～5 倍,如 α_1-抗胰蛋白酶等;而有的 AP 蛋白只增加 30%～60%,如铜蓝蛋白、补体 C_3 等。

AP 蛋白在血浆中浓度的升高主要是由于合成增强和释放增多。但它们在高水平上保持恒定则主要是合成和分解平衡的结果。有些 AP 蛋白在急性期反应中合成增加,但消耗也增加,例如,某些补体成分在血中浓度可不增高或增高不多。

关于 AP 蛋白来源于何种组织和细胞虽有争论,但灌流实验已证实了肝是 AP 蛋白的主要来源,肝细胞能合成大多数的 AP 蛋白。少数 AP 蛋白来源于巨噬细胞、内皮细胞、成纤维细胞和多形核白细胞等。

（二）AP 蛋白的生物学功能

1. 抑制蛋白酶的作用

创伤、感染等引起应激时,体内蛋白水解酶增多,过多的蛋白水解酶可引起组织的损害。AP 蛋白中有蛋白酶抑制物,例如 α_1-抗胰蛋白酶、α_1-抗糜蛋白酶、C_1 酯酶抑制因子、α_2-抗纤溶酶等。应激时,这些酶的消耗增加,同时合成也增加,以保证蛋白酶抑制物得到必要的补充。

2. 凝血和纤溶

纤维蛋白原在凝血酶作用下形成的纤维蛋白在炎症区组织间隙构成网状物或凝块,有利于阻止病原体及其毒性产物的扩散;继而纤溶系统的激活又可在晚些时候溶解这些凝块而使组织间隙恢复原状。然而,凝血和纤溶系统的过度激活有可能导致

DIC(弥散性血管内凝血)而给机体造成严重的后果。

3. 清除异物和坏死组织

某些 AP 蛋白具有迅速的非特异性的清除异物和坏死组织的作用。例如 C-反应蛋白容易与细菌细胞壁结合,又可激活补体的经典途经,促进大、小吞噬细胞的功能。这就使得与 C-反应蛋白结合的细菌迅速地被清除。

4. 清除自由基

如铜蓝蛋白能活化超氧化物歧化酶(superoxide dismutase,SOD),故有清除氧自由基的作用。

5. 其他

如血清淀粉样物质 A 可能有促使损伤细胞修复的作用;纤维连接蛋白则能促进单核细胞、巨噬细胞和成纤维细胞趋化性,促进单核细胞膜上 Fc 受体和 C_{3b} 受体的表达,并激活补体旁路,从而促进单核细胞的吞噬功能,等等。

二、热休克蛋白

热休克蛋白(heat shock protein,HSP)是指细胞在应激原,特别是环境高温诱导下所生成的一组蛋白质。

HSP 首先是在果蝇体内发现的。果蝇幼虫唾液腺的多丝染色体(polytene chromosome)比一般染色体粗 1000~2000 倍,故有利于在光学显微镜下进行观察研究。1962 年有学者发现,将果蝇的培养温度从 25 ℃提高到 30 ℃(热休克环境温度升高),30 min 后就可在多丝染色体上看到蓬松现象(或称膨突(puff)),提示这些区带基因的转录加强并可能有某些蛋白质的合成增加。至 1974 年,才有人从热休克果蝇幼虫的唾液腺等部位分离到 6 种新的蛋白质,即 HSP。除环境高温以外,其他应激原如缺氧、寒冷、感染、饥饿、创伤、中毒等也能诱导细胞生成 HSP。因此,HSP 又称为应激蛋白(stress protein,SP),但习惯上仍称 HSP。

近年研究表明,HSP 的生成,不仅见于果蝇,而且是普遍存在于从细菌直至人类的整个生物界(包括植物和动物)的一种现象。例如,1981 年有人在实验中证明,将大鼠置于 55 ℃的高温环境,直肠温度迅速升至 42~42.5 ℃,15 min 后使环境温度降至常温,体温也随之于 30 min 后降至正常水平。90 min 后处死动物,就可在心、脑、肝、肺等器官的组织内分离出一种分子量为 71 kD 的新的蛋白质,即 HSP。

绝大部分生物细胞生成的 HSP 分子量都在 80~110 kD、68~74 kD 和 18~30 kD 范围内。不同分子量的 HSP,在细胞内的分布也有所不同。例如,在酵母菌中发现的分子量为 89 kD 的 HSP 是一种可溶性的细胞质蛋白质,而分子量为 68 kD、70 kD、110 kD 的 HSP 却主要分布于核或核仁区域。

HSP 在生物界中的一个重要特点是它们在进化过程中的高度保守性。例如从大肠杆菌、酵母、果蝇和人体分离的分子量为 70 kD 的 HSP,如果对它们进行全氨基酸序列分析,就可发现它们具有 80% 以上的相似性。HSP 在进化过程中的高度保守性,说明它们具有普遍存在的重要生理功能。然而在这方面的研究,迄今还很少。

(一)热休克蛋白的诱导和调节的机制

总的来说,HSP 的诱导和调节的机制迄今还不清楚,只有一些推测。

应激原诱导 HSP 生成的速度很快。将果蝇从 25 ℃移至 37 ℃环境,只要 20 min,就可以检出 HSP,因而有学者推测高温是通过某种已经存在的调节因子作用于基因并从而使转录加强的。实验证明,用热休克细胞的胞浆提取物可以诱导果蝇幼虫唾液腺细胞核内染色体的蓬松现象,而未经热休克的对照细胞的胞浆无此种诱导作用。提示胞浆内存在的某种物质,在应激时可被活化而转位到核内,进而启动基因对 HSP mRNA 的转录。

上述染色体蓬松现象,即使是在应激原的持续作用下,一般也在 60 min 以内消失,而 HSP 则由于降解较慢,故可持续存在 6 h,提示 HSP mRNA 的转录受 HSP 的负反馈调节。

(二)热休克蛋白的功能

HSP 可提高细胞的应激能力,特别是耐热能力。预先给生物以非致死性的热刺激,可以加强生物对第二次热刺激的抵抗力,提高生物对致死性热刺激的存活率,这种现象称为热耐受。目前对此现象的分子机制仍不太清楚,但许多研究均发现了 HSP 的生成量与热耐受呈正相关。

HSP 还可调节 Na^+-K^+-ATP 酶的活性。某些细胞经热休克丧失的 Na^+-K^+-ATP 酶活性可在 3 ℃培养环境中随着 HSP 的产生而得到部分恢复。HSP 的诱导剂亚砷酸钠亦可使 Na^+-K^+-ATP 酶的活性升高。这种现象可被放线菌素 D 和环己酰亚胺抑制,提示 Na^+-K^+-ATP 酶活性升高是一种基因表达的结果,而不是亚砷酸钠直接作用的结果。

有人通过四膜虫属细胞热休克的研究,发现有些 HSP 具有促进细胞内糖原异生和糖原生成的作用,使细胞内糖原储量增多。

此外,有人还报道,热、乙醇、亚砷酸钠的预处理不仅能使某些细胞产生热耐受,还能使细胞对阿霉素(adriamycin)的耐受性增强,提示 HSP 可以增强对各种损伤的抵抗力。

至于在人类的应激中,HSP 究竟起什么作用,目前还知之甚少。

第四节　应激时的物质代谢变化

应激时物质代谢发生相应变化,总的特点是分解增加,合成减少。表现有以下几方面。

一、糖代谢的变化

应激时,糖代谢变化的主要表现为高血糖。空腹血糖常为 6.72~7.84 mmol/L

(120～140 mg/dL),甚至可以超过葡萄糖的肾阈 8.96 mmol/L(160 mg/dL)而出现糖尿。应激时的高血糖和糖尿是由于儿茶酚胺胰高血糖素、生长激素、肾上腺糖皮质激素等促进糖原分解和糖原异生以及胰岛素的相对不足所致,因此,称为应激性高血糖或应激性糖尿。肝糖原和肌糖原在应激的开始阶段有短暂的减少,随后由于糖的异生作用加强而得到补充。组织对葡萄糖的利用减少(但脑组织不受影响)。这些变化与应激的强度相关,在严重创伤和烧伤时,这些变化可持续数周,因此,称为创伤性糖尿病。

二、脂肪代谢的变化

应激时由于肾上腺素、去甲肾上腺素、胰高血糖素等脂解激素增多,脂肪的动员和分解加强,因而血中游离脂肪酸和酮体有不同程度的增加。同时组织对脂肪酸的利用增加。严重创伤后,机体所消耗的能量有 75％～95％来自脂肪的氧化。

三、蛋白质代谢的变化

应激时,蛋白质分解加强,尿氮排出量增加,出现负氮平衡。严重应激时,负氮平衡可持续较久。应激患者的蛋白质代谢既有破坏和分解的加强,也有合成的减弱。待至恢复期,才逐渐恢复氮平衡。

上述这些代谢变化的防御意义在于为机体应付"紧急情况"提供足够的能量。但如果持续时间长,则患者可因消耗过多而致消瘦和体重减轻。负氮平衡还可使患者发生贫血、创面愈合迟缓和抵抗力降低等不良后果。

应激时糖、脂肪和蛋白质代谢的变化如图 7-1 所示。

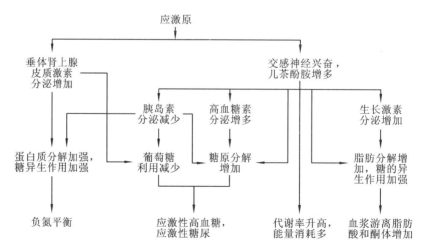

图 7-1 应激时糖、脂肪和蛋白质代谢的变化

第五节 应激时机体的功能变化

一、心血管系统的变化

前文已经讲到,应激时,主要因交感-肾上腺髓质系统所引起的心率加快、心收缩力加强、外周总阻力增高以及血液的重分布等变化,有利于提高心输出量,提高血压,保证心、脑和骨骼肌的血液供应,因而有十分重要的防御代偿意义。但同时也有使皮肤、腹腔内脏和肾缺血缺氧、心肌耗氧量增多等的不利影响,而且当应激原的作用特别强烈和/或持久时,还可引起休克(参阅第八章)。

此外,在人类应激特别是情绪性应激时,可发生心律失常,这可能与交感神经兴奋时心肌细胞的钙内流增加有关。因为细胞内钙离子浓度升高可使心肌细胞膜电位负值变小,钠离子快通道失活。此时,心肌的去极化只好依赖于钙离子慢通道,其结果是使快反应心肌细胞变成慢反应心肌细胞,不应期相应延长,传导延缓。因此,容易产生兴奋的折返而发生心律失常。

应激也可引起心肌坏死,其机制可能如下。①交感神经兴奋和儿茶酚胺增多使心肌耗氧量增加,使心肌相对缺血;②应激时醛固酮分泌增多,钾的排出增多可引起心肌细胞内缺钾,从而促使心肌细胞坏死;③应激时心肌小血管内可有血小板聚集物出现,从而可以阻塞血管。血小板聚集物的出现与儿茶酚胺的作用有关。

应激时心血管系统的变化见图 7-2。

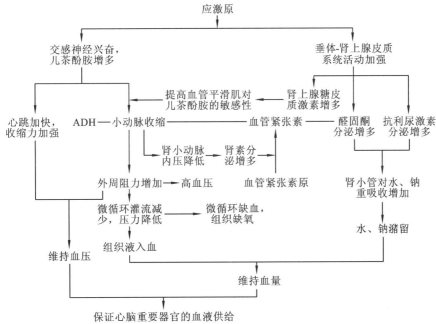

图 7-2 应激时心血管系统的变化

二、消化道的变化

应激时,有消化系统功能障碍者较为常见,但各种应激原所致的消化并不一致。引人注目的是由应激引起消化道溃疡,称为应激性溃疡(stress ulcer)。经内窥镜检查发现,烧伤、严重创伤和败血症患者应激性溃疡的发生率高达80%～100%。

与慢性经过的消化性溃疡(peptic ulcer)不同,应激性溃疡是一种急性溃疡。在病理解剖学上,应激性溃疡主要是胃和/或十二指肠的黏膜缺损,可以在严重的应激原作用以后数小时内就出现。黏膜缺损或者表现为多发性糜烂(仅仅到达黏膜肌层的表浅损害),或者表现为单个的或多发性的溃疡(深达黏膜肌层之下的损害)。溃疡的直径可达20 mm。溃疡周围无水肿、炎性细胞浸润或纤维化可见。如果患者存活,应激性溃疡可在数天之内愈合,而且不留疤痕。由于溃疡不侵及肌层,因而在临床上也很少引起疼痛。临床上的主要症状是出血,出血可轻可重,常表现为呕血或黑便出血,严重时可致死。由于溃疡浅表,因而胃或十二脂肠穿孔极为罕见。

应激性溃疡的发病机制尚未完全阐明。总的来说,是由于对胃或十二指肠黏膜的"损害性因素"的力量超过了"保护性因素"的力量。

1. 黏膜缺血

应激时,主要由于交感-肾上腺髓质系统的兴奋,胃和十二指肠黏膜的小血管也发生收缩,黏膜的血液灌流量显著减少,于是黏膜发生缺血缺氧。这就使黏膜的"保护性因素"削弱而"损害性因素"得以破坏黏膜而引起溃疡形成,原因如下。

(1) 黏膜缺血使黏膜上皮细胞能量不足,因而黏膜的某些细胞就不能产生足量的碳酸氢盐和黏液。这样就使由黏膜上皮细胞之间的紧密连接和覆盖于黏膜表面的碳酸氢黏液层所组成的胃黏膜屏障遭到破坏,胃腔内的 H^+ 就顺着浓度差(胃腔与胃黏膜细胞的[H^+]之比为 $1.6×10^6$:1)进入黏膜;同时,由于黏膜缺血,又不能将侵入黏膜的 H^+ 随血液运走,因而 H^+ 就在黏膜内积聚。已经证明,H^+ 是主要的"损害性因素",是形成应激性溃疡的必不可少的原因。如果将腔内的胃酸完全中和,那么在动物实验中就不能造成应激性溃疡的模型。在家兔的实验中,当 H^+ 的反流使胃黏膜固有层的pH值降至 $6.7～6.5$ 时就可以预计会出现溃疡。当溃疡初步形成后,另一个"损害性因素"胃蛋白酶也可借其蛋白质分解作用分解已经受损的细胞而使溃疡扩大。

(2) 黏膜缺血使黏膜细胞的再生能力降低,因而使已经发生的缺损不易修复。

2. 糖皮质激素分泌增多

糖皮质激素使蛋白质的分解大于合成,胃上皮细胞更新减慢,再生能力降低。因而胃黏膜对"损害性因素"抵抗力降低,胃黏膜对 H^+ 的屏障作用也被削弱,已经发生的缺损也不易修复。

3. 胃黏膜合成前列腺素减少

胃黏膜上皮细胞不断地合成和释放前列腺素(PGs)。PGs有保护胃黏膜上皮细胞的作用。据报道,应激后胃黏膜 PGs 含量减少,而且在临床上应用大剂量前列腺素,可以预防某些应激性溃疡的发生。前列腺素保护胃黏膜的机制尚未阐明。据研究,前列腺素的这种作用可能与改善细胞对 H^+ 的中和能力有关。当 H^+ 进入胃黏膜上皮细胞时,就可以被细胞内的 HCO_3^- 中和。而前列腺素可以加强这种作用,因而具有保护的意义。应激时,一方面,由于黏膜缺血而致细胞内 HCO_3^- 产生不足;另一方面,由于胃黏膜上皮细胞前列腺素的合成减少,因而进入细胞内的大量 H^+ 不能被中和而引起细胞的损害。

4. 全身性酸中毒

某些严重的应激特别是在伴有休克时,往往发生全身性酸中毒。全身性酸中毒也可使胃黏膜上细胞内的 HCO_3^- 减少,从而使细胞内中和 H^+ 的能力降低而有助于溃疡的发生。

5. β-内啡肽

前文已经提到,应激时血浆 β-内啡肽显著增多。最近的研究提示,β-内啡肽可能作为一种"损害因子"而引起应激性溃疡。如果事先给予阿片受体拮抗药纳洛酮,就可以预防大鼠发生应激性溃疡。

6. 胆汁酸和溶血卵磷脂

这是十二指肠内的两种"损害性因素"。胆汁酸来自肝,溶血卵磷脂则是胰腺分泌的酶作用于卵磷脂而形成。生理情况下,通过十二指肠至胃的反流,可有少量胆汁酸和溶血卵磷脂进入胃腔,但由于"保护性因素"占优势,故不能对胃黏膜造成损害。在严重应激特别是伴有休克时,这种十二指肠至胃的反流加强,同时又因缺血等原因使"保护性因素"削弱,因此这两种"损害性因素"可直接损害胃黏膜。又因为它能使黏膜的通透性增高而导致 H^+ 反流进一步加强,从而使黏膜的损害更严重。有研究表明,胆汁酸和溶血卵磷脂使胃黏膜通透性增高,从而促进 H^+ 反流的作用,在动物实验中已经得到证实,但在人类则还有待进一步的研究。

三、凝血和纤溶的变化

应激时,有暂时性的血液凝固性升高。外伤后数小时内,患者凝血时间和血凝块溶解时间都缩短。血液凝固性升高和纤溶活性升高的机制,有以下三个方面。

(1) 应激时因儿茶酚胺分泌增加,可使血小板的聚集性增强。

(2) 应激时血浆中凝血因子Ⅷ、纤维蛋白原和血小板三者均增多,从而使血液凝固性升高。

(3) 应激时纤溶活性升高是由于纤溶酶原激活物的增多,该激活物存在于血管内皮细胞内。儿茶酚胺等血管活性物质作用于血管内皮细胞,具有刺激纤溶酶原激活物的作用。

应激时凝血和纤溶的变化是严重创伤或感染时易于发生弥散性血管内凝血的因素之一。然而,应激时血液凝固性的增高也不乏有利的一面,因为它可以促进组织损伤时的止血。

四、泌尿机能的变化

应激时,泌尿机能的主要变化是尿少、尿比重升高、水和钠排出减少。这些变化的机制有以下三方面。

(1)应激时交感神经兴奋,肾素-血管紧张素系统增强,肾入球小动脉明显收缩,肾血流量减少,肾小球滤过率减少。

(2)应激时醛固酮分泌增多,肾小管钠、水重吸收增加,钠、水排出减少,尿钠浓度降低。

(3)应激时抗利尿激素分泌增加,从而使肾远曲小管和集合管对水的通透性增高,水的重吸收增加,故尿量少而尿比重升高。

肾泌尿功能变化的防御意义在于减少水、钠的排出,有利于维持循环血量。但肾缺血所致的肾泌尿功能障碍,可导致内环境的紊乱。泌尿机能的这些变化,实际上相当于休克早期所伴有的功能性急性肾衰竭,如果不及时抢救休克,将发展为急性肾小管坏死。

五、免疫功能的变化

免疫功能的变化表现为免疫功能的减弱,这是 CG 分泌增加的结果,与生长激素、盐皮质激素也可能有一定的关系。GC 对免疫反应的许多环节都有影响,主要是抑制巨噬细胞对抗原的吞噬和处理,阻碍淋巴细胞 DNA 合成有丝分裂,破坏淋巴细胞,使外周淋巴细胞数减少,并损伤浆细胞,从而抑制细胞免疫反应和体液免疫反应。此外,GC 还能抑制毛细血管壁的通透性升高,抑制胶原纤维和毛细血管的增生,抑制中性粒细胞向炎症灶游出。这些作用就使炎症反应受到抑制。

应当指出,前文所述的一些代谢和机能的紊乱,是在应激原的作用十分强烈和/或持久的情况下发生的。也就是说,这些变化是"劣性应激"的组成部分。

第六节　病理性应激的防治原则

一、及时去除躯体应激原

在明确躯体应激原的情况下,应尽量及时予以去除。如控制感染,修复创面,清除有毒物质,改变生活环境等。去除躯体应激原不仅有利于治疗躯体疾病,同时也有利于消除或缓解心理应激。

二、注重心理治疗和心理护理

及时消除、缓解患者的心理应激,避免新的应激原刺激,增强患者的康复信心。

三、合理使用糖皮质激素

在严重创伤、感染、休克等应激状态下，糖皮质激素具有重要的防御保护作用。因此，对应激反应低下的患者(可表现为皮质醇含量偏低)，在上述情况下，可适当补充糖皮质激素，帮助患者度过危险期。

四、加强营养

应激时的高代谢率和分解代谢亢进，对机体造成巨大消耗，需要及时加强营养。

病例分析

患者，男，63岁，因饱餐后右上腹不适、恶心、呕吐反复发作1年多，以慢性胆囊炎、胆石症住院治疗。既往无溃疡病史。体格检查：一般情况尚好，血压140/80 mmHg，心律68次/分，腹软，剑突下轻压痛，无反跳痛，肝脾未触及。血常规Hb为13.4 g/dL。B型超声波检查示胆囊壁毛糙、增厚，囊腔内可见结石阴影，胆总管增粗。入院第3天作胆囊切除、胆总管探查T形管引流，术中检查胃无病变，手术顺利。术后第7天上午9时突觉心慌、眼花，检查发现四肢厥冷，血压70/50 mmHg，心率120次/分，律齐，T形引流管无血，初疑为冠心病。患者旋而出现柏油样便，血红蛋白下降至8.7 g/dL。经输血1800 mL，胃内碱性药物间断灌注，术后第10天出血停止。最后痊愈出院。

问题：

1. 患者术后出现柏油样便，其原因是什么？可能的发病机制如何？

2. 此时患者出现四肢厥冷，血压下降，心率增快说明患者体内发生了什么样的病理变化，发病机制如何？

3. 治疗中为何要应用碱性药物？

(陈红霞)

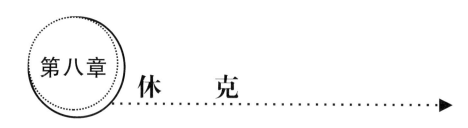

第八章 休 克

学习目标

掌握：休克的概念和发生的始动环节；休克的分期与发病机制；各期微循环变化的特点、机制及意义；休克时细胞改变和主要脏器肾、肺、心功能的改变。

熟悉：休克的病因和分类；休克各期临床变化的病理生理基础；多器官功能障碍综合征。

了解：休克防治的病理生理基础。

休克是英语"shock"的音译，原意是震荡或打击。两百多年前的外科医生把机体受到剧烈震荡或打击时所处的危重状态称为休克，即创伤性休克。此后，该术语被沿用于各种原因引起的休克。休克是涉及临床各科的常见危重病症、战伤主要的死亡原因，由于死亡率高，发病机制尚未完全阐明，一直受到医学界的重视。

休克是指机体在严重失血失液、感染、创伤等强烈致病因子的作用下，有效循环血量急剧减少，组织血液灌流量严重不足，引起细胞缺血、缺氧，以致各重要生命器官的功能、代谢障碍或结构损害的全身性危重病理过程。临床上，休克患者可出现神志淡漠、烦躁或昏迷，皮肤苍白或出现花纹、四肢湿冷，血压下降、脉压缩小、脉搏细速，尿量减少或无尿等变化。

第一节 休克的病因和分类

临床上许多情况都可以引起休克，常见的有大出血、大量体液丢失、大面积烧伤、严重创伤、严重感染、急性心力衰竭、强烈超敏反应等。休克分类如下。

一、根据休克发生的病因分类

按病因分类有助于及时明确诊断并去除病因。

1. 失血性休克

外伤、肝脾破裂、食管静脉曲张破裂、宫外孕及产后大出血等可引起大量失血。休克的发生取决于血量丢失的速度和丢失量,一般 15 min 内失血量少于全血量的 10% 时,机体可通过代偿使血压和组织灌流量保持稳定。若快速失血量超过全血量的 20%,即可引起失血性休克,超过全血量的 50% 则往往导致迅速死亡。此外,肠梗阻、剧烈呕吐等引起的大量体液丢失,也可因有效循环血量锐减,导致低血容量性休克。

2. 创伤性休克

严重创伤(如骨折、挤压伤等)可引起创伤性休克。这类休克的发生与疼痛、失血有关。

3. 烧伤性休克

大面积烧伤可引起烧伤性休克。早期与疼痛及低血容量有关,晚期可因继发性感染而导致脓毒性休克。

4. 感染性休克

细菌、病毒、真菌、立克次体等病原微生物的严重感染均可引起感染性休克。感染性休克根据其血流动力学特点可分为两型:低动力型休克和高动力型休克。前者因其心输出量减少、外周阻力增高的特点又称低排高阻型休克(又称冷休克)。相反,后者因其心输出量增加、外周阻力降低的特点又称高排低阻型休克(又称暖休克)。

5. 心源性休克

大面积急性心肌梗死、急性心肌炎、心包填塞及严重的心律失常均可引起心输出量急剧减少,有效循环血量和灌流量严重下降而导致心源性休克。

6. 过敏性休克

给过敏性体质者注射某些药物(如青霉素)、血清制剂等可引起过敏性休克,与 I 型超敏反应有关。

7. 神经源性休克

剧烈疼痛、高位脊髓麻痹或损伤可引起血管运动中枢抑制,血管扩张,回心血量减少,血压下降,导致神经源性休克。

二、根据休克发生的始动环节分类

尽管休克的原始病因各不相同,但有效灌流量减少是多数休克发生的共同基础,而实现有效灌流的基础是:①足够的血量;②正常的血管舒缩功能;③正常的心泵功能。各种病因一般都是通过以上三个环节而影响组织有效灌流量,因此把病因和导致有效循环血量减少的起始环节结合起来进行分类更有助于临床诊断和治疗(图 8-1)。

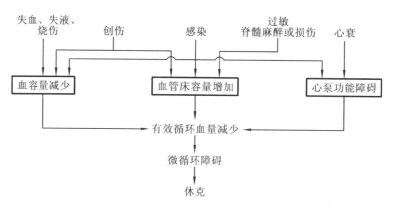

图 8-1　休克发生的始动环节

1. 低血容量性休克(hypovolemic shock)

低血容量性休克是指由于全血量减少引起的休克,见于失血、失液、烧伤、创伤等情况。临床上常表现为"三低一高":中心静脉压(CVP)、心输出量及动脉血压降低,而外周阻力增高。

2. 血管源性休克(vasogenic shock)

由于外周血管扩张、血管床容量增加导致血液分布异常,大量血液淤滞在扩张的小血管内,使有效循环血量锐减,称为血管源性休克,如过敏性休克、神经源性休克。

3. 心源性休克(cardiogenic shock)

心源性休克是指由于心泵功能障碍,心输出量急剧减少,有效循环血量和微循环灌流量显著下降所引起的休克。常见于大面积急性心肌梗死、急性心包填塞等。心源性休克发病的中心环节是心输出量迅速降低,血压可显著下降。心源性休克发病急骤,死亡率高,预后差。

第二节　休克的发生、发展机制

一、微循环的结构与调节

休克的病因和始动环节不同,但微循环障碍是其共同基础,是休克发生、发展的基本环节。

微循环(microcirculation)是指微动脉与微静脉之间微血管的血液循环,是循环系统最基本的结构,是血液和组织细胞间进行物质代谢交换的最小功能单位。典型的微循环由微动脉、后微动脉、毛细血管前括约肌、真毛细血管、直捷通路、动-静脉吻合支和微静脉7个部分组成。它们构成了三条通路:迂回通路、直捷通路和动-静脉短路。

微循环的灌流情况主要受神经体液调节。交感神经支配微动脉和微静脉,但在微动脉壁上交感神经分布的末梢比微静脉多,故交感神经兴奋时,微动脉收缩比微静脉明显。微血管壁平滑肌(包括毛细血管前括约肌)还受体液因素的影响,如儿茶酚胺、血管紧张素Ⅱ、垂体加压素、TXA_2和内皮素等引起血管收缩;而组胺、激肽、腺苷、乳酸、PGI_2、内啡肽、肿瘤坏死因子和一氧化氮则引起血管舒张。生理情况下,微血管平滑肌能有节律地收缩和舒张,保证正常灌流和物质交换(图8-2)。

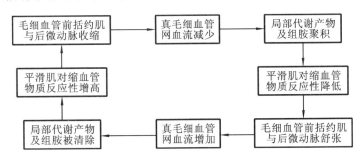

图 8-2　微循环毛细血管灌流的局部反馈调节

二、休克的分期和微循环变化

根据血流动力学和微循环的变化,可将休克的发生过程分成三个时期:代偿期、失代偿期、难治期。在不同时期,休克有不同的临床表现。这些表现与有效循环血量减少和微循环障碍的程度有关。现以失血性休克为例,对休克几个阶段的发展过程及变化机制进行阐述。

(一)休克Ⅰ期(休克代偿期,微循环缺血性缺氧期,休克早期)

1. 微循环及组织灌流特点

本期表现为微循环血液灌流减少,组织缺血缺氧,故又称为微循环缺血性缺氧期。这是因为全身小血管持续收缩痉挛,口径明显变小,尤其是毛细血管前阻力血管(微动脉、后微动脉和毛细血管前括约肌)收缩更明显,此时微循环内血流速度显著减慢,流态由线流变为粒线流甚至粒流;大量真毛细血管网关闭,血液仅通过直捷通路和开放的动-静脉吻合支回流,使组织灌流量锐减。此期微循环灌流特点是:少灌少流、灌少于流,微循环严重缺血缺氧(图8-3(b))。

2. 微循环障碍发生的机制

(1)交感-肾上腺髓质系统兴奋,儿茶酚胺大量释放入血。急性大失血时由于血容量减少,交感-肾上腺髓质系统强烈兴奋,血中儿茶酚胺含量比正常值高几十倍甚至几百倍。儿茶酚胺引起小血管收缩和痉挛,特别是微动脉和毛细血管前括约肌收缩更强烈,这是因为微动脉上交感神经末梢较多和毛细血管前括约肌对儿茶酚胺更敏感。结果使毛细血管前阻力明显大于后阻力,微循环灌流明显减少,而且灌少于流。儿茶酚胺的大量释放,还刺激β-受体,引起大量动静脉吻合支开放,构成了微循环非营养性血流通道,使器官微循环血液灌流锐减。

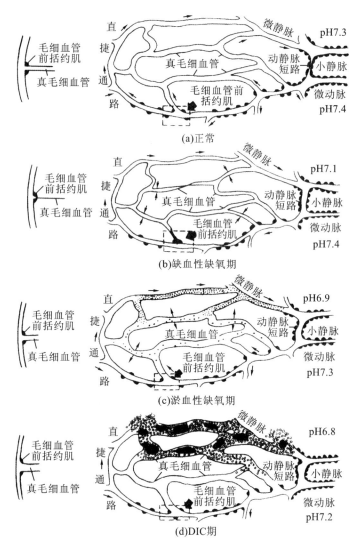

图 8-3　休克各期微循环变化特点

（2）继发于始动机制之后，体内产生的其他各种体液因子，如血管紧张素Ⅱ、垂体加压素、血栓素 A_2、内皮素、心肌抑制因子、白三烯类物质等进一步加强内脏小血管的收缩。

3. 微循环变化的代偿意义

休克Ⅰ期微循环的变化一方面可引起皮肤、腹腔内脏和肾脏等多个器官的缺血缺氧，另一方面却通过增强心肌收缩力、提高心输出量、增加外周阻力等来提高组织器官灌流压，以满足组织器官血流灌注而起到积极代偿作用，故本期又称为休克代偿期。具体表现如下。

（1）有助于休克早期动脉压的维持：本期休克患者的动脉压可轻度下降或并不降低，有的甚至比正常值略为升高，其机制如下。

① 回心血量增加：休克早期交感神经持续兴奋和儿茶酚胺大量分泌，血管出现明显收缩。由于静脉系统属于容量血管，可容纳血液总量的 $60\%\sim70\%$。静脉的收缩可以迅速而短暂地增加回心血量，起到快速"自身输血"的作用，被称为休克时增加回心血量和循环血量的"第一道防线"；此外，由于微动脉和毛细血管前括约肌比细静脉对儿茶酚胺更为敏感，导致毛细血管前阻力比后阻力升高更明显，毛细血管中流体静压下降，使组织液返流入血增加，循环血量增加，起到缓慢"自身输液"的作用，被称为休克时增加回心血量的"第二道防线"。

② 心输出量增加：交感神经兴奋和儿茶酚胺增多，可使心率加快，心肌收缩力加强，心输出量增加。

③外周总阻力增高：多个部位器官组织的微动脉、小动脉收缩可增加外周阻力，有助于血压的维持。

（2）有助于心脑血液供应的维持：微血管反应的非均一性导致血流重新分布。皮肤、肌肉和某些腹腔内脏的血管收缩，而心、脑重要生命器官的血管张力无明显增加。血液的重新分布保证了心脑等重要生命器官的血液供应，有重要的代偿意义。

4. 临床表现

该期患者在临床上表现为脸色苍白、四肢冰凉、出冷汗、脉搏细速、脉压减少、尿量减少、烦躁不安。该期血压可骤降（如大失血），也可略降，甚至正常（代偿），但是脉压可有明显减小，所以血压下降并不是判断早期休克的指标。由于血液的重新分配，心脑灌流可以正常，所以早期休克的患者，神志一般是清楚的（图 8-4）。

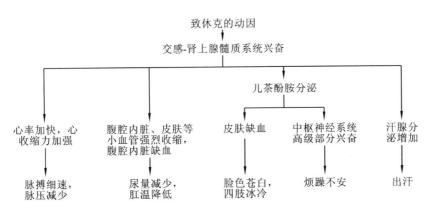

图 8-4　休克早期的临床表现及机制

休克早期病情是可逆的，应尽早消除休克的动因，控制病变发展的条件。如能及时补充血容量，解除微血管的痉挛，增加组织有效灌流量，患者较易康复。但常因血压降低不明显而误诊，致使病情进一步发展到休克期。

(二)休克Ⅱ期(休克失代偿期,微循环淤血性缺氧期,休克期)

1. 微循环及组织灌流特点

本期微循环状态的特征是淤血。微循环中血管自律运动首先消失,终末血管床对儿茶酚胺的反应性进行性下降。微循环痉挛较前减轻,真毛细血管开放数量增多、口径变大;血流不再局限于通过直捷通路,大量涌入真毛细血管;血流更加缓慢,甚至"泥化"淤滞;特别是在微静脉端发生红细胞聚集,白细胞滚动、贴壁与嵌塞,血小板聚集,血黏滞度增加,且微血管通透性增加,大量血管内液体外渗。因此,此期微循环灌流特点是:灌而少流,灌大于流,组织呈淤血性缺氧状态(图 8-3(c))。

2. 微循环淤滞的机制

(1)酸中毒:长期缺血和缺氧引起组织氧分压下降、CO_2 和乳酸堆积,发生酸中毒。酸中毒导致平滑肌对儿茶酚胺的反应性降低。

(2)局部代谢产物作用:长期缺血和缺氧引起局部血管扩张,代谢产物增多,如微血管周围的肥大细胞,释放组胺增多,ATP 分解的产物腺苷增多,细胞分解代谢增强时的 K^+ 释出增多,在缺氧和致炎因子作用下,激肽系统激活,激肽类物质生成增多,这些都可以造成血管扩张。

(3)内毒素作用:除病原微生物感染引起的败血症外,休克后期常有肠源性细菌(大肠杆菌)和脂多糖(LPS)入血。LPS 和其他毒素可以通过补体系统、激肽系统、细胞因子多种途径,引起血管扩张,导致持续性低血压。

(4)血液流变学的改变:研究表明,血液流变学的紊乱,在休克微循环淤血的发生、发展中起着非常重要的作用。休克期血液流速变慢,轴流消失;此外,由于组胺的作用,血管通透性增加,导致血浆外渗、血液浓缩、血浆黏度增加;血液灌流压下降,可导致白细胞贴壁、滚动、黏附于血管内皮细胞上,加大了毛细血管的后阻力;红细胞聚集,血小板黏附聚集,都是造成微循环血流变慢,血液泥化、淤滞,甚至血流停止的重要机制。

3. 微循环淤血的后果

微循环淤血,恶性循环形成,机体处于失代偿期。

一方面,由于微循环血管床大量开放,血液被分隔并淤滞在内脏器官,造成有效循环血量锐减、静脉充盈不良、回心血量减少,心输出量和血压进行性下降;另一方面,毛细血管后阻力大于前阻力,血管内流体静压升高,不但自身输液停止,且组织液生成增多;此外,组胺、激肽、前列腺素 E 和心肌抑制因子等引起毛细血管通透性增加,大量血浆外渗,也导致血液被浓缩、血液黏滞度进一步增加。由于回心血量进行性减少、血压进行性下降,当平均动脉压小于 7 kPa 时,心脑血管失去自身调节,冠状动脉和脑血管灌流不足,出现心脑功能障碍,甚至衰竭。此期交感-肾上腺髓质更为兴奋,组织血液灌流量进行性下降,组织缺氧更加严重,完全失代偿,形成恶性循环。

4. 临床表现

此期患者血压进行性下降,可低于 50 mmHg(6.67 kPa),心搏无力,心音低钝,神志淡漠并转入昏迷;肾血流量严重不足,出现少尿,甚至无尿;脉搏细弱频速,静脉塌陷,皮肤发绀、可出现花斑。

休克失代偿期的主要临床表现及发生机制如图 8-5 所示。

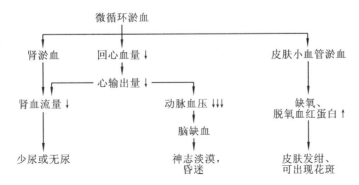

图 8-5　休克期临床表现及发生机制

研究休克期的全身微循环和血流动力学变化对防治休克有重要的指导作用。临床上除了病因学治疗外,特别强调针对微循环淤滞的特点,采用纠正酸中毒以提高血管对活性药物的反应性;输液以扩充血容量时,不但要补充已丢失的血量,还要补足血浆外渗滞留在组织间隙的血浆量;使用血管活性药物甚至用扩血管药物疏通微循环,而不是长期滥用拟交感的缩血管药物。以上措施疗效显著,大大降低了休克患者的死亡率,所以休克期也称为可逆性失代偿期。

(三)休克Ⅲ期(休克难治期,微循环衰竭期)

失代偿期持续较长时间以后,休克进入难治期或不可逆期。由于它不像休克由代偿期进入失代偿期时,微循环表现由缺血变为淤血那样有显著的特征,因此无论是动物实验还是在临床实践中,迄今都还缺乏从微循环障碍和临床角度判断休克失代偿后"可逆"和"不可逆"的标准,尤其在临床上,二者几乎不可能划分。因此有人把本期包括在失代偿期之内,认为难治性休克仅仅是休克患者失代偿期临终前的一种表现。

1. 微循环及组织灌流特点(图 8-3(d))

(1)微血管反应性显著下降:微血管发生麻痹性扩张,对血管活性药物反应性显著下降。即使在输血补液治疗以后,微血管对儿茶酚胺反应性仍然下降,能引起血管收缩的去甲肾上腺素所需浓度越来越高,收缩反应越来越不明显,出现微循环衰竭。本期血管反应性降低的机制尚未完全阐明,组织细胞酸中毒是原因之一。

(2)毛细血管无复流现象:休克晚期即使大量输血补液,仍有一个大循环和微循环血液灌流恢复不同步的过程,此时血压可一度回升,但微循环灌流量无明显改善,毛细血管中淤滞停止的血流未能恢复,即出现无复流(no-reflow)现象。由于心、脑等重要生命器官微循环灌流量无明显恢复,回升的血压不久又开始下降。白细胞黏着和嵌塞、毛细血管内皮肿胀和晚期并发 DIC、微血栓堵塞管腔等,是产生无复流现象的病理生理基础。

(3)DIC 的发生:DIC 是休克晚期的一种并发症,休克过程中一旦发生 DIC,则预后不良。当然,并非所有休克患者都一定发生 DIC。另外,并非所有的休克一定要发展到晚期才并发 DIC。例如,严重创伤和烧伤、重症感染时引起的休克,DIC 的发生往往较早。

2. DIC 形成的机制

(1)血液流变学的改变:血液流变学的改变在休克Ⅲ期更加严重,微循环中血流更加缓慢、血液浓缩、血细胞聚集、血黏度增高,使血液处于高凝状态,易发生 DIC。

(2)凝血系统的激活:严重缺血、缺氧、酸中毒或内毒素等都可损伤血管内皮细胞,暴露胶原纤维,从而激活内源性凝血系统;创伤和烧伤所致的休克常伴有大量组织破坏,组织因子释放;中性粒细胞在内毒素的刺激下也可释放组织因子,从而启动外源性凝血系统。

(3)PGI_2/TXA_2 平衡失调:休克时血管内皮细胞损伤后生成和释放前列环素(PGI_2)减少,而内皮下胶原暴露又易引起血小板的黏着和聚集,释放 TXA_2 增多。PGI_2 有抑制血小板聚集和扩张小血管的作用,TXA_2 则可促进血小板的聚集和小血管的收缩。PGI_2/TXA_2 平衡失调可促进 DIC 的发生。

(4)单核-巨噬细胞系统功能下降:休克原始病因(如内毒素、溶血)的作用和休克时血液灌流量减少,使单核-巨噬细胞系统功能降低或被封闭,不能清除已激活的凝血因子和已形成的纤维蛋白,也可促使 DIC 的发生。

3. DIC 的影响和后果

DIC 一旦发生,休克病情将进一步恶化,机制如下。

(1)广泛的微血管阻塞进一步加重微循环障碍,使回心血量进一步减少;

(2)凝血物质消耗、继发纤溶的激活等因素引起出血,从而使血容量减少;

(3)凝血与纤溶过程中的产物,纤维蛋白肽和纤维蛋白降解产物(FDP)以及某些补体成分,增加了血管通透性,加重了微血管舒缩功能紊乱;

(4)器官栓塞、梗死,加重了器官急性功能衰竭,包括肺、肾、肝、心、胃肠、脑等重要生命器官发生"不可逆性"损伤,甚至出现多器官功能障碍综合征(MODS)。

休克的分期及机体主要的变化小结见图 8-6。

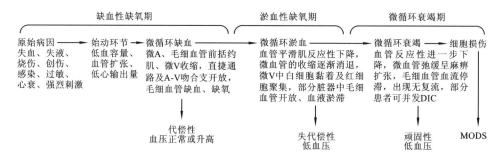

图 8-6 休克的发展过程(分期)及机体的主要变化示意图

自从 20 世纪 60 年代提出休克的微循环障碍学说以来,休克的发病机制得到进一步阐明,临床治疗取得了突破性进展。但该学说并非十分完善,不能解释休克发生过程中的所有现象,休克各期的出现也并不完全严格遵循上述的变化规律。比如,大量失血、失液引起的休克,常从缺血性缺氧期开始,逐步发展;严重过敏性休克的微循环障碍可能从淤血性缺氧期开始;而严重感染或烧伤引起的休克,可能从微循环衰竭期开始,很快发生 DIC 或多器官功能障碍。因此,近年来学者们又特别重视休克发生过程的细胞和分子水平的研究,提出了休克细胞(shock cell)的概念,认为细胞损伤是器官功能障碍的基础,这标志着对休克的发病机制又有深入认识。

第三节　休克的细胞代谢改变及器官功能障碍

休克时细胞和器官功能的障碍除了可继发于微循环紊乱和神经体液因子的作用以外,也可由休克的原始动因直接损伤所致。研究发现,休克时细胞膜电位的变化发生在血压降低和微循环紊乱之前;器官微循环灌流恢复后,器官功能仍无好转;而细胞功能的恢复则可促进微循环的恢复,促进细胞功能的药物有抗休克的疗效。

一、细胞代谢障碍

(一) 供氧不足、糖酵解加强

休克时微循环严重障碍,组织低灌流和细胞缺氧,细胞内最早发生的代谢变化是从优先利用脂肪酸供能转向优先利用葡萄糖供能。由于缺氧、糖有氧氧化受阻,ATP 生成显著减少,无氧酵解增强,乳酸生成显著增多。

(二) 能量不足、钠泵失灵、钠水内流

无氧情况下,糖酵解供能远比有氧时经三羧酸循环供能少。1 分子葡萄糖经酵解只产生 2 个 ATP,而经三羧酸循环可产生 36 个 ATP。ATP 不足,细胞膜上的钠泵(Na^+-K^+-ATP 酶)运转失灵,因而细胞内 Na^+ 增多,而细胞外 K^+ 增多,从而导致细胞水肿和高钾血症。

(三) 细胞酸中毒

缺氧时糖酵解加强,丙酮酸不能氧化转变为乳酸,同时肝也不能充分摄取乳酸转变为葡萄糖,高乳酸血症是造成局部酸中毒的原因。此外,由于灌流障碍,CO_2 不能及时清除,也加重了酸中毒。

休克时细胞代谢障碍见图 8-7。

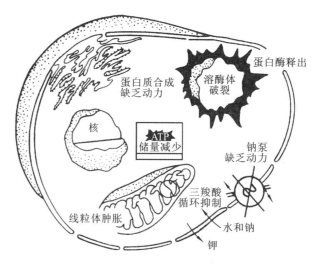

图 8-7　休克时细胞代谢障碍

二、细胞的损伤与凋亡

(一) 细胞的损伤

1. 细胞膜的变化

用微电极和电镜观察发现,细胞膜是休克时最早发生损伤的部位。缺氧、ATP减少、高钾、酸中毒及溶酶体酶的释放,自由基引起的脂质过氧化,都会造成细胞膜的损伤,出现离子泵功能障碍,水、Na^+ 和 Ca^{2+} 内流,细胞内水肿。组织细胞肿胀压迫微血管,内皮细胞肿胀使毛细血管管腔缩窄,加重微循环障碍,是休克Ⅲ期微循环出现无复流现象的原因之一。

2. 线粒体的变化

线粒体是细胞有氧氧化和氧化磷酸化的发生部位,是细胞内能量产生的主要部位。休克时,线粒体首先发生功能损害,ATP合成减少,使细胞能量生成严重不足。休克后期线粒体可发生肿胀、致密结构和嵴消失等形态改变,最后崩解破坏,导致细胞死亡。

3. 溶酶体的变化

休克时溶酶体损伤使溶酶体中的蛋白溶解酶释放,引起细胞自溶。血浆溶酶体酶主要来自缺血的肠、肝、胰等器官。当胰腺外分泌腺细胞的溶酶体破裂释出组织蛋白酶,分解胰腺组织蛋白,而生成由 3~4 个含硫氨基酸组成的分子量约为 500 D 的水溶性小分子多肽。它具有抑制心肌收缩力的作用,故称为心肌抑制因子(myocardial depressant factor,MDF)。此外,它还能强烈收缩腹腔内脏小血管,抑制网状内皮系统。因而它可以加剧休克时心血管系统功能的损伤。溶酶体非酶性成分可以引起肥大细胞脱颗粒,释放组胺以及增加毛细血管通透性和吸引白细胞,加重休克的病理过程(图 8-7)。

（二）细胞凋亡

已证实休克时全身各细胞(主要包括血管内皮细胞、中性粒细胞、单核-巨噬细胞、淋巴细胞、主要脏器的实质细胞等)除可以发生变性坏死外,均可发生凋亡。休克时细胞凋亡是细胞损伤的一种表现,也是重要器官功能障碍的基础之一。

三、重要器官功能障碍

休克时细胞受损可引起机体的重要器官功能障碍和衰竭。休克过程中最易受损害的器官为肾、肺、心和脑,休克患者常因某个或数个重要器官相继或同时发生功能障碍甚至衰竭而死亡。现将最常发生的器官功能障碍情况简述如下。

（一）肾功能障碍

休克时,最易受损害的器官之一是肾脏。各种类型休克常伴发急性肾衰竭,称为休克肾(shock kidney)。临床表现为少尿、无尿,同时伴有氮质血症、高血钾和代谢性酸中毒。休克初期没有发生肾小管坏死时,恢复肾灌流后,肾功能立刻恢复,为功能性肾衰竭或肾前性肾衰竭;如果休克时间延长,肾血管持续缺血和淤血,就可以引起以基底膜断裂为特点的肾小管上皮细胞缺血性坏死,发生器质性病变,即使恢复肾灌流后,肾功能不可能立刻逆转,只有在肾小管上皮修复再生后,肾功能才能恢复,为器质性肾衰竭。

（二）肺功能障碍

严重休克患者晚期,在脉搏、血压和尿量平稳以后,常发生急性呼吸衰竭。尸检时见肺重量增加,呈褐红色,有充血、水肿、血栓形成及肺不张,可有肺出血和胸膜出血,透明膜形成等重要病理变化,这些病变称为休克肺(shock lung)。临床表现呼吸窘迫,进行性低氧血症,属于急性呼吸窘迫综合征(acute respiratory distress syndrome,ARDS)的范畴。此时肺的主要病理形态特征是严重的间质性肺水肿,肺泡水肿、充血、出血,局部性肺不张,微血栓形成及肺泡内透明膜形成,肺重量增加,呈褐红色等。这些病理学变化将导致严重的肺泡通气血流比例失调和弥散障碍,引起进行性低氧血症和呼吸困难,从而导致急性呼吸衰竭甚至死亡。

（三）心功能障碍

除了心源性休克伴有原发性心功能障碍以外,在其他类型休克早期,由于机体的代偿,冠状动脉流量能够维持,因此心泵功能一般不会受到显著的影响。但是随着休克的发展,动脉血压进行性降低,冠状动脉流量减少,从而心肌缺血缺氧,加上其他因素的影响,心泵功能发生障碍,有可能发生急性心力衰竭。休克持续时间越久,心力衰竭越严重,并可产生心肌局灶性坏死和心内膜下出血。

休克时心功能障碍的发生机制如下。①冠状动脉血流量减少,休克时血压降低以及心率加快所引起的心室舒张期缩短,可使冠状动脉灌注量减少和心肌供血不足,同时交感-肾上腺系统兴奋引起心率加快和心肌收缩加强,导致心肌耗氧量增加,更加重了心肌缺氧。②酸中毒和高血钾使心肌收缩性减弱。③心肌抑制因子(MDF)使心肌收缩性减弱。④心肌内的 DIC 使心肌受损。⑤细菌毒素(特别是革兰阴性菌的内毒素),通过其内源性介质,引起心功能抑制。

（四）脑功能障碍

在休克早期,由于血液的重分布和脑循环的自身调节,保证了脑的血液供应,因此除了应激引起的烦躁不安外,没有明显的脑功能障碍表现。当平均动脉压降低于50 mmHg 或脑循环出现 DIC 时,脑的血液循环障碍加重,脑组织缺血缺氧,患者可出现神志淡漠,甚至昏迷。有时因组织缺血、缺氧和毛细血管通透性增高,可发生脑水肿和颅内压升高。

（五）消化道和肝功能障碍

胃肠因缺血、淤血和 DIC 形成,发生功能紊乱。肠壁水肿,消化腺分泌抑制,胃肠运动减弱,黏膜糜烂,有时形成应激性溃疡,肠道细菌大量繁殖,在上述病理情况下,肠道屏障功能严重削弱,大量内毒素甚至细菌可以入血,引起大量致炎介质释放,导致全身性炎症反应综合征,从而使休克加重。休克时肝缺血淤血常伴有肝功能障碍,使由肠道入血的细菌内毒素不能被充分解毒,引起内毒素血症,同时乳酸也不能转化为葡萄糖或糖原,加重了酸中毒,这些改变都促使休克恶化。

（六）多器官功能障碍综合征

多器官功能障碍综合征(multiple organ dysfunction syndrome,MODS)是指在严重创伤、感染和休克时,原无器官功能障碍的患者同时或在短时间内相继出现两个以上器官系统的功能障碍,以致机体内环境的稳定必须靠临床干预才能维持的综合征。据统计约有80%的多器官功能障碍综合征患者有休克的背景,其死亡率高达30%～100%。其发生机制甚为复杂,是多种因素综合作用的结果。各型休克中以感染性休克致 MODS 的发生率最高。

MODS 与其他器官衰竭的区别如下:①MODS 患者发病前器官功能良好;②衰竭的器官往往不是原发因素直接损伤的器官;③从最初打击到远隔器官出现功能障碍有几天的时间间隔;④MODS 病情发展迅速,死亡率高;⑤除非到终末期,MODS可以逆转,治愈后功能完全恢复。

第四节　休克防治的病理生理基础

一、病因学防治

积极防治引起休克的原发病,去除休克的原始动因(如止血、控制感染、输液、镇痛等)。

二、发病学治疗

一旦休克发生,就应争分夺秒对患者进行抢救。可根据休克发病环节及时打断恶性循环。关键的环节是改善微循环,恢复组织的正常灌流量。

(一)纠正酸中毒

休克时缺血和缺氧,必然导致乳酸酸中毒,临床应根据酸中毒的程度及时补碱纠酸。如酸中毒不纠正,由于酸中毒时 H^+ 和 Ca^{2+} 的竞争作用,将直接影响血管活性药物的疗效,也影响心肌收缩力。酸中毒还可导致高血钾。

(二)扩充血容量

各种休克都存在有效循环血量绝对或相对不足,最终都导致组织灌流量减少。除了心源性休克外,补充血容量是提高心输出量和改善组织灌流的根本措施。输液强调及时和早期,因为休克进入微循环淤滞期,需补充的量会更大,病情也更严重。

关于补液量,以往遵循"失多少,补多少"的原则。现在认为这个原则明显是不够的,低血容量性休克发展到休克Ⅱ期,微循环淤血,血浆外渗,补充的量应大于失液量,感染性休克和过敏性休克血管床容量扩大,虽然无明显的失液,有效循环量也显著减少,因此正确的输液原则是"需多少,补多少",采取充分扩容的方法。充分扩容不等于超量补液,超量输液会带来肺水肿。因此建议在扩容时,正确地估计补液的总量,量需而入。在补充血容量的时候,尚需考虑纠正血液流变学的障碍,考虑输血和输液的比例,一般可参考血细胞压积的变化,选择全血、胶体或晶体溶液,使血细胞压积控制在 $35\%\sim40\%$ 的范围内。

(三)合理使用血管活性药物

血管活性药物分为缩血管药物(间羟胺、去甲肾上腺素、去氧肾上腺素等)和扩血管药物(阿托品、山莨菪碱、东莨菪碱、异丙肾上腺素和酚妥拉明等)。血管活性药物必须在纠正酸中毒的基础上使用,从微循环学说的观点,选用血管活性药物的目的必须提高组织微循环血液灌流量。反对单纯追求升压而过长时间大量使用血管收缩剂,导致灌流量明显下降。

(四)防治器官功能衰竭

应预防 DIC 及重要器官功能衰竭,一旦出现,除采取一般的治疗外,还应针对不同器官功能障碍采取相应的防治措施:如出现急性心力衰竭时,除停止和减少补液体,还应强心、利尿,并适当降低前、后负荷;如出现休克肺,则正压给氧,改善肺功能;如出现肾衰竭,应尽早利尿和进行透析等措施,并防止发生多系统器官功能衰竭。

病例分析

　　患者,女性,45 岁。20 min 前遭遇车祸致左季肋部撞伤脾破裂急诊入院。体格检查:神志尚清,表情淡漠,面色苍白,脉搏细速,四肢湿冷。血压 80/60 mmHg,脉搏 120 次/分,呼吸 16 次/分,体温 36.9 ℃。

　　问题:

　　1.该患者是否发生了休克? 如果是,则该休克属于何种类型?

　　2.该患者处于休克的哪一期? 微循环有何变化特点?

(袁修学)

第九章 弥散性血管内凝血

学习目标

掌握：弥散性血管内凝血（DIC）的概念、发生机制，机体的功能代谢变化及其发生机制。

熟悉：DIC 的病因和诱因、分期。

了解：DIC 的防治原则。

弥散性血管内凝血（disseminated intravascular coagulation，DIC）是指在某些致病因子作用下，凝血因子和血小板被激活、使凝血酶增多、机体凝血系统被激活，导致凝血因子和血小板大量消耗，微循环中广泛形成微血栓和继发性纤维蛋白溶解功能增强，引起机体出现以凝血功能障碍为主要特征的病理过程。DIC 临床上主要表现为出血、休克、器官功能障碍及微血管病性溶血性贫血，大多数 DIC 发病急、发展快、病情复杂、诊断困难、预后差、死亡率高，受到医学基础研究及临床工作者的高度重视。

第一节　DIC 的病因和诱因

一、DIC 的常见病因

DIC 的病因是指可导致 DIC 的原发性疾病或病理过程，其病种繁多，尤以感染、恶性肿瘤、急性早幼粒白血病并发 DIC 者多见，而产科意外并发急性 DIC 者则病情十分凶险。DIC 的发生、发展与原发病的严重程度有关，更关键的是与促凝物质进入血液的数量、速度和途径有关。导致 DIC 发生的常见病因见表 9-1。此外，相关疾病过程中并发的缺氧、酸中毒及纤溶、激肽和补体系统的相继激活也是促进 DIC 发生、发展的病因。

表 9-1　导致 DIC 发生的常见病因

类　型	常　见　疾　病
严重感染	内毒素血症，脓毒症，细菌、病毒感染等
恶性肿瘤	白血病、恶性肿瘤转移
产科意外	羊水栓塞、胎盘早剥、宫内死胎滞留
其他	严重创伤、大面积烧伤、外科大手术、休克

二、DIC 的诱发因素

在 DIC 发病过程中，病因性疾病是其必需要素。此外，还有其他一些因素虽然不是 DIC 发生所必需的，但它们的存在可以促进 DIC 的发生、发展，这些因素就是 DIC 的诱因（表 9-2）。

表 9-2　DIC 的常见诱因

诱　因　类　型	作　用　机　制
血液呈高凝状态	妊娠三周开始，孕妇血液渐趋高凝状态，到妊娠末期最为明显
微循环障碍	休克时血浆外渗、血液黏度增加、血流淤滞，血液甚至呈淤泥状
肝功能严重障碍	使凝血、抗凝、纤溶过程失衡
单核吞噬细胞系统功能障碍	处理及清除活化凝血因子的能力降低

除上述各类诱因外，如临床上不恰当地使用纤溶抑制剂等药物过度抑制纤溶系统等也可促进 DIC 的发生、发展。

临床上，有些因素可以是病因，也可以是诱因。例如，重症病毒性肝炎时，因肝细胞严重损害，释放组织因子入血，可以作为病因引起 DIC 的发生；又因肝脏合成抗凝因子减少，可以作为诱因促进 DIC 的发生、发展。

第二节　DIC 的发病机制

DIC 的发病机制包括 DIC 如何发生（起始环节）及如何发展两方面。在临床的多数情况下，相关各种病因都是通过多机制综合作用导致 DIC 发生、发展的。

一、DIC 的起始环节

一般来说，各种病因都是先激活体内的凝血系统，导致凝血酶大量形成，最后引起 DIC 发生。简言之，DIC 发生的起始环节就是引起凝血系统过度激活的各种机制。

（一）组织因子入血，启动外源性凝血途径

正常组织（特别是脑、肺、胰腺、前列腺、肾、肝脏、子宫、胎盘、蜕膜等）和恶性肿瘤组织中含有大量组织因子(tissue factor,TF)。在大面积组织损伤(如严重创伤、挤压综合征、大面积烧伤等)、病理产科、外科大手术、恶性肿瘤或实质性脏器坏死、严重感染等情况下,组织发生严重损伤,大量 TF 释放入血。TF 与血浆中的 FⅦ/FⅦa 构成复合物,启动外源性凝血途径,引起血液凝固。因此,组织损伤是 DIC 最重要的起始环节之一。

(二)血管内皮细胞损伤,凝血、抗凝血调控失调

生物学因素、缺氧、理化因素及免疫性因素等都可以引起血管内皮细胞(VEC)损伤。其中,严重感染、内毒素血症及促炎介质(TNF、IL-1、IL-6、IL-8 等)的作用是引起 VEC 损伤最重要的因素。VEC 损伤后引起:①VEC 表达 TF 增多,启动外源性凝血途径;②FⅫ与内皮下的胶原纤维接触而被激活,启动内源性凝血途径;③血小板和内皮下成分(胶原、vWF、FN、微纤维等)黏附,并促进血小板聚集和释放反应;④VEC分泌 TFPI、AT-Ⅲ、TM 减少,抗凝力量减弱。VEC 释放 t-PA 和 PAI-1 比例失调,后者相对增多,使纤溶作用减弱。以上因素使凝血系统过度激活,故 VEC 损伤也是 DIC 最重要的起始环节之一。

(三)血细胞大量破坏和血小板被激活

(1)红细胞大量破坏:红细胞含有磷脂和 ADP。磷脂既有直接的促凝作用,又能促进血小板释放反应而间接促进凝血过程;ADP 可使血小板聚集,还可触动血小板释放反应,使大量 PF$_3$入血,促进凝血过程。

(2)白细胞大量破坏:正常的中性粒细胞和单核吞噬细胞内有促凝物质。在严重感染时,内毒素可使中性粒细胞合成和释放 TF。急性早幼粒细胞性白血病患者的白血病细胞大量破坏(因坏死或化疗杀伤)时,大量 TF 样物质释放入血,可导致 DIC 的发生。

(3)血小板被激活:近期研究表明,在促发 DIC 的过程中,血小板的作用甚为重要。内毒素、免疫复合物、凝血酶等均可直接损伤血小板;另外,微血管内皮细胞损伤,内皮下的胶原和纤维暴露,也可引起局部血小板黏附、聚集和释放。一般来说,在 DIC 发病中,血小板多起继发作用。

(四)其他激活凝血系统的途径

(1)急性胰腺炎:急性胰腺炎时,大量胰蛋白酶入血,可直接激活 FⅩ、凝血酶原和 FⅫ,还可增强 FⅧ和 FⅤ活性;胰腺组织坏死时,可有大量 TF 释放入血。

(2)羊水栓塞:羊水中含有丰富的 TF,故羊水栓塞时也可启动外源性凝血途径。此外,羊水还具 FⅧ活性,羊水中的角化上皮细胞、胎脂、胎粪等颗粒物质,进入血液后可通过表面接触而激活 FⅫ,启动内源性凝血途径。羊水中还含有纤溶酶原激活物,激活纤溶系统,使血液由高凝状态迅速转入低凝状态,发生严重的产后出血。

(3)异常颗粒物质入血:转移的癌细胞或某些大分子颗粒(如细菌等)进入血液,可以激活 FⅫ,启动内源性凝血途径。

（4）外源性毒素入血：某些蜂毒或蛇毒入血可以直接激活 FⅩ、凝血酶原或直接使 Fbg 转变为 Fbn。如蝰蛇蛇毒能直接使凝血酶原转变成凝血酶，响尾蛇蛇毒可直接使 Fbg 转变为 Fbn。

二、DIC 的发展

DIC 的发展是一个动态过程。虽然引起 DIC 发生的起始环节不同，但上述因素不论是单独作用还是综合或相继作用，都可出现共同的病理生理特征，即血液首先处于高凝状态，广泛形成微血栓，然后转入低凝状态，导致多发性出血。根据 DIC 的发生、发展过程和病理生理特点，一般可分为以下三期：高凝期、消耗性低凝期及继发性纤溶亢进期。

（一）高凝期

由于凝血系统被激活，大量的促凝物质入血，患者血中凝血酶含量增多，有微血栓形成，血液呈高凝状态。此时，纤溶过程尚未开始，纤维蛋白降解产物（FDP）含量较低，因而抗凝血作用较弱。高凝期持续时间短，临床症状不明显，患者抽血困难，易发生凝固。实验室检查：血液凝固时间明显缩短，血小板黏附性增加等。

（二）消耗性低凝期

凝血过程呈瀑布反应，如果在高凝期不能及时去除病因和阻断凝血酶的作用，广泛的微血栓形成必然消耗大量的凝血因子和血小板，导致消耗性低凝期出现：由于凝血系统的激活和微循环中微血栓的广泛形成，因而血中的纤维蛋白原、凝血酶原等凝血因子和血小板均明显减少，血液凝固性迅速降低。临床上表现为程度不一的出血，如皮肤、黏膜、内脏等多部位出血。实验室检查：外周血小板计数减少、凝血酶原时间延长、纤维蛋白原含量减少、出凝血时间延长。

（三）继发性纤溶亢进期

随着 DIC 病情的发展，凝血过程逐渐减弱，纤溶系统的活性逐渐增强，体内有大量的纤溶酶生成，它能使纤维蛋白原和纤维蛋白降解生成纤维蛋白降解产物（FDP），FDP 具有强大的纤溶和抗凝作用。临床上此期主要表现为广泛而严重的出血倾向，血液呈低凝状态。实验室检查除原有的异常外，还可见反映继发性纤溶功能亢进的指标异常变化，如凝血酶时间延长，血浆鱼精蛋白副凝试验（3P 试验）阳性等。D-二聚体（D-dimer）还是反映继发性纤溶亢进的重要指标。

第三节　DIC 时机体的功能代谢变化

DIC 的临床表现复杂多变，但主要变化可归纳为出血、休克、器官功能障碍和贫血。

一、凝血功能障碍——出血

临床上,出血常为 DIC 患者最早的临床表现。多部位严重的出血倾向是 DIC 的特征性表现及重要诊断依据之一:皮肤淤点淤斑、紫癜、呕血、黑便、咯血、血尿、牙龈出血、鼻出血等。出血的发生率高达 85.0%～100.0%。DIC 出血的临床特点可以归纳为:①不明原因的出血;②多发性出血;③常合并休克、栓塞、溶血等 DIC 的其他表现;④常规止血药治疗效果欠佳,往往需要用肝素抗凝结合补充凝血因子、血小板等综合治疗。

出血的发生与凝血酶和纤溶酶产生过多有关,具体机制如下。

1. 凝血物质减少

在 DIC 发生、发展过程中,由于大量血小板和凝血因子被消耗,并且消耗量超过机体代偿性增加量,使血液中 Fbg、因子 V、因子 VIII、因子 IX、因子 X 和血小板急剧减少,故 DIC 又称为消耗性凝血病。

2. 纤溶系统激活

纤溶系统活化产生大量纤溶酶(Pln),Pln 是一种活性较强的蛋白酶,除能降解 Fbg/Fbn 外,还能水解各种凝血因子,使血液中凝血物质急剧减少,加剧凝血功能障碍并引起出血。

3. FDP 的形成

FDP 具有强大的抗凝作用,其中 X、Y 碎片可与纤维蛋白单体聚合,从而抑制纤维蛋白多聚体的生成,Y、E 片断还具有抗凝血酶作用。FDP 还有抗血小板聚集作用,造成凝血功能明显降低,病理性抗凝作用显著增强,是 DIC 出血的一种至关重要的机制。

4. 血管损伤

DIC 发生、发展过程中,多种因素可导致微血管壁损伤(如缺氧、酸中毒、细胞因子和自由基等),这也是 DIC 出血的机制之一。

二、微循环障碍——休克

急性 DIC 常伴有休克发生,发生率为 50.0%～80.0%。DIC 与休克之间互为因果,可以形成恶性循环。DIC 引起的休克常有以下几个特点:①突然出现或与病情不符;②伴有严重广泛的出血及四肢末梢的发绀;③早期出现器官功能障碍;④用常规抗休克治疗效果不明显,病死率高。

急性 DIC 引起休克的机制如下(图 9-1)。①微血栓形成,使回心血量减少;②出血可影响血容量;③凝血系统、激肽系统和补体系统激活产生大量激肽、组胺等,它们具有增强微血管通透性和强烈的扩血管作用;④FDP 片段以及各种补体成分均有扩血管或增强微血管通透性的作用;⑤心肌毛细血管内微血栓形成,影响心肌收缩力,引起心功能降低。上述因素使有效循环血量减少、血管扩张、回心血量不足和心输出量降低等,最终导致动脉血压明显降低和严重的微循环功能障碍。

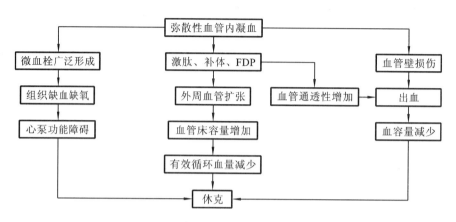

图 9-1　急性 DIC 引起休克的机制

三、微血栓广泛形成——器官功能障碍

DIC 时,微血管内微血栓广泛形成,阻塞微血管,导致受累脏器局部性缺血缺氧,从而发生代谢、功能障碍或缺血坏死,严重者可导致脏器功能不全甚至衰竭。例如:①肺内广泛形成微血栓,可引起肺泡-毛细血管膜损伤,出现急性呼吸窘迫综合征(ARDS);②如肾内广泛形成微血栓,可引起两侧肾皮质坏死和急性肾衰竭,临床表现为少尿、血尿和蛋白尿等;③消化系统出现 DIC 可引起恶心、呕吐、腹泻、消化道出血;④肝内微血栓形成可引起门静脉高压和肝功能障碍,出现消化道淤血、水肿、黄疸和其他相关症状;⑤累及心脏导致心肌收缩力减弱,心输出量降低,心脏指数减低,肌酸磷酸激酶和乳酸脱氢酶明显增高;⑥累及肾上腺时可引起皮质出血性坏死和急性肾上腺皮质功能衰竭,具有明显休克症状和皮肤大片淤斑等体征,称为沃-佛综合征;垂体发生坏死,可引起席汉综合征;神经系统病变则出现神志不清、嗜睡、昏迷、惊厥等非特异性症状。

总之,由于 DIC 的病程、严重程度及累计范围各异,患者轻则出现个别器官的部分功能障碍,重则发生多器官功能障碍综合征(MODS),这也是 DIC 导致患者死亡的主要原因之一。

四、红细胞机械性损伤——微血管病性溶血性贫血

DIC 患者可伴有一种特殊类型的贫血,即微血管病性溶血性贫血。其特征是:在患者的外周血涂片中可检见一些形态特殊的红细胞,其外形呈盔甲形、星形、新月形

及三角形等,称为裂体细胞(schistocyte),为已破损的红细胞碎片。裂体细胞因细胞面积/体积值变小及不易变形,脆性明显增强,易破裂而溶血。这种溶血性贫血多因微血管异常变化引起,故称为微血管病性溶血性贫血。

红细胞的机械性损伤是 DIC 时产生裂体细胞的主要机制:纤维蛋白丝在微血管内形成细网,当循环的红细胞流经网孔时,可以黏着、滞留或挂在纤维蛋白丝上,在血流不断冲击下,使红细胞破裂,形成裂体细胞。此外,缺氧、酸中毒使红细胞变形能力降低,此种红细胞通过纤维蛋白网时更易受到损伤而破裂。

DIC 早期溶血较轻,不易察觉;后期在外周血中易发现形态特殊的裂体细胞。外周血裂体细胞数大于 2%,对 DIC 有辅助诊断意义。这种细胞碎片并非仅见于 DIC,也可见于恶性高血压、血栓性血小板减少性紫癜等。但是,某些 DIC 患者的血涂片也可不出现裂体细胞。

第四节　DIC 的诊断和防治原则

DIC 病情复杂多变,应采用综合措施进行防治。主要原则是恢复体内正常的凝血和抗凝血的平衡,具体原则如下。

一、治疗原发病

1. 早期诊断

早期诊断是提高 DIC 救治率的根本保证。DIC 诊断的原则如下。①应有引起 DIC 的原发病。②存在 DIC 的特征性临床症状和体征。③实验室出血、凝血指标有阳性结果,最基本的应为血小板明显减少,Fbg 明显减少(除过度代偿型外),凝血酶原时间(PT)明显延长,凝血酶时间延长,3P 试验阳性和血凝块溶解时间缩短等。

2. 认真防治原发病

积极预防和迅速去除导致 DIC 的病因,为防治 DIC 的首要原则和根本措施。如及时有效地控制感染、除去滞留在宫腔内的死胎、切除肿瘤等。

二、改善微循环

改善微循环的主要目的在于疏通被微血栓阻塞的微循环,增加、改善其血液灌注量,具体措施包括补充血容量、纠正酸中毒、应用血管活性药物、增强心功能等。

三、重建凝血与纤溶的动态平衡

为了防止血小板和各种凝血因子的进一步消耗,抑制微血栓的形成,重建正常的凝血和抗凝血的平衡十分重要。如在 DIC 的高凝期可使用肝素等药物抗凝,在消耗性低凝期和继发性纤溶亢进期则不使用肝素,而补充血小板等凝血因子。

病例分析

患者,女性,32 岁。因妊娠 40 周待产入院,既往无出血倾向。

体格检查:体温 36.8 ℃,脉搏 86 次/分,血压 15/10 kPa,呼吸 22 次/分。神志清楚,皮肤及黏膜无出血点及淤斑,浅表淋巴结无肿大。双肺呼吸音清,心率 88 次/分,律齐,未闻及病理性心脏杂音。双下肢无水肿。

产科检查:宫底 35 cm,胎位 ROA,胎心 138 次/分,胎先露半固定。肛查:宫口未开,先露"－2F"。

入院 1 d 后,患者要求行剖宫产术,术中突然出现呛咳,呼吸困难及烦躁不安,继而发绀,抽搐,手术切口血液不凝,四肢出现散在淤斑;体温 36.5 ℃,脉搏 118 次/分,血压 8/6 kPa,呼吸 28 次/分。急查 DIC 全套:APTT:65.6 s(对照 36.1 s),PT20.1 s(对照 12.3 s),TT16.1 s(对照 10.3 s),Fg2.6 g/L(正常值 1.8~4.5 g/L),D-二聚体大于 1.0 mg/L(对照小于 0.5 mg/L),3P 试验(＋＋),PLT:40×10^9/L;抽血检验及病理活体检查报告称血中有羊水成分及胎盘组织细胞。

经紧急会诊,全力抢救,输全血 10 个,但血压仍进行性下降,中午 12 点心跳呼吸停止,继续抢救 1 h 无效死亡。

问题:

1. 患者为什么死亡?

2. 患者发生 DIC 的原因、诱因分别是什么?

3. 诊断该患者发生 DIC 的依据有哪些?

(刘亚昆)

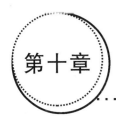

第十章 缺血-再灌注损伤

学习目标

掌握:缺血-再灌注损伤、自由基、氧自由基、活性氧、呼吸爆发、钙超载的概念;缺血-再灌注损伤发生机制。

熟悉:缺血-再灌注损伤发生的原因和条件;缺血-再灌注损伤对机体主要器官机能代谢的影响。

了解:缺血-再灌注损伤防治的病理生理基础。

机体组织器官正常代谢、功能的维持,需要良好的血液循环。各种原因造成的组织血液灌流量减少可使组织细胞发生缺血性损伤(ischemia injury),尽早恢复组织的血液灌注是减轻缺血性损伤的根本措施。但有时缺血后再灌注,不仅不能使组织、器官功能恢复,反而加重其功能代谢障碍及结构破坏。这种在血液再灌注后组织损伤反而加重,甚至发生不可逆性损伤的现象称为缺血-再灌注损伤(ischemia-reperfusion injury)。

第一节　缺血-再灌注损伤的原因及条件

凡是在组织器官缺血基础上的血液再灌注都可能造成缺血-再灌注损伤。常见的原因如下。

(1)组织器官缺血后恢复血液供应:如休克时微循环的疏通、冠状动脉痉挛的缓解等。

(2)一些新的医疗技术的应用:如动脉搭桥术、溶栓疗法、经皮腔内冠脉血管成形术等。

(3)体外循环下心脏手术。

(4)心脏骤停后心、肺、脑复苏。

(5)其他:断肢再植及器官移植等。

但并不是所有缺血的组织器官在血流恢复后都会发生缺血-再灌注损伤,许多因素可影响其发生、发展和严重程度,常见的如下。

1. 缺血时间

缺血时间的长短与再灌注损伤的发生相关。缺血时间短,恢复血供后可无明显的再灌注损伤;缺血时间长,恢复血供则易导致再灌注损伤;若缺血时间过长,缺血器官会发生不可逆损伤,甚至坏死,反而不会出现再灌注损伤。另外,不同器官发生再灌注损伤所需的缺血时间不同,如冠状动脉一般为 $15\sim45$ min,肝脏一般为 45 min,肾脏一般为 60 min,小肠大约为 60 min,骨骼肌甚至为 4 h。不同动物再灌注损伤所需的缺血时间也不同,如小动物相对较短,大动物相对较长。

2. 侧支循环

缺血后侧支循环容易形成者,因可缩短缺血时间和减轻缺血程度,不易发生再灌注损伤。

3. 需氧程度

对氧需求量高的组织器官如心、脑等,易发生再灌注损伤。

4. 再灌注条件

再灌注的压力大小、灌注液的温度、pH 值以及电解质的浓度都与再灌注损伤密切相关。再灌注时压力越高,造成的损伤越重;适当降低灌注液的温度、pH 值,能减轻再灌注损伤;减少灌注液中的 Ca^{2+}、Na^{+} 含量,或适当增加 K^{+}、Mg^{2+} 含量,有利于减轻再灌注损伤。

第二节　缺血-再灌注损伤的发生机制

一、自由基的作用

(一) 自由基的概念及分类

自由基(free radical)是在外层电子轨道上具有单个不配对电子的原子、原子团或分子的总称。自由基化学性质极为活泼,易于失去电子(氧化)或夺取电子(还原),特别是其氧化作用强,故具有强烈的引发脂质过氧化作用。自由基的种类很多,具体如下。

(1) 氧自由基:由氧诱发的自由基称为氧自由基(oxygen free radical),包括超氧阴离子($O_2^-\cdot$,单电子还原)和羟自由基($HO\cdot$,三电子还原),属于非脂性自由基。过氧化氢(H_2O_2)及单线态氧($^1O_2$)本身不是自由基,但氧化活性很强,与氧自由基共同组成活性氧。

(2) 脂性自由基:指氧自由基与多价不饱和脂肪酸作用后生成的中间代谢产物,如烷自由基($L\cdot$)、烷氧自由基($LO\cdot$)、烷过氧自由基($LOO\cdot$)等。

（3）其他：如氯自由基（Cl·）、甲基自由基（·CH₃）和一氧化氮自由基（NO·）等。NO·是一种气体自由基，本身是一种弱氧化剂，与 O_2^-·反应后生成过氧亚硝基阴离子（ONOO⁻），后者在偏酸性条件下极易自发分解生成 NO_2·和 HO·，具有很强的氧化能力而产生损伤效应。

（二）自由基的代谢

在生理情况下，氧通常是通过细胞色素氧化酶系统接受 4 个电子还原成水，同时释放能量，但也有 1‰～2‰的氧接受一个电子生成 O_2^-·，再接受一个电子生成 H_2O_2，然后 H_2O_2 接受一个电子生成 HO·。其反应式如下。

$$O_2 \xrightarrow{e^-} O_2^-· \xrightarrow{e^- +2H^+} H_2O_2 \xrightarrow{e^- +H^+} HO· \xrightarrow{e^- +H^+} H_2O$$
$$\searrow H_2O$$

另外，在血红蛋白、肌红蛋白、儿茶酚胺及黄嘌呤氧化酶等氧化过程中也可生成 O_2^-·。O_2^-·可在 Fe^{2+} 或 Cu^{2+} 的催化下与 H_2O_2 反应生成 HO·，这种由金属离子催化的反应称为 Fenton 反应。

细胞内氧自由基可由自由基清除剂清除。

（1）分子自由基清除剂：包括存在于细胞脂质部分的脂溶性自由基清除剂（维生素 E 和维生素 A 等），存在于细胞内外水相中的水溶性自由基清除剂（维生素 C 和谷胱甘肽等）。

（2）酶性自由基清除剂：细胞的过氧化氢酶（CAT）和过氧化物酶（peroxidase）可清除 H_2O_2，超氧化物歧化酶（SOD）可清除 O_2^-·。

（三）缺血-再灌注时自由基生成增多的机制

1. 黄嘌呤氧化酶形成增多

黄嘌呤氧化酶（xanthine oxidase，XO）的前身为黄嘌呤脱氢酶（xanthine dehydrogenase，XD）。这两种酶主要存在于毛细血管内皮细胞内。正常时 XD 占90％，XO 只占 10％。当组织缺血缺氧时，由于 ATP 生成减少，膜泵失灵，钙离子进入细胞增多，激活钙依赖性蛋白酶，使 XD 大量转变为 XO。同时因缺血缺氧，ATP依次分解为 ADP、AMP 和次黄嘌呤（hypoxanthine）。再灌注时，缺血组织重新得到氧，在缺血时大量蓄积的次黄嘌呤在 XO 的作用下形成黄嘌呤，继而又催化黄嘌呤转化为尿酸，这两步反应都是以分子氧作为电子受体，结果产生大量的 O_2^-·和 H_2O_2，O_2^-·和 H_2O_2 在金属离子参与下，形成更为活跃的 HO·（图 10-1）。

2. 中性粒细胞的呼吸爆发

中性粒细胞被激活时耗氧量显著增加，其摄入 O_2 的绝大部分在细胞内 NADPH氧化酶和 NADH 氧化酶的催化下，接受电子形成氧自由基，以杀灭病原微生物。缺血-再灌注时，黄嘌呤氧化酶系统引起的自由基生成增多，作用于细胞膜后产生多种具有趋化活性的物质，如 C_3 片段、白三烯等，吸引、激活中性粒细胞。再灌注期间组织重新获得氧供应，激活的中性粒细胞耗氧显著增加，产生大量氧自由基，称为呼吸

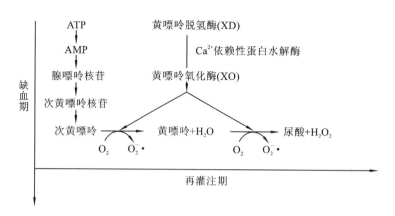

图 10-1 黄嘌呤氧化酶在自由基生成增多中的作用

爆发(respiratory burst)或氧爆发(oxygen burst),进一步损伤组织细胞。

3. 线粒体功能受损

因缺血、缺氧使 ATP 减少,钙进入线粒体增多,线粒体氧化磷酸化功能障碍,细胞色素氧化酶系统功能失调,进入细胞的氧经 4 价还原形成的水减少,而经单电子还原生成氧自由基增多。而钙离子进入线粒体可使锰-超氧化物歧化酶减少,对自由基的清除能力降低,使自由基水平增加。

4. 儿茶酚胺增加和氧化

各种应激性刺激,包括缺血、缺氧,均可使交感肾上腺髓质系统兴奋产生大量的儿茶酚胺。儿茶酚胺一方面具有重要的代偿调节作用,另一方面通过自氧化在肾上腺素代谢过程中可产生大量的自由基。

(四)自由基引起缺血-再灌注损伤的机制

自由基性质极为活泼,一旦生成,即可经其中间代谢产物不断扩展生成新的自由基。它们能和各种细胞成分(膜磷脂、蛋白质、核酸)发生反应,造成细胞结构损伤和功能代谢障碍。

1. 膜磷脂

膜磷脂是构成膜脂质双层的重要结构及功能成分,富含不饱和脂肪酸,自由基与不饱和脂肪酸作用引发脂质过氧化(lipid peroxidation)反应,使膜结构受损、功能障碍。具体表现如下。

(1)破坏膜的正常结构:由于脂质过氧化反应的增强,细胞膜内多价不饱和脂肪酸减少,生物膜不饱和脂肪酸与蛋白质比例失常,膜的液态性改变,通透性增强,细胞外 Ca^{2+} 内流增加。

(2)抑制膜蛋白的功能:脂质过氧化使膜脂质发生交联、聚合,从而间接抑制膜蛋白如钙泵、钠泵及 Na^+/Ca^{2+} 交换系统的功能,导致细胞肿胀、钙超载;另外,脂质过氧化可抑制膜受体、G 蛋白与效应器的耦联,引起细胞信号转导障碍。

（3）促进自由基及其他生物活性物质生成：膜脂质过氧化可激活磷脂酶 C、磷脂酶 D,进一步分解膜磷脂,催化花生四烯酸代谢,在加强自由基产生及脂质过氧化的同时形成具有高度生物活性的物质,如前列腺素、血栓素、白三烯等,促进再灌注损伤发生。

（4）减少 ATP 生成：线粒体膜脂质过氧化导致线粒体功能障碍,ATP 生成减少,细胞能量障碍加重。

2. 蛋白质

在自由基的作用下,胞浆及膜蛋白和某些酶可交联形成二聚体或更大的聚合物。这种交联既可借助于蛋白质之间的二硫键形成,也可由于自由基损伤的氨基酸残基间的反应形成。蛋白质的交联将使其失去活性,结构改变。

3. 核酸

自由基对细胞的毒性作用主要表现为染色体畸变、核酸碱基改变或 DNA 断裂,主要是 HO· 起的作用。HO· 易与脱氧核糖及碱基反应并使其结构改变。

二、钙超载的作用

各种原因引起的细胞内钙浓度明显增加并导致细胞结构损伤和功能代谢障碍的现象称为钙超载(calcium overload)。

（一）细胞内钙超载的发生机制

1. Na^+-Ca^{2+} 交换异常

生理条件下,Na^+/Ca^{2+} 交换蛋白转运方向是将细胞内 Ca^{2+} 运出细胞,与肌浆网和细胞膜钙泵共同维持心肌细胞静息状态的低钙浓度。Na^+/Ca^{2+} 交换蛋白以 $3Na^+$：$1Ca^{2+}$ 的比例交换,对细胞内外 Na^+、Ca^{2+} 进行双相转运。Na^+/Ca^{2+} 交换蛋白的活性主要受跨膜 Na^+ 浓度的调节,此外还受 Ca^{2+}、ATP、Mg^{2+}、H^+ 浓度的影响。现已证实,Na^+/Ca^{2+} 交换蛋白反向转运增强是缺血-再灌注损伤和钙超载时钙离子进入细胞的主要途径。

（1）细胞内高 Na^+ 对 Na^+/Ca^{2+} 交换蛋白的直接激活作用：缺血使细胞内 ATP 含量减少,钠泵活性降低,造成细胞内钠含量增高。再灌注时缺血的细胞重新获得氧及营养物质供应,细胞内高 Na^+ 除激活钠钾泵外,还迅速激活 Na^+/Ca^{2+} 交换蛋白,以加速 Na^+ 向细胞外转运,同时将大量 Ca^{2+} 转入细胞内,造成细胞内 Ca^{2+} 超载。

（2）细胞内高 H^+ 对 Na^+/Ca^{2+} 交换蛋白的间接激活作用：缺血时,由于细胞的无氧代谢增强使 H^+ 生成增加,组织间液和细胞内液 pH 值明显降低。再灌注使组织间液 H^+ 浓度迅速下降,而细胞内 H^+ 浓度很高,形成跨膜 H^+ 浓度梯度,由此激活心肌 Na^+/H^+ 交换蛋白,促进细胞内 H^+ 排出,而使细胞外 Na^+ 内流。再灌注后恢复了能量供应和 pH 值,从而又激活 Na^+/Ca^{2+} 交换蛋白,促进 Ca^{2+} 内流,加重细胞钙超载。

(3) 蛋白激酶 C(PKC)活化对 Na^+/Ca^{2+} 交换蛋白的间接激活作用:缺血-再灌注损伤时,内源性儿茶酚胺释放增加,一方面,作用于 α_1 肾上腺素能受体,激活 G 蛋白-磷脂酶 C(PLC)介导的细胞信号转导通路,促进磷脂酰肌醇(PIP_2)分解,生成三磷酸肌醇(IP_3)和二酰甘油(DG)。其中 IP_3 促进肌浆网释放 Ca^{2+};DG 经激活 PKC 促进 Na^+-H^+ 交换,进而促进 Na^+-Ca^{2+} 交换,共同使胞浆 Ca^{2+} 浓度增加。另一方面,儿茶酚胺作用于 β 肾上腺素能受体,激活腺苷环化酶而增加 L 型钙通道的开放,从而促进细胞外 Ca^{2+} 内流,进一步加重细胞内钙超载。

2. 生物膜损伤

细胞膜和细胞内膜是维持细胞内、外以及细胞内各间区离子平衡的重要结构。生物膜损伤可使其通透性增强,细胞外 Ca^{2+} 顺浓度差进入细胞,或使细胞内 Ca^{2+} 分布异常。

(1) 细胞膜损伤:①缺血缺氧可导致细胞膜受损、破裂;②再灌注时生成的大量自由基引发细胞膜的脂质过氧化反应,从而损伤细胞膜;③细胞内 Ca^{2+} 增加激活磷脂酶,使膜磷脂降解,进一步增加细胞膜对 Ca^{2+} 的通透性。

(2) 肌浆网膜损伤:自由基增加和膜磷脂分解增强可造成肌浆网膜损伤,钙泵功能抑制使肌浆网摄 Ca^{2+} 减少,胞浆 Ca^{2+} 浓度升高。

(3) 线粒体膜损伤:自由基增加和膜磷脂分解增强可引起线粒体膜受损,抑制氧化磷酸化,使 ATP 生成减少,细胞膜和肌浆网膜钙泵能量供应不足,促进钙超载的发生。

(二) 钙超载引起再灌注损伤的机制

细胞内钙超载引起再灌注损伤的机制可能与以下因素有关。

1. 线粒体功能障碍

胞浆中 Ca^{2+} 大量增加,可刺激线粒体和肌浆网的钙泵摄取钙,消耗大量 ATP;同时,线粒体内的 Ca^{2+} 与含磷酸根的化合物反应形成磷酸钙,干扰线粒体氧化磷酸化,使能量代谢障碍,ATP 生成减少。

2. 破坏细胞(器)膜

细胞内 Ca^{2+} 超载可激活多种磷脂酶,促进膜磷脂的分解,使细胞膜及细胞器膜均受到损伤。此外,膜磷脂的降解产物花生四烯酸、溶血磷脂等增多,亦加重细胞的功能紊乱。

3. 激活其他酶的活性

如钙超载可激活蛋白酶,促进细胞膜和结构蛋白的分解;激活核酶,引起染色体的损伤。

4. 促进自由基形成

细胞内钙超载使钙依赖性蛋白酶活性增高,促进黄嘌呤脱氢酶转变为黄嘌呤氧化酶,使自由基生成增多。

5. 加重酸中毒

细胞内 Ca^{2+} 浓度升高可激活某些 ATP 酶,导致细胞内高能磷酸盐水解,释放出大量 H^+,加重细胞内酸中毒。

三、白细胞的作用

近年来的研究表明,白细胞聚焦、激活介导的微血管损伤和细胞损伤在脏器缺血-再灌注损伤的发生中起重要作用。

(一) 白细胞增加的机制

1. 趋化因子生成增多

组织缺血使细胞膜磷脂降解,花生四烯酸代谢产物增多,其中有些物质,如白三烯(LT)、血小板活化因子、补体及激肽等,具有很强的趋化作用,吸引大量的白细胞进入组织或吸附于血管内皮。白细胞与血管内皮细胞黏附后进一步被激活,它本身也释放具有趋化作用的炎症介质,如白三烯 B_4(LTB_4),使微循环中白细胞进一步增多。

2. 黏附分子生成增多

黏附分子(adhesion molecule)是由细胞合成的、可促进细胞与细胞之间、细胞与细胞外基质之间黏附的一大类分子的总称,如整合素、选择素、细胞间黏附分子、血管细胞黏附分子等,在维持细胞结构完整和细胞信号转导中起重要作用。缺血和再灌注时中性粒细胞和血管内皮细胞的多种黏附分子表达增强,引起中性粒细胞与受损血管内皮细胞之间的广泛黏附与聚集。

(二) 白细胞介导缺血-再灌注损伤的机制

1. 微血管损伤

激活的中性粒细胞与血管内皮细胞之间的相互作用,是造成微血损伤的决定因素。

(1) 微血管内血液流变学的改变:缺血-再灌注时,白细胞的流变学和形态学特点与微血管血液阻塞有密切关系。与红细胞相比,白细胞体积大,变形能力弱,在黏附分子参与下容易黏附在血管内皮细胞上,而且不易分离,易于嵌顿、堵塞微循环血流,加上组织水肿、内皮损伤和微血栓形成,极易形成无复流现象,加重组织损伤。所谓的无复流现象(no-reflow phenomenon),是指缺血-再灌注时,部分或全部缺血组织因微血管内血液流变学的改变并不能得到充分的血液灌流。这种无复流现象可见于心肌、脑、肾、骨骼肌缺血后再灌注时,中性粒细胞激活及致炎细胞因子的释放是引起无复流现象的病理生理基础。

(2) 微血管口径的改变:激活的中性粒细胞和内皮细胞产生大量缩血管物质,如内皮素、血管紧张素 II 等。微血管口径的改变还与花生四烯酸的代谢产物前列环素(PGI_2)与血栓素 A_2(TXA_2)之间的失衡有关。PGI_2 主要由血管内皮细胞生成,具有扩血管和抑制血小板聚集的作用。TXA_2 主要由血小板生成,作用恰恰相反。缺血-

再灌注时，一方面因血管内皮细胞受损导致 PGI_2 生成减少，另一方面在儿茶酚胺等因素刺激下，血小板释放 TXA_2 增多，导致血管强烈收缩和血小板聚焦，促使血栓形成与血管堵塞。

（3）微血管通透性增高：微血管通透性增高既能引发组织水肿、血液浓缩，有助于形成无复流现象，又有利于中性粒细胞从血管内游走到细胞间隙，直接释放细胞因子造成组织细胞损伤。

2. 细胞损伤

激活的中性粒细胞和血管内皮细胞可释放大量的致炎物质，如自由基、蛋白酶、溶酶体酶等，不但改变自身的结构和功能，而且造成周围组织细胞损伤。

第三节　缺血-再灌注损伤时机体 的功能代谢变化

一、心肌缺血-再灌注损伤的变化

（一）心功能的变化

1. 心肌舒缩功能降低

心肌静止张力（指心肌在静息状态下受前负荷作用而被拉长时产生的张力）随缺血时间的延长逐渐升高，发展张力（指心肌在收缩时产生的主动张力）逐步下降。再灌注时静止张力更加增高，表现为心室舒张末期压力（VEDP）增大；发展张力更加降低，表现为心室收缩峰压（VPSP）和心室内压最大变化速率（$\pm dp/dt_{max}$）均降低。这种缺血心肌在恢复血液灌注后一段时间内出现可逆性收缩功能降低的现象，称为心肌顿抑（myocardial stunning）。心肌顿抑是缺血-再灌注损伤的表现形式之一，其发生机制与自由基爆发性生成和细胞内钙超载有关。

2. 再灌注性心律失常

再灌注性心律失常（reperfusion arrhythmia）发生率较高，以室性心率失常居多，如室性心动过速和心室颤动等。其发生的基本条件包括：再灌注区存在功能上可恢复的心肌细胞；缺血时间；缺血心肌的数量；缺血程度；再灌注恢复的速度。其发生机制尚未阐明，可能与下列因素有关。

（1）再灌注心肌之间动作电位时程的不均一性，为折返性心律失常提供了电生理基础。实验研究发现，再灌注的最初 30 s，心肌细胞动作电位迅速恢复，但缺血区心肌与正常区心肌动作电位的恢复有明显不同，即使是缺血细胞，动作电位的恢复也不相同。

（2）再灌注心肌动作电位后延迟除极的形成，为再灌注性心律失常的发生奠定了基础。再灌注时细胞内高 Na^+ 激活 Na^+/Ca^{2+} 交换蛋白进行反向转运，使动作电位平台期进入细胞内的 Ca^{2+} 增加,出现一个持续内向电流,在心肌细胞动作电位后形成短暂钙除极,即延迟后除极,可使传导减慢,引发多种心律失常。

（3）自由基及活性氧增多改变心肌细胞膜的流动性及离子的通透性,导致细胞离子通道发生改变,诱发心律失常。

（4）再灌注时内源性儿茶酚胺增多,激活心肌细胞膜 α 受体,Ca^{2+} 进入细胞,自律性增高。

（二）心肌能量代谢变化

短时间的缺血再灌注,可使心肌代谢迅速改善并恢复正常,但缺血时间较长后再灌注反而使心肌代谢障碍更为严重。这是因为再灌注时自由基和钙超载等对线粒体的损伤使心肌能量合成减少;加上再灌注血流的冲洗,ADP、AMP 等物质含量比缺血期降低,造成合成高能磷酸化合物的底物不足。

（三）心肌超微结构的变化

基底膜部分缺失,质膜破坏、肌原纤维结构破坏（出现严重收缩带或肌丝断裂、溶解）,线粒体损伤（极度肿胀,嵴断裂、溶解,空泡形成、基质内致密物质增多）,表明再灌注引起了快速的结构破坏过程,既破坏膜磷脂,也破坏蛋白质大分子及肌原纤维。当然,再灌注还可造成不可逆的损伤,出现心肌出血、坏死。

二、脑缺血-再灌注损伤

脑组织主要依靠葡萄糖有氧氧化提供能量,故对缺氧最敏感。

（一）兴奋性氨基酸毒性作用

兴奋性氨基酸是指中枢神经系统中兴奋性突触的主要神经递质,主要包括谷氨酸和天冬氨酸。脑缺血-再灌注可引起兴奋性氨基酸过度激活,对中枢神经系统造成兴奋性毒性作用,主要机制如下。①代谢障碍:缺血-再灌注时,突触前谷氨酸释放增多和（或）再摄取减少,超过了突触后受体的结合能力,从而引起谷氨酸聚集。②AMPA受体激活:谷氨酸与其受体 α-氨基-3-羟基-甲基丙酸（AMPA）结合,可引起 Na^+ 通道开放,去极化,Na^+ 和水内流,导致神经元急性肿胀。③NMDA 受体激活:当谷氨酸与其另一种受体 N-甲基-D-天冬氨酸（NMDA）结合时,可促使细胞外 Ca^{2+} 大量内流,导致细胞内钙超载。

（二）自由基、活性氧物质与炎症介质增多

缺血时神经元细胞聚集了大量代谢物质,如 AMP、黄嘌呤、次黄嘌呤等,一旦供氧得到改善,电子不稳定地传递致使活性氧物质生成增多,包括 HO· 、H_2O_2,细胞膜脂质过氧化,同时生成花生四烯酸,又产生更多的氧自由基和炎症介质,使细胞进一步损伤,加重脑水肿、颅内高压。

（三）钙超载

钙超载可激活多种蛋白酶,从而降解细胞骨架,磷脂酶可产生氧自由基,激活一氧化氮合酶,促进一氧化氮生成,造成细胞膜和线粒体损伤,最终导致细胞破坏。

三、肺缺血-再灌注损伤

肺缺血-再灌注期间,光镜下可见:肺不张伴不同程度肺气肿,肺间质水肿,炎症细胞浸润,肺泡内较多红细胞渗出。电镜下可见:肺内毛细血管内皮细胞肿胀,核染色质聚集并靠核膜周边分布,胞核有固缩倾向,核间隙增大;Ⅰ型肺泡上皮细胞内吞饮小泡较少;Ⅱ型肺泡上皮细胞表面微绒毛减少,线粒体肿胀,板层小体稀少,出现较多空泡;肺泡隔水肿,肺泡隔及毛细血管内炎症细胞附壁,以中性粒细胞为主。

四、其他器官缺血-再灌注损伤

肠缺血时液体通过毛细血管滤出而形成间质水肿。再灌注后,肠道毛细血管通透性更加升高,肠黏膜损伤加重。其特征表现为广泛的上皮与绒毛分离,上皮坏死,固有层破损,出血及溃疡形成。同时,肠腔大量有毒物质,如内毒素、氨、硫醇等,经肠壁吸收增多。

肾缺血-再灌注时,血清中肌酐含量明显增加,表示肾功能严重受损。再灌注时肾组织学损伤较单纯缺血时明显加重,表现为线粒体高度肿胀、变形、嵴减少,排列紊乱,甚至崩解,空泡形成等,以急性肾小管坏死最为严重,可导致急性肾功能衰竭。

肝缺血-再灌注时,血清谷丙转氨酶、谷草转氨酶及乳酸脱氢酶活性明显增高,表明肝功能明显受损。再灌注时肝组织学损伤较单纯缺血时明显加重,主要表现为:光镜下,肝细胞肿胀、脂肪变性、空泡变性及点状坏死;电镜下,线粒体高度肿胀、变形、嵴减少,排列紊乱,甚至崩解、空泡形成等,内质网扩张,毛细胆管内微绒毛稀少等。

此外,骨骼肌缺血-再灌注可导致肌肉微血管和细胞损伤,自由基增多,脂质过氧化增强。广泛的缺血-再灌注损伤还可引起多器官功能障碍综合征。

第四节　缺血-再灌注损伤防治的病理生理基础

缺血-再灌注损伤的发生机制尚未完全清楚。目前认为,缺血-再灌注损伤的防治应从以下几个方面着手。

一、消除缺血原因,尽早恢复血流

这是预防再灌注损伤的首要环节。针对缺血原因,采取有效措施,尽早恢复血流,以避免严重的再灌注损伤。

二、清除与减少自由基、减轻钙超载

（1）使用自由基清除剂，主要有：①抗氧化物质，如辅酶 Q、维生素 E、β-胡萝卜素、维生素 C、谷胱甘肽等，这些物质能提供电子使自由基还原而清除自由基；②抗氧化酶，如 SOD 可歧化 $O_2^-\cdot$ 生成 H_2O_2，过氧化氢酶可清除 H_2O_2，GSH-Px 可清除 $HO\cdot$。

（2）减少自由基生成。转铁蛋白（transferrin）、铜蓝蛋白（ceruloplasmin）等可结合游离 Fe^{2+}、Cu^{2+} 减少自由基的生成。

（3）Ca^{2+} 通道拮抗剂、线粒体 Ca^{2+} 转运体以及 Na^+-H^+ 交换体可减轻 Ca^{2+} 超载，从而防止缺血-再灌注损伤细胞及组织。

三、应用细胞保护剂与抑制剂

某些药物不是通过改变器官组织的血液量，而是增强组织及细胞对内环境紊乱的耐受力、抑制缺血-再灌注的继发损伤环节而起细胞保护作用。补充糖酵解底物如磷酸己糖有保护缺血组织的作用；外源性 ATP 可使细胞膜蛋白磷酸化，有利于细胞膜功能的恢复，避免严重的再灌注损伤；环孢素 A（cyclosporine A）可抑制线粒体渗透转导孔开放，从而减轻缺血-再灌注损伤；阿昔单抗-糖蛋白Ⅱb/Ⅲa（abciximab-glycoprotein Ⅱb/Ⅲa）抑制剂通过阻滞血小板-白细胞聚集而减少缺血-再灌注损伤。

四、激活内源性保护机制

1. 缺血预适应

缺血预适应（ischemic pre-conditioning）是指在长时间缺血前，实施多次短暂缺血与再灌注的循环可减轻损伤。尽管缺血是不可预知的事件，限制了缺血预适应在临床实践中的应用，但是在择期心脏手术等时具有应用的可能性。

2. 缺血后适应

缺血后适应（ischemic post-conditioning）与缺血预适应相反，它是指在长时间缺血后，实施多次短暂缺血与再灌注的循环可减轻损伤。将缺血预适应与缺血后适应加以比较则不难发现，两者的区别主要在于施加额外缺血的时机不同，缺血预适应不易为临床所接受，而缺血后适应则不然。

3. 远程缺血预适应

远程缺血预适应（remote ischemic pre-conditioning，RIPC）是指对心脏和脑以外的非重要器官进行重复缺血或缺氧，从而改善血管功能状态，提高远隔重要器官对严重缺血或缺氧的耐受力。如双上肢进行加压与压力解除的缺血与再灌注的循环。临床研究表明，RIPC 对心、脑缺血-再灌注损伤均有保护作用。

病例分析

患者,男,54 岁,因胸闷、大汗 1 h 入急诊病房。体格检查:血压 65/40 mmHg,意识淡漠,心率 37 次/分,律齐。既往有原发性高血压史 10 年,否认冠状动脉粥样硬化性心脏病(简称冠心病)病史。心电图示Ⅲ度房室传导阻滞。给予阿托品、多巴胺、低分子右旋糖酐等进行扩冠治疗。上午 10 点用尿激酶静脉溶栓。10 点 40 分出现阵发性心室颤动(室颤),立即给予除颤,至 11 点 20 分反复发生室性心动过速、室颤,共除颤 7 次,同时给予利多卡因、小剂量异丙肾上腺素后心律转为窦性,血压平稳,意识清楚。冠状动脉造影证实:右冠状动脉上段 85% 狭窄,中段 78% 狭窄。患者住院治疗 22 d 康复出院。

问题:

1. 本例患者入院后出现的室速、室颤是否可诊断为再灌注性心律失常?为什么?

2. 如果该患者符合再灌注心律失常诊断,其发病机制可能有哪些?

(高建明)

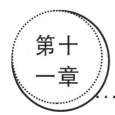

第十一章 心功能不全

学习目标

掌握:心力衰竭、充血性心力衰竭、向心性肥大、离心性肥大、高输出量性心力衰竭等的概念;心力衰竭的主要发病机制;心力衰竭时心脏的代偿。

熟悉:心力衰竭的常见原因及诱因;神经-体液调节机制激活对心功能的主要代偿作用和不利影响;心肌改建对心功能的代偿作用及不利影响。

了解:心力衰竭的常见分类;心力衰竭时心外的代偿变化、心力衰竭的防治原则。

心脏是推动血液流动的动力器官。心房和心室不停地进行有顺序的、协调的收缩和舒张交替的活动,使心脏实现泵血功能、推动血液按一定方向循环,从而完成物质运输、体液调节等功能。心力衰竭(heart failure,简称心衰)是指各种原因引起心脏结构和功能改变,使心室泵血量和(或)充盈功能低下,以致不能满足组织代谢需要的病理生理过程。心力衰竭是心脏在多种病因下功能受损,储备力、代偿能力明显降低甚至完全丧失的重症阶段,是各种心脏病最终共同的病理过程。临床上主要表现为肺淤血或/和腔静脉(包括门脉系统)淤血症候群。

心力衰竭时,由于心输出量不能与静脉回流相适应,血液可在静脉系统中淤积。当心力衰竭呈慢性经过时,往往伴有血容量和组织间液的增多,并出现水肿,临床上称为充血性心力衰竭(congestive heart failure)。

心功能不全(cardiac insufficiency)与心力衰竭本质上是相同的,只是在程度上有所区别:心功能不全是指心泵功能下降的全过程,包括没有心力衰竭症状的心功能不全代偿阶段和有明显临床症状的失代偿阶段;心力衰竭主要指心功能不全的失代偿阶段。随着对心功能不全早期预防的重视,两者在临床中已无明显差别,可以通用。

第一节　病因和诱因

一、病因

心力衰竭的患病率逐年增加。它既可由心脏本身的疾病引起,也可继发于某些心外疾病如甲状腺功能亢进症、维生素 B_1 缺乏等。从病理生理学角度可将引起心力衰竭的病因分为三类:①心脏负荷过度;②原发性心肌舒缩性能受损;③心脏舒张充盈受限。

(一)心脏负荷过度

心脏负荷过度是引起心力衰竭的常见原因。心脏的负荷可分为前负荷和后负荷两种,前负荷(preload)或容量负荷(volume load)是指心脏在收缩之前所承受的负荷,相当于心脏舒张末期的容量,其大小决定了心肌收缩的初长度。后负荷(afterload)或压力负荷(pressure load)是指心腔在收缩时所必须承受的负荷,相当于心腔壁在收缩时的张力,但一般以主动脉压作为左心室后负荷的指标。

1. 前负荷过度

前负荷过度又称容量负荷过度,即心脏舒张期末所承受的负荷过度,如主动脉瓣或二尖瓣关闭不全,导致左心室前负荷过度;房(室)间隔缺损、肺动脉瓣或三尖瓣关闭不全导致右心室前负荷过度。甲状腺功能亢进症和各种高动力循环状况,如严重贫血、脚气病、动静脉瘘等可使左、右双心室容量负荷过度。

2. 后负荷过度

后负荷过度又称压力负荷过度,即心脏收缩时所承受的负荷过度,如高血压、主动脉缩窄、主动脉瓣狭窄等,导致左心室后负荷过度;肺动脉高压、肺动脉瓣狭窄及肺栓塞等导致右心室后负荷过度。

(二)原发性心肌舒缩功能障碍

这是引起心力衰竭最常见的原因。

1. 心肌的病变

心肌病、心肌炎、心肌梗死等疾病时,心肌组织发生炎症、变性、坏死、纤维化等病理改变,导致心肌舒缩功能受损。心力衰竭的发生不仅取决于心肌受损的范围、部位和发展的速度,而且取决于未受损心肌的代偿功能和各部分心肌舒缩的协调性等因素。

2. 心肌代谢障碍

冠心病、休克、严重贫血、心肌过度肥大时,心肌缺血、缺氧,能量代谢障碍,酸性代谢产物蓄积和酸中毒等,导致心肌舒缩功能障碍;维生素 B_1 缺乏可使丙酮酸脱羧酶的辅酶(焦磷酸硫胺素)生成不足,导致丙酮酸不能通过氧化脱羧转变为乙酰辅酶

A 而进入三羧酸循环,结果使心肌 ATP 产生不足,从而导致心力衰竭的发生。

(三)心脏舒张充盈受限

心脏舒张充盈受限见于心包疾病(心包积液、缩窄性心包炎)、原发性限制型与肥厚型心肌病以及房室瓣(二尖瓣或三尖瓣)狭窄,因心脏舒张受到机械性限制,心脏充盈不足,引起心脏排血量降低和静脉淤血。另外,心脏本身舒张性能异常、顺应性降低亦可导致心室舒张充盈受限,舒张末期容积减少,从而使心排血量降低。

常见心力衰竭的病因总结见表 11-1。

表 11-1 常见心力衰竭的病因

心脏负荷过度		原发性心肌舒缩功能障碍		心脏舒张充盈受限
前负荷过度	后负荷过度	心肌病变	心肌代谢障碍	
瓣膜关闭不全	高血压	心肌炎	冠心病	心包积液
房室隔缺损	主动脉缩窄	心肌病	严重贫血	缩窄性心包炎
严重贫血	主动脉狭窄	心肌梗死	心肌过度肥大	房室瓣狭窄
动静脉瘘	肺动脉高压	心肌纤维化	维生素 B_1 缺乏	
甲状腺功能亢进	肺心病	药物毒性		

二、诱因

心力衰竭的发作大多数有诱因。凡能加重心脏负荷,增加心肌耗氧量,妨碍心室充盈和心肌的供血供氧、能量代谢及离子的转运的各种因素都可能诱发和加重心力衰竭。常见的诱因有:呼吸道感染、风湿热、心律失常、体力活动过量、情绪激动、妊娠和分娩、输血过快或过多、出血与贫血、电解质代谢紊乱、酸碱平衡紊乱及药物使用不当等。

诱因既可诱发心力衰竭,在某些情况下又可成为直接引起心力衰竭的原因,同时也是加重心力衰竭的因素。因此,及时发现和清除诱因,不但可预防和延缓心力衰竭的发生,也是治疗心力衰竭的重要措施。

第二节　心力衰竭的分类

引起心力衰竭的病因众多,根据不同的分类标准,常用的分类方法有以下几种。

一、根据心肌的受损部位分类

1. 左心衰竭

左心衰竭(left heart failure)主要是左心室泵血功能下降,不能将肺循环回到左心的血液完全排出而导致的心力衰竭,常见于冠状动脉粥样硬化性心脏病(冠心病)、高血压心脏病、主动脉瓣或二尖瓣疾病等。机体的临床表现主要是肺循环淤血引起的呼吸困难、肺水肿,以及心排出量减少和组织灌流障碍导致的疲劳、乏力等。

2. 右心衰竭

右心衰竭(right heart failure)主要是右心室搏出功能障碍,不能将体循环回到右心的血液充分排至肺循环所发生的心力衰竭,常见于慢性阻塞性肺疾病、某些先天性心脏病(如法洛四联症)、肺源性心脏病、三尖瓣或肺动脉瓣的疾病,并常继发于左心衰竭。机体的临床表现主要是体静脉(包括门静脉)系统压力升高、淤血所引起的器官功能障碍、颈静脉怒张、肝脾肿大、下垂部水肿、胸腔积液和腹腔积液等。

3. 全心衰竭

左、右心室同时或先后受累发生衰竭称为全心衰竭(whole heart failure),又称为双侧心衰或双心室衰竭。通常先发生左心衰竭,其后并发继发性右心衰竭,从而成为全心衰竭。常见的原因有:①持久的左心衰竭引起肺循环压力升高,使右心室后负荷过重继发右心衰竭;②右心衰竭时,经肺循环回流到左心的血量减少,使左心输出量减少,冠脉灌流量减少,导致左室泵血功能受损而引起左心衰竭;③心肌炎、心肌病等病变如发生在全心,亦可引起全心衰竭。临床上常见的充血性心力衰竭大多为全心衰竭,其临床表现同时具有左心衰竭和右心衰竭的特点。

二、根据心力衰竭发生的速度分类

1. 急性心力衰竭

急性心力衰竭(acute heart failure)发病急骤,心输出量急剧减少,机体往往来不及进行有效的代偿就迅速出现肺水肿表现,常可伴有心源性休克。常见原因为急性心肌梗死、严重的心肌炎等。常见于急性心肌梗死、严重心肌炎、急性肺栓塞、高血压危象、急性心脏排血或充盈受限等,也可由慢性心衰急性发作而来。

2. 慢性心力衰竭

慢性心力衰竭(chronic heart failure)起病缓慢、病程长,机体往往有代偿性改变出现,如心腔扩张、心肌肥厚、循环血量增多等。由于心输出量恢复或接近正常,故休克表现不明显,但静脉系统淤血症状表现极为显著,常伴有血容量和组织间液的增多,故又称充血性心力衰竭(congestive heart failure,CHF)。常见于慢性心脏瓣膜病、高血压病、肺源性心脏病等。

三、根据心力衰竭时心输出量的高低分类

1. 低心输出量性心力衰竭

低心输出量性心力衰竭(low output heart failure)常见于冠心病、高血压病、心肌病、心脏瓣膜病及先天性心脏病等。患者在基础状态下心输出量低于正常水平,其病情的发展与心输出量的降低密切相关,临床表现和预后也取决于心输出量降低的程度。

2. 高心输出量性心力衰竭

高心输出量性心力衰竭(high output heart failure)常继发于代谢需求增高的情

况如甲状腺功能亢进、妊娠等,或心脏后负荷降低的疾病如甲状腺功能亢进症、严重贫血、维生素 B₁ 缺乏病(脚气病)和动静脉瘘等。在此种情况下,由于循环血量增多或循环速度加快,心室容量负荷增加,心输出量代偿性地增高,心脏必须做更多的功。但心肌能量供应相对不足,故容易导致心力衰竭。然而,由于组织需氧量增高、外周血管扩张、动静脉短路等,患者的心输出量虽比正常水平稍高,但由于组织需氧量增大,仍不能满足机体代谢的需求。此时心输出量虽较心力衰竭前有所下降,但其绝对值仍接近或高于正常水平,故称其为高心输出量型心力衰竭。

四、根据心力衰竭时心肌收缩与舒张功能障碍分类

1. 收缩性心力衰竭

收缩性心力衰竭(systolic heart failure)是因心肌收缩性减弱而引起的心力衰竭,常见于高血压性心脏病、冠心病等,主要由于心肌变性、坏死、凋亡所致。

2. 舒张性心力衰竭

舒张性心力衰竭(diastolic heart failure)是因心室舒张功能异常而引起的心力衰竭,常见于二尖瓣狭窄、缩窄性心包炎、肥大性心肌病、心肌缺血等。

临床上,心力衰竭发生时多同时或先后发生心肌收缩和舒张功能障碍。目前统计资料表明,约30%的心力衰竭是由舒张功能障碍所致,近年来,舒张性心力衰竭已引起临床的高度重视。

第三节　机体的代偿和失代偿

当心肌受损或/和心脏负荷加重导致心排血量减少时,机体可动员心力储备和多种代偿活动,提高心排血量以满足机体的代谢需要。代偿活动可使心血管系统的功能维持在相对正常状态。若病因继续作用,在一定条件下代偿状态可以向失代偿状态转化而出现力心衰竭。心力衰竭时机体的代偿功能主要是动员心脏本身的储备功能和心脏以外的代偿活动。

一、心脏本身的代偿

心力衰竭时,心排血量降低反射性刺激交感-肾上腺髓质系统兴奋。交感神经末梢释放去甲肾上腺素神经递质,与肾上腺髓质释放到循环中的儿茶酚胺协同作用,产生以下适应性反应:①心率增快和心肌收缩力增强;②收缩动脉血管使血压升高,循环血液重新分布至重要器官;③收缩静脉使血管容积移至大静脉,因而增加心室充盈并通过 Starling 效应增强心肌收缩性;④收缩肾血管刺激钠水潴留以增加有效血容量。

（一）心率增快

一定程度的心率加快是最早且能迅速动员的代偿方式。交感-肾上腺髓质系统

兴奋启动这种代偿反应,其机制如下。①当心输出量减少引起动脉血压下降时,颈动脉窦和主动脉弓的压力感受性反射活动减弱,减轻对心交感中枢的抑制作用,因而由心交感神经传到心脏的冲动增加;同时,由于心迷走中枢紧张性降低,心迷走神经传到心脏的冲动减少,于是心率加快,心肌收缩力增强,心输出量增加。②心力衰竭时,心室舒张末期容积增大,刺激容量感受器,引起交感神经兴奋,心率加快。

心力衰竭时心率加快是一种重要的代偿形式,但心率过快(成人超过 180 次/分)时将丧失代偿意义。这是因为:①心率过快使心室舒张期缩短,导致心室充盈不足,从而使心排血量减少;②心脏舒张期的缩短影响冠状动脉灌注;③心肌耗氧量增加。此外,心率过快时,由于肌浆网钙的释放量减少,可引起心肌收缩力减弱。临床上常用心率作为判断心力衰竭程度的指标之一。

(二) 心脏扩张

心力衰竭时心脏的扩张有两种类型:一种是具有代偿作用的紧张源性扩张;另一种是失代偿后出现的肌源性扩张。根据 Frank-Starling 定律,心肌收缩力和心搏量在一定范围内随着心肌纤维初长度的增加或心室舒张末期容积增大而增加,直到肌节初长度达到最适长度($2.2\ \mu m$)为止,此时收缩力最强,这种伴有心肌收缩加强的心脏扩张,称为紧张源性扩张。如果心脏进一步扩张,舒张末期容积过大或压力过高,心肌收缩力和心搏量反而降低,称为肌源性扩张,此时已丧失代偿意义。肌节过度拉长是心脏扩张从代偿转向失代偿的关键因素。此外,心脏扩张心肌耗氧量增多,也是引起失代偿的重要因素。

(三) 心肌收缩性加强

心力衰竭时由于交感神经兴奋,儿茶酚胺分泌和血管紧张素 II 等具有正性肌力作用的激素的分泌,分别作用于心肌细胞膜上的 β、α_1 或血管紧张素 II 等受体导致心肌收缩性增强。其机制如下。①使肌膜钙通道和肌浆网钙通道开放程度增大,导致心肌兴奋后胞浆中的 Ca^{2+} 浓度升高幅度加大,使横桥联结的比例加大,从而发挥正性变力作用;②促进收缩蛋白磷酸化,直接加强心肌收缩性;③加强糖原、脂肪分解,为心肌收缩提供能量。

(四) 心肌重塑

心室重塑(ventricular remodeling)是心室在长期容量和压力负荷增加时,通过心室的结构、代谢和功能而发生的慢性代偿性适应性反应。它主要包括以下形式。

1. 心肌肥大

心肌肥大(myocardial hypertrophy)是心脏长期负荷过度时发展起来的一种慢性代偿机制,是指心肌细胞体积(直径、长度和肌节数量)增大并伴间质增生的心脏重量增加。从细胞分子生物学角度来看,心肌肥大涉及基因表达的特异性变化和细胞表型的变化。一定程度的心肌肥大具有代偿意义,过度的心肌肥大是失代偿的表现。

心肌肥大表现为向心性肥大和离心性肥大两种形式。

（1）向心性肥大（concentric hypertrophy）是指心脏重量增加、室壁增厚、没有明显的心腔扩大，室壁厚度与室腔直径的比值大于正常值，主要是由于心脏长期压力负荷过度所致。

（2）离心性肥大（eccentric hypertrophy）是指心脏重量增加，伴有比较明显的心脏扩张、室腔扩大、室壁稍厚，室壁厚度与室腔直径的比值等于或小于正常值，主要由长期容量负荷过度引起。向心性肥大逐渐转变为离心性肥大是心脏储备力降低的指征。

心肌肥大的生化基础是蛋白质合成增加，其发生机制尚不完全清楚，可能与RNA聚合酶活性增加和RNA转录增强有关。促进心肌肥大的信号机制可分为两大类。①机械牵张性刺激：指心脏长期负荷过度时，室壁张力增加使心肌细胞膜受到牵张刺激从而发生肥大；②化学性刺激：主要包括ATP降低、ADP升高以及某些体液性因素（如去甲肾上腺素、血管紧张素、生长激素、甲状腺素、雄激素等），可促使心肌细胞生长。

实验证明，心肌肥大后在一定时间范围内心脏的做功和心搏量是增加的（心脏功能常可获得恢复），具有一定代偿意义。当心肌肥大超过一定限度时，则由代偿转为失代偿，结果心脏每搏功降低，心功能下降。其机制如下。①随着心肌肥大的发展，心肌缺血缺氧加重，这是因为：心肌微血管数目不能随心肌肥大而增加，致使氧弥散距离加大，氧弥散不足；心脏小血管发生收缩或室壁张力增大压迫小血管，致冠状微循环灌流不足。②肥大心肌细胞的产能量和利用能量障碍：一方面因心肌缺血缺氧，另一方面是因为在心肌肥大晚期，心肌线粒体的数目不能随心肌细胞体积的增加而成比例地增加，并且线粒体呼吸功能亦由增强转为抑制；加上肥大心肌肌球蛋白ATP同工酶由活性较高的V_1转为活性最低的V_3，使心肌用能出现障碍。③肥大心肌肌浆网对Ca^{2+}的转运障碍，使心肌兴奋-收缩耦联和复极-舒张耦联障碍，影响心脏舒缩功能。④心肌肥大和间质增生，使心室舒张顺应性降低。

2. 细胞表型的改变

表型（phenotype）改变即由于所合成蛋白质种类的变化所导致的心肌细胞"质"的改变，主要是通过心肌蛋白质同工型家族转换实现的。例如：在肥厚性心肌刺激因子所引起的心肌肥大中，通常只在胚胎期表达的基因（β-MHC）重新表达并合成胚胎期蛋白质；而另一些基因（α-MHC）表达受到限制，从而发生同工型转换而使细胞表型发生改变。除上述同工型转换属于正常基因表达外，心肌在分子水平上的改建还可能与基因过度表达、缺失、突变等因素有关。

3. 心肌间质网络重建

在肾素-血管紧张素-醛固酮系统（renin-angiotensin-aldosterone system，RAAS）、去甲肾上腺素、细胞因子、机械牵张等作用下，非心肌细胞尤其是成纤维细胞增殖。在重塑早期，Ⅲ型胶原常明显增多，这对心力衰竭尤其是心肌肥大早期的代偿具有重要意义；在重塑后期，常以Ⅰ型胶原为主，由于它的伸展性和回缩性较小，因此,它的增多使心肌的僵硬度增加而影响心室的舒张功能。同时,冠状动脉周围的纤维增生和管壁增厚,使冠状动脉的储备能力和供血能力降低。心肌间质的增生与重塑还影响心肌细胞之间的信息传递和协调的舒缩性,导致心肌细胞的血氧供应减少,促进心肌的凋亡和纤维化。

二、心脏以外的代偿

心力衰竭时,机体除发挥心脏本身的代偿功能外,还动员心脏以外的代偿机制,包括血容量增加及循环血液重新分布、组织利用氧的能力增加及红细胞增多等。

(一)血容量增加

慢性心力衰竭主要通过钠水潴留,使血容量、静脉回流及心输出量增加。其发生机制如下。①肾小球滤过率降低:心力衰竭时由于有效循环血量降低和交感-肾上腺髓质系统兴奋,肾血管收缩使肾血流量降低,肾小球滤过率降低,引起钠水潴留。②肾小管对钠水的重吸收增加:a.心力衰竭时,肾小动脉尤其是出球小动脉收缩,使肾小球滤过分数(肾小球滤过率/肾血浆流量)增大,结果导致肾小管周围毛细血管内压下降、胶体渗透压增高,使近曲小管对钠水重吸收增加;b.肾血流量降低时,肾素-血管紧张素-醛固酮系统被激活,通过醛固酮的保钠作用,使远曲小管和集合管对钠水重吸收增加;c.抗利尿激素(ADH)分泌增加,促进水潴留,ADH增加与醛固酮潴钠引起的晶体渗透压增高以及血管紧张素Ⅱ的刺激作用有关;d.心力衰竭时心钠素分泌减少,亦可能与钠水潴留持续存在有关。血容量增加虽具有提高心输出量和维持动脉血压的代偿意义,但也具有引起心性水肿的潜在危险,并使心脏前负荷及耗氧量增加。

(二)血液重新分布

心力衰竭时,由于交感-肾上腺髓质系统兴奋,具有丰富的 α 受体的皮肤、腹腔内脏血管(特别是肾血管)收缩,有利于维持适当的动脉压;而冠状动脉和脑血管的自身循环调控稳定,使心、脑血液供应得以保证,这种血液的重新分布对机体具有重要的代偿意义。但这种代偿能力是有限的,原因如下。①次要脏器血管长期收缩,可造成该脏器功能障碍(如肝、肾功能不全等);②血管长期收缩,外周阻力增加,加重衰竭心脏的后负荷,使心输出量减少;③静脉收缩导致回心血量增多,使前负荷增加。因而,血液的重新分布是一种暂时性的代偿机制,只在急性或轻、中度心力衰竭时,才具有代偿意义。

(三)组织利用氧的能力增加

心力衰竭时,因心输出量持续降低,组织灌流减少,血流变慢而发生循环性缺氧,表现为氧离曲线右移,动静脉氧差增大,允许释放更多的氧以适应组织代谢的需求;同时,组织、细胞中线粒体的呼吸酶活性增强。另外,在慢性缺氧时,细胞内线粒体的数量也可增多,因而组织利用氧的能力增强。

（四）红细胞增多

心力衰竭时,体循环淤血可引起循环性缺氧,肺淤血、肺水肿又可引起乏氧性缺氧。缺氧可使红细胞数量和血红蛋白量增多,红细胞增多可提高血液携氧的能力,有助于改善组织的缺氧状态,同时又有助于增加血量,故具有代偿意义。但红细胞过多,可引起血液黏度增大,血流阻力加大,从而加重心脏压力负荷。

三、神经-内分泌系统被激活

心力衰竭时,各种应激信号通过多种传递途径引起神经-内分泌系统作出代偿反应:交感-肾上腺髓质系统活性增强及血浆儿茶酚胺浓度升高;肾素-血管紧张素-醛固酮系统被激活;ADH、促红细胞生成素等释放增多;前列腺素、心房肽合成及分泌减少等。其中最重要的是交感-肾上腺髓质系统及肾素-血管紧张素-醛固酮系统被激活。当心输出量不足时,交感-肾上腺髓质系统兴奋,外周小动脉收缩,有利于动脉血压维持在正常范围;同时由于肾血流减少,肾素-血管紧张素-醛固酮系统被激活,导致体内钠水潴留,使血容量增加,这对维持动脉血压也起一定作用。

机体主要通过激活交感-肾上腺髓质和肾素-血管紧张素两个系统动员心内/心外的代偿机制进行代偿,这些机制短期内固然在一定程度上改善心脏的功能,却存在不利的影响。尤其是长期的交感-肾上腺髓质系统和肾素-血管紧张素系统激活会导致心脏舒缩功能进行性降低。其机制如下。

（一）心肌细胞功能进行性降低

1. 增加心肌氧耗量,降低心肌氧供

长期的交感兴奋通过增加心率、心肌收缩力及室壁张力,导致心肌氧耗量增加,加重心肌缺氧;去甲肾上腺素、血管紧张素 Ⅱ 通过冠状血管的改建亦加重缺血缺氧。长期缺血缺氧和能量缺乏将导致心肌亚细胞结构损伤,心肌细胞功能进行性降低。

2. 直接的心脏毒性

衰竭心肌中去甲肾上腺素和血管紧张素 Ⅱ 的含量增加,两者对心肌细胞均有直接毒性作用,导致钙运转异常、大分子合成减少及收缩性降低等。

3. 心肌细胞基因表达异常

长期心衰,心肌细胞中基因表达发生改变,如出现肌质网钙 ATP 酶和 α 肌球蛋白重链以及 β_1 受体表达的向下调节,使心肌收缩性和心储备能力降低。去甲肾上腺素和血管紧张素 Ⅱ 和内皮素可诱导心肌细胞基因表达的改变。

（二）导致心肌细胞丧失

细胞坏死和凋亡(apoptosis)是导致心肌细胞丧失的两个基本机制。去甲肾上腺素和血管紧张素 Ⅱ 可通过其细胞毒性作用导致心肌细胞坏死,血管紧张素 Ⅱ 及肿瘤坏死因子-α 也与心力衰竭晚期心肌细胞凋亡的发生有关。

（三）诱导心肌改建

心力衰竭的发生不仅取决于心肌实质细胞的舒缩功能,还与心肌间质有关。许多心脏疾病可出现心肌改建(myocardial remodeling),如慢性压力负荷过度、老年性心脏病等可出现心肌胶原网架增生性改建。肾素-血管紧张素-醛固酮及交感系统激活是导致心肌改建的主要因素(其他心肌改建因素包括某些生长因子、内皮素、肿瘤坏死因子-α 等)。随着心肌胶原网架的增生性改建,早期可出现心肌顺应性降低、舒张功能障碍,严重时心肌细胞被胶原网索包围、隔离,导致心肌收缩功能严重减弱;心肌内冠状小动脉周围胶原增生和内壁增厚还可导致冠状循环储备功能降低。故交感-肾上腺和肾素-血管紧张素系统激活在短期内具有一定的代偿作用,但长期作用可导致心肌结构和功能损伤,促使心力衰竭进行性加重。

综上所述,以上代偿机制可使心功能维持在相对正常状态,但任何代偿方式都有一定的限度,超过代偿限度则会对机体造成不利影响。若引起心力衰竭的病因持续存在或某种诱因使心脏的损害或负荷加重,各种代偿仍不足以克服心功能障碍,则心输出量显著减少而出现心力衰竭的临床表现,即失代偿状态。

第四节 发 病 机 制

心肌的收缩和舒张性能是决定心泵功能的两个基本因素。心泵功能的降低是心力衰竭发生的根本条件。本节首先简要回顾心肌舒缩的分子生物学基础,然后讨论心力衰竭的一般发病机制。

一、正常心肌舒缩的分子基础

组成粗、细肌丝的心肌蛋白是心肌收缩的基本物质。粗肌丝的主要成分是肌球蛋白(myosin),其分子量约 50 kD,全长 1500 Å(1 Å＝0.1 nm),一端为杆状的尾部,另一端为粗大的头部(S_1),二者之间是能弯曲的颈部(S_2)。头部又分成两片,是 ATP 酶的活动中心,它在肌动蛋白和肌球蛋白之间的搭桥和粗细肌丝之间的滑行中起着重要作用。细肌丝的主要成分是肌动蛋白(actin),分子量为 47 kD,分子呈球状,串联而成双链螺旋状的细肌丝纤维。在双链间的沟槽内,杆状的向肌球蛋白(tropmyosin,即原肌球蛋白)和肌动蛋白卷曲在一起,每距 400 Å 处还有一个肌钙蛋白(troponin)分子。向肌球蛋白和肌钙蛋白是调节蛋白,本身不起收缩作用,但能调节肌动蛋白与肌球蛋白的联结,而使心肌纤维发生收缩和舒张(图 11-1)。

肌钙蛋白由三个亚单位组成,即向肌球蛋白亚单位(TnT)、抑制亚单位(TnI)和钙结合亚单位(TnC),它们在心肌兴奋-收缩耦联中起重要作用(图 11-2)。

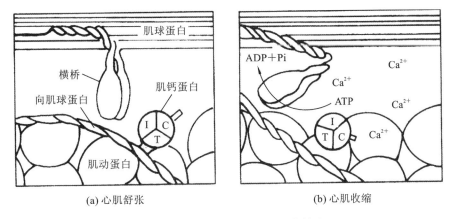

(a) 心肌舒张　　　　　　　(b) 心肌收缩

图 11-1　心肌舒缩的分子生物学基础

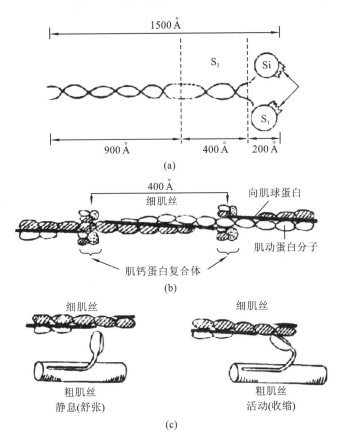

图 11-2　心肌收缩蛋白和调节蛋白

注:(a)肌球蛋白分子结构模式图,说明见正文;(b)肌动蛋白分子呈球形,串联而成双链螺旋状的细肌丝,向肌球蛋白在两个肌动蛋白链之间,每隔 400 Å 有一个肌钙蛋白复合体;(c)显示粗肌丝、细肌丝在收缩与舒张时的相互关系。

Ca^{2+} 在心肌兴奋时的电活动与机械收缩之间起耦联作用。当心肌去极化时,Ca^{2+} 从细胞外转移到心肌细胞的胞质中,同时也从肌质网释放到胞质中。因此胞质内 Ca^{2+} 浓度升高(由 10^{-8} mol/L 升至 10^{-5} mol/L)。此时肌钙蛋白的 TnC 即迅速与 Ca^{2+} 结合。这种结合相继使 TnC 和 TnI 的构型发生变化,其结果是 TnI 从肌动蛋白上移开。这种构型变化又可通过 TnT 影响向肌球蛋白的位置,使向肌球蛋白旋转到肌动蛋白两条螺旋状链的深沟中,从而使肌动蛋白的受点暴露而与肌球蛋白头部相接触,形成横桥。S_1 的 ATP 酶随即作用于 ATP 而释放能量,肌球-肌动蛋白(actomyosin)乃发生收缩。心肌收缩后,由于 Ca^{2+} 又重新移到细胞外及进入肌质网,胞质内 Ca^{2+} 浓度又降至 10^{-8} mol/L。此时,肌钙蛋白的 TnC 失去了 Ca^{2+},TnC 和 TnI 的构型恢复原状,故 TnI 又与肌动蛋白结合,进而通过 TnT 使向肌球蛋白从肌动蛋白的深沟中转移出来,而恢复原来的位置。于是肌动蛋白上的受点又被掩盖,肌球-肌动蛋白重新解离为肌动蛋白和肌球蛋白,横桥解除,心肌舒张。

二、心肌收缩性减弱

心肌收缩是推动血液循环的基本动力,是决定心输出量最关键的因素。绝大多数心力衰竭的发生都是由于心肌收缩性能的原发性或继发性减弱。引起心肌收缩性减弱的机制如下。

(一)心肌细胞和收缩蛋白的丧失

各种原因如心肌缺血缺氧、感染和中毒等导致大量心肌细胞和收缩蛋白变性、坏死。由于破坏了心肌收缩的物质基础,心肌收缩性能降低,导致心排血量减少,最终引起心力衰竭。

如心肌炎、心肌梗死等使心肌纤维变性、坏死、凋亡,与收缩相关的蛋白质大量破坏,引起心肌收缩性显著减弱。

1. 心肌细胞坏死

当心肌细胞受到严重的缺血、缺氧、感染等损害时可发生坏死。坏死细胞由于溶酶体破裂,蛋白水解酶释放引起细胞自溶,与收缩相关的蛋白质也被破坏,心肌收缩功能降低。在临床上,心肌细胞坏死最常见的原因是急性心肌梗死,大面积心肌梗死,最终引起急性心力衰竭。

2. 心肌细胞凋亡

近年研究证实,在心力衰竭患者(如急性心肌梗死、扩张型心肌病)的心脏中有细胞凋亡现象存在。在心力衰竭发生、发展过程中出现的许多病理因素如氧自由基生成过多、压力和容量负荷过重、神经-内分泌失调、某些细胞因子(如 TNF、IL-1、IL-6、干扰素等)产生增多、缺血缺氧等都可诱导心肌细胞凋亡。一般来说,早期或轻度缺血以细胞凋亡为主;晚期或重度缺血以细胞坏死为主;在心肌梗死灶中央以细胞坏死为主,周边以细胞凋亡为主。凋亡引起心肌细胞数量的减少在心力衰竭发病中起重要作用,阻断诱导心肌细胞凋亡的信号和(或)阻断将这些信号与细胞死亡程序连接起来的通道将有助于抑制凋亡,有利于维持或改善心功能,为心力衰竭的防治开拓了新思路。

(二) 心肌能量代谢障碍

心肌收缩是一个主动耗能的过程,Ca^{2+} 的转运和肌丝的滑动都需要 ATP。因此,心肌能量代谢过程中(能量生成、储存或利用)的任一阶段发生障碍,都可引起心肌收缩性减弱。最常见的是能量生成和能量利用阶段发生障碍引起心肌收缩性能的减弱。

1. 心肌能量生成障碍

心肌细胞对氧的需求量大,摄氧能力强,同时心肌通过有氧氧化获取能量。因此,当心肌氧供给不足或有氧氧化过程障碍时,均可使心肌细胞内能量生成不足而导致心肌收缩性能减弱。

严重的贫血、冠状动脉硬化性心脏病、休克等引起的心肌缺氧,是导致心肌细胞内能量生成不足的常见原因。心肌缺血、缺氧时,由于心肌中 ATP 和肌酸磷酸含量减少,氧化磷酸化障碍,导致能量生成障碍。高能磷酸化合物的减少可通过以下机制导致或促进心力衰竭的发生和发展:①直接影响心肌的舒缩;②妨碍离子泵运转;③妨碍心肌收缩蛋白酶和线粒体氧化磷酸化酶的更新合成;④长时间严重缺乏 ATP 可使心肌细胞出现不可逆性损伤。

维生素 B_1 缺乏时,由于焦磷酸硫胺素(丙酮酸脱羧酶的辅酶)的生成不足,丙酮酸的氧化发生障碍,也可引起心肌能量生成不足。而肥大的心肌因心肌缺氧而导致能量生成不足,最终导致心力衰竭。

2. 心肌能量利用障碍

心肌细胞内氧化磷酸化过程中所产生的 ATP,在心肌兴奋-收缩耦联过程中受到肌球蛋白头部 ATP 酶的作用而水解,为心肌收缩提供能量。当心脏处于轻度或中度负荷过度的代偿状态时,随着心脏的肥大和收缩力的增强,肌球蛋白 ATP 酶的活性可增高;而当心脏处于重度负荷过度慢性失代偿状况时,心肌的能量生成和储存并不减少,但心脏完成的机械功明显降低,做功与用氧量的比值显著减少。与此同时,其肌球蛋白 ATP 酶活性降低,使心肌收缩时对 ATP 的水解作用减弱,不能为心肌收缩提供足够的能量,即化学能转化为机械能的过程变弱变慢,导致心肌收缩性能降低。甲状腺功能亢进时,由于肌球蛋白 ATP 酶活性过高,大量 ATP 被分解消耗,结果可因 ATP 的不足,导致心力衰竭。

心肌能量利用障碍最常见的原因是长期心脏负荷过重而引起的心肌过度肥大。过度肥大的心肌的肌球蛋白头部 ATP 酶肽链结构发生变异,使其活性降低,ATP 水解发生障碍。此时,即使 ATP 含量正常,心肌也不能正常利用 ATP 中的化学能将其转变为机械能,从而使肥大的心肌转向衰竭。

(三)心肌兴奋-收缩耦联障碍

Ca^{2+} 的转运在兴奋-收缩耦联中起着重要作用。任何影响 Ca^{2+} 转运、分布的因素都可导致心肌的兴奋-收缩耦联障碍,心肌收缩性减弱。

1. 肌浆网摄取、储存和释放 Ca^{2+} 的功能障碍

(1)肌浆网摄取 Ca^{2+} 减少:心肌缺血缺氧,ATP 供应不足,肌浆网钙泵活性减弱,肌浆网从胞质中摄取 Ca^{2+} 的能力下降,从而使心肌舒张时胞质 Ca^{2+} 浓度处在高于舒张阈值(10^{-7} mol/L)的水平,导致收缩后的心肌不能充分舒张而影响心室充盈。

(2)肌浆网储存 Ca^{2+} 减少:正常时通过钙泵被摄入肌浆网的 Ca^{2+} 与钙储存蛋白(calcium store proteins)结合,以结合钙的形式被储存在肌浆网的钙池内。心力衰竭时,肌浆网摄取 Ca^{2+} 减少,Ca^{2+} 的储存量下降。同时,线粒体对 Ca^{2+} 摄取量增多,但线粒体在心肌收缩时向胞质释放 Ca^{2+} 的速度非常缓慢。肌浆网对 Ca^{2+} 摄取减少及 Ca^{2+} 在线粒体内的异常分布,导致心肌收缩时释放到胞质中的 Ca^{2+} 减少,心肌收缩性减弱。

(3)肌浆网 Ca^{2+} 释放量减少:心衰时,多种因素使肌浆网 Ca^{2+} 释放量减少,如肌浆网钙释放通道(ryanodin receptor,RyR)减少;酸中毒时 Ca^{2+} 与钙储存蛋白紧密结合,不易解离,均使肌浆网 Ca^{2+} 释放量减少。

2. 胞外 Ca^{2+} 内流受阻

心肌收缩时胞浆中的 Ca^{2+} 来源于两部分,大部分来自肌浆网的释放,小部分是从细胞外经过钙通道或 Na^+-Ca^{2+} 交换的方式流入细胞内的。来自细胞外液的 Ca^{2+} 不但能提高胞浆 Ca^{2+} 的浓度,更重要的是诱发肌浆网释放 Ca^{2+}。Ca^{2+} 内流是通过"电压依赖性"和"受体操纵性"钙通道完成的。"电压依赖性"钙通道由膜电位控制,即当心肌细胞去极化时,膜内形成正电位,钙通道开放,细胞外的 Ca^{2+} 进入细胞内;而当心肌细胞复极化时,膜内再次形成负电位,通道关闭,Ca^{2+} 内流终止。"受体操纵性"钙通道受膜上受体的控制,当交感神经兴奋和儿茶酚胺分泌时,受体兴奋并激活腺苷酸环化酶,产生 cAMP,cAMP 激活膜上的"受体操纵性"备用钙通道,促使 Ca^{2+} 内流。

心力衰竭时,造成钙内流受阻的原因如下。①心肌内儿茶酚胺含量减少及其信号传递障碍使"受体操纵性"钙通道难以开放。②酸中毒:一方面通过影响跨膜电位,阻止 Ca^{2+} 通过"电压依赖性"钙通道内流;另一方面降低了膜受体对儿茶酚胺的敏感性。

3. 肌钙蛋白与 Ca^{2+} 结合障碍

Ca^{2+} 与肌钙蛋白结合是心肌兴奋-收缩耦联的关键点。某些病理因素可导致 Ca^{2+} 与肌钙蛋白结合障碍,如心肌缺血缺氧导致 ATP 生成不足和酸中毒。H^+ 与 Ca^{2+} 同时竞争性结合肌钙蛋白,而 Ca^{2+} 与肌钙蛋白的亲和力远较 H^+ 与肌钙蛋白的亲和力小。故当心肌缺血时,由于 H^+ 增多,H^+ 占据肌钙蛋白上的 Ca^{2+} 结合部位,

取代 Ca^{2+} 与肌钙蛋白结合,从而妨碍兴奋-收缩耦联,引起心肌收缩功能障碍。

三、心肌舒张功能障碍

正常的心脏舒张功能是保证心室充盈的基本因素。心排出量降低不仅与心肌收缩性减弱有关,而且与心脏舒张功能异常导致的充盈障碍有关。缺血性心脏病、心肌病、心肌肥厚和纤维化等多种原因引起的心力衰竭都可引起心脏舒张功能障碍。缺血性心脏病的舒张功能异常出现早,表现明显,恢复较慢。肥厚性心肌病只有舒张功能障碍,并不存在明显收缩功能障碍。

心脏的舒张功能障碍可通过:①妨碍心脏舒张充盈及 Starling 效应;②影响舒张期冠脉灌流;③因肺淤血、肺水肿妨碍肺部气体交换,从而加重心力衰竭。

心肌舒张功能障碍的发生机制尚不明确,可能的机制如下。

1. Ca^{2+} 复位延缓或障碍

心肌复极化时,心室舒张的速率主要取决于肌浆网钙泵摄取 Ca^{2+} 的速率及胞膜上的钙泵驱动 Ca^{2+} 外流的速率,两者都需 Ca^{2+} 泵消耗能量进行推动,而钙泵活性主要受 cAMP 和钙调理素的控制。心力衰竭时心肌 Ca^{2+} 复位延缓或障碍可能原因如下:①肌浆网摄取、结合钙的能力降低;②心肌缺血、缺氧、能量供应不足,影响钙泵运转;③肾上腺素能受体及其信号传递障碍,或酸中毒时钙泵活性降低;④钙超载,如缺血-再灌注时肌浆中过多的 Ca^{2+} 不能迅速转出,使 Ca^{2+} 浓度不能迅速降至"舒张阈"水平。

2. 肌球-肌动蛋白(横桥)解离障碍

在 ATP 参与下,肌球-肌动蛋白(横桥)解离,心肌才能舒张,这是一个主动的耗能过程。心肌缺血、缺氧时,可能由于肌钙蛋白与 Ca^{2+} 亲和力增加,Ca^{2+} 难以解脱。更重要的是由于 ATP 缺乏,肌球-肌动蛋白难以解离,严重影响心脏的舒张和充盈。

3. 促进心脏舒张的外在负荷降低

心脏收缩末期,由于心室几何构型的改变,可产生一种促使心脏复位的舒张势能;另外,当主动脉瓣关闭后,由于心室压的突然降低,主动脉压和室壁压之间的压力梯度急剧加大,从而导致冠脉迅速充盈,这是促进心肌舒张的重要外在力量。当心肌受损或心力衰竭时,收缩末期心脏构型改变不明显,心脏的舒张势能亦减弱;而当冠脉阻塞、阻抗增高,或因室壁张力和室内压增大致冠脉充盈负荷降低时,亦可影响心室的舒张。

4. 心室顺应性降低

心室顺应性(ventricular compliance)是指心室单位压力变化所引起的容积改变(dV/dp),常以心室舒张末期压力(纵轴)-容积(横轴)曲线(p-V 曲线)表示,即心室的可扩张性(distensibility)。心肌肥大、心肌炎、心肌纤维化及间质增生等可导致心室顺应性降低,这些均可影响心室舒张期充盈,从而使心输出量减少。

影响心室顺应性的因素较多,分为心内和心外两种因素。心内因素主要包括两类。①室壁被动弹性降低:取决于室壁厚度和成分,当室壁厚度增加、水肿、炎性细胞浸润或纤维化时,其顺应性降低;②室壁主动弹性降低:当心肌舒张力学性质和舒张生化反应改变时,可致顺应性降低。心外因素:心包炎、心包填塞、胸膜腔内压升高或冠脉灌流压过低或心室受对侧心室过度扩张的压迫时,可使心室顺应性降低。心室向心性肥厚,心肌淀粉样变、纤维化,肥厚型及限制型心肌病等,都可出现顺应性降低。

四、心脏各部舒缩活动不协调

在正常情况下,心脏各部的舒缩活动处于高度协调状态,一旦这种协调性被破坏,将出现心泵功能紊乱,导致心输出量下降。破坏心脏舒缩活动协调性最常见的原因是心律失常。房室活动不协调,两侧心室舒缩不同步,心输出量均明显降低。某些病变(如心肌梗死)由于各处严重程度不同以及病变区与非病变区之间心功能均存在差异,必然导致舒缩活动不协调,使心输出量降低。

需要指出的是,心脏收缩、舒张功能以及顺应性是密切相关的。多数心力衰竭是由于心肌收缩性减弱所致,少数(30%左右)是由于舒张功能障碍引起的,也有的是两者兼而有之或心脏各部舒缩活动不协调所致。另外,心力衰竭发展阶段不同,发病机制也可不同。例如,因压力负荷过度引起的心肌肥大,首先是舒张顺应性降低,心室舒张期充盈受限,随着心脏由代偿转为失代偿而发生心室扩张,则心肌收缩性减弱成为主要机制。临床上应根据心力衰竭发生机制的复杂性和可变性,采取综合性、灵活性的治疗措施。

第五节　机体的功能代谢变化

心力衰竭时机体功能、代谢变化和临床表现的病理生理基础是心泵功能低下。其结果是心输出量减少,动脉系统充盈不足,各器官组织血液灌流量减少;同时静脉系统回流受阻,发生淤血、水肿和缺氧。

一、心血管系统的改变

(一)心功能降低
心功能降低是心力衰竭时最根本的变化,主要表现为心泵功能低下,从而引起一系列血流动力学的变化。通常表现如下。

1. 心输出量减少
心输出量(cardiac output,CO)、每搏输出量(SV)及心脏指数是反映心泵功能的综合指标。心力衰竭常表现为 CO、SV 或 CI 降低。正常人心输出量为 3.5~5.5 L/min,心力衰竭时往往低于 3.5 L/min(主要指低输出量型心力衰竭)。

2. 心脏指数降低

心脏指数(cardiac index,CI)是单位体表面积的心输出量,正常值为 $2.5\sim3.5$ L/(min·m²)。在低输出量型心力衰竭,CI 可低于 2.5 L/(min·m²),但这是相对而言的,CI 主要还取决于机体的代偿状况。当代偿功能良好时,CI 可完全接近正常,只有当严重心力衰竭、失代偿时,CI 绝对值才降低。在高输出量型心力衰竭,CO(CI)的改变更是相对的,其心力衰竭时的 CO 虽较心力衰竭前明显降低,但仍高于正常人,但由于组织代谢率升高、血流加快等原因,CI 仍相对不足。

3. 射血分数降低

射血分数(ejection fraction,EF)是指每搏输出量(stroke volume,SV)与心室舒张末期容积(ventricular end diastolic volume,VEDV)的比值,正常值为 $0.56\sim0.78$,它是反映心室收缩功能的常用指标。心力衰竭时,由于心肌收缩性减弱,每搏输出量减少,心室收缩末期余血较多,故心室舒张末期容积也增大,因而 EF 降低。

4. 心肌最大收缩速度减低

心肌最大收缩速度(v_{max})是指负荷为 0 时的心肌最大收缩速度,须通过左室压力动态变化所投影的图来计算,测量比较复杂。但它能更准确地反映心肌的收缩性,因为上述 CO、CI 及 EF 等指标明显地受负荷状态的影响,不能独立反映心肌的收缩性。

5. 心室 dp/dt_{max} 减少

心室 dp/dt_{max}(ventricular dp/dt maximum)表示心室内压力随时间的最大变化率,即心室内压力上升的最大速度,可反映心肌的收缩性,此值可以在一般多导仪上通过记录心室内压而得出,心肌收缩性减弱时此值减小。

6. 肺动脉楔压升高

肺动脉楔压(pulmonary artery wedge pressure,PAWP)也称肺毛细血管楔压(pulmonary capillary wedge pressure,PCWP),是用漂浮导管通过右心进入肺小动脉末端而测出的。PAWP 接近左房压和 LVEDP(左室舒张末期压),可以反映左心功能。正常值为 0.93 kPa(7 mmHg)(平均压),左心衰竭时由于肺循环淤血、水肿,PAWP 也明显高于正常。

(二)动脉血压的变化

急性心力衰竭时,因心输出量急剧减少,动脉血压下降,甚至发生心源性休克。慢性心力衰竭时,机体可通过窦弓反射使外周小动脉收缩、心率加快,以及血量增多等代偿活动,使动脉血压维持在正常水平。动脉血压的维持有利于保证心、脑的血液供应,对机体具有重要的代偿意义。然而,外周阻力的增高使心脏的后负荷加重;心率加快使心肌的耗氧量增多;血量的增多又使心脏的前负荷加重,这些又对机体产生不利的影响。

(三)器官、组织血流量的改变——血液重新分布

心力衰竭时,由于交感-肾上腺髓质系统活性增强,儿茶酚胺大量释放,使皮肤、骨骼肌、腹腔内脏等器官血流量显著减少,而心、脑血流量维持在正常水平,出现器官血流重分配现象。由表11-2可见,心力衰竭时,肾脏的血流量减少最显著,其次是皮肤和肝脏等。在重度心力衰竭时,肾血流量的减少可使肾小球滤过率减少30%~50%。正常人在运动时器官血液量一般都有增加或不减少,而心力衰竭患者在运动时肾、肝的血液量比在安静时更进一步地减少。由于交感神经兴奋时脑血管并不收缩,冠状血管反而有所舒张,故脑和心脏的血液供应不减少。这种血液的重分布具有重要的代偿意义。

表11-2　正常人和心力衰竭患者的心输出量及器官血流量 （单位:L/min）

项目	正常人		心力衰竭患者	
	安静时	运动时	安静时	运动时
心输出量	5.4	12.5	3.9	8.0
肾血流量	1.0	1.0	0.45	0.25
肝血流量	1.5	1.5	1.0	0.7
脑血流量	0.8	0.8	0.8	0.8
骨骼肌血流量	0.9	6.5	0.8	4.4
冠脉血流量	0.3	1.2	0.45	1.35
皮肤脂肪等血流量	0.9	1.5	0.45	0.5

（四）静脉系统淤血、静脉压升高

心力衰竭时心泵功能下降,导致静脉回流受阻,静脉系统淤血、压力升高;钠水潴留使血量增加以及交感兴奋使血管收缩,可加重静脉淤血和静脉压升高。左心衰竭引起肺淤血、肺静脉和肺毛细血管压升高,严重时可导致肺水肿。右心衰竭引起体循环静脉淤血和压力升高,出现颈静脉怒张、肝脾肿大和外周水肿等征象。此外,淤血和静脉压升高也是引起心性水肿的重要原因。

二、呼吸功能的改变

呼吸功能的改变常见于左心衰竭,主要表现为呼吸困难(dyspnea),严重时出现肺水肿。

（一）呼吸困难

左心衰竭的主要症状是呼吸困难,其发生机制主要是左心衰竭时肺淤血、肺水肿及肺组织顺应性降低。①肺顺应性降低:左心衰竭时肺淤血、水肿,使肺组织顺应性降低,轻度肺泡扩张即可刺激肺泡壁牵张感受器,通过牵张反射使呼吸变浅变快;②肺淤血影响肺的气体交换,引起的低氧血症反射性兴奋呼吸中枢使呼吸加快;③肺循环压升高、肺血管扩张反射性(丘-柯氏反射)刺激呼吸加速。

少数右心衰竭患者可无呼吸困难,但多数患者有不同程度的呼吸困难,其发生机制有以下几种。①慢性肺源性心脏病患者呼吸困难的主要原因是肺疾病引起肺功能不全;②多数右心衰竭继发于左心衰竭,存在肺淤血和呼吸困难,只不过当右心衰竭发生后,随肺淤血的减轻其呼吸困难程度也有所减轻;③严重静脉淤血患者血氧含量降低、酸性代谢产物堆积,刺激呼吸,引起呼吸困难;④右心衰竭患者存在胸腔积液、腹腔积液、肝肿大等,使呼吸运动受限。

按其发生机制和程度的不同,呼吸困难可分为以下几种形式。

1. 劳力性呼吸困难

劳力性呼吸困难(dyspnea on exertion)是左心衰竭最早的症状之一,开始仅在剧烈体力劳动或活动时出现呼吸困难,休息后自行消失。随病情加重,心脏功能进一步减弱,呼吸困难逐渐加重,在轻度体力劳动或活动时即出现气急,到最后,即使在休息状态下亦有呼吸困难。其发生机制为:①体力活动时,体静脉回心血量增加,因左心功能减退,不能将增加的回心血量全部排出,致肺淤血加重;②体力活动时,耗氧量增加,心率加快,舒张期缩短,左室充盈减少,加重肺淤血;③心力衰竭时,组织供血供氧不足,加上体力活动时需氧量增加,因而可产生代谢性酸中毒,刺激呼吸中枢引起呼吸困难。

2. 端坐呼吸

端坐呼吸(orthopnea)是指患者平卧时出现呼吸困难,被迫采取端坐位或半卧位以减轻呼吸困难的程度。其发生机制为:①肺血容量的影响:平卧位回心血量增加,肺淤血加重,端坐位时,上半身血液因重力作用部分(可达15%)转移至腹腔及下肢,使回心血量减少,肺淤血减轻;②肺活量的变化:平卧时膈肌位置抬高,使肺活量降低,加重呼吸困难,而采取端坐位时,肺活量较平卧位可增加10%~30%。

3. 夜间阵发性呼吸困难

夜间阵发性呼吸困难(paroxysmal nocturnal dyspnea)是指夜间急性发作的呼吸困难,患者于夜间熟睡1~2 h后,因胸闷、气急而突然惊醒,被迫坐起以缓解呼吸困难。重者可有频繁咳喘和咳出泡沫样痰,肺部可闻及干湿啰音和哮鸣音,故又称心源性哮喘(cardiac asthma)。特别严重者可发展成为急性肺水肿。其发生机制为:①患者入睡前采取半卧位,入睡后逐渐下滑而平卧,使静脉回心血量增多,超过左心负荷的限度,致肺淤血加重;②卧位后,体静脉压低,周围皮下水肿液被吸收,循环血容量增多,增多的液体返流到左室使其负荷过重,加重肺淤血;③夜间迷走神经兴奋性增高,使支气管平滑肌收缩,肺通气减少,造成缺氧影响心功能,高碳酸血症则对呼吸中枢刺激增强;④熟睡后中枢神经敏感性降低,当肺淤血加重时,迫使患者因窒息感而清醒过来,被迫采取坐位,但此时体位的改变已经不能阻止阵发性呼吸困难的发生。

(二)急性肺水肿

急性肺水肿是急性左心衰竭最严重的表现,其发病机制主要是左心衰竭引起肺毛细血管压突然升高,超过了血浆胶体渗透压,使液体漏出,当液体漏出超过间质淋巴的回流能力时,即产生肺水肿。急性肺水肿的症状和体征包括突发性严重呼吸困难、极度焦虑、快而弱的脉搏、静脉压增高以及少尿、皮肤湿冷、发绀,可咳出粉红色泡沫痰,两肺可闻及对称性湿啰音及哮鸣音。给予处理后通常在发作的 1～3 h 内逐步消退,但病情可以迅速进展至休克甚至死亡。

三、消化系统功能的改变

消化系统功能的障碍主要由体循环静脉淤血引起,也与这些器官本身的灌流不足有关。右心衰竭时肝脏因淤血而肿大,可伴有压痛和上腹部不适感;长期肝淤血可引起肝脂肪变性,甚至引起黄疸和淤血性肝硬化;胰腺淤血和供血不足可影响其内分泌和外分泌功能,从而使糖代谢和食物的消化发生障碍;胃肠道的淤血可引起食欲不振、消化和吸收不良以及胃肠道刺激症状如恶心、呕吐、腹泻等。

四、泌尿系统功能改变

左心衰竭和右心衰竭都可使肾血流量减少,导致肾功能障碍,机体可出现少尿、夜尿及尿成分改变。

五、脑功能改变

心力衰竭时,心输出量降低导致脑供血不足可引起头晕。体循环静脉淤血和血流速度减慢可引起循环性缺氧,肺淤血、水肿则又可引起低氧血症性缺氧。组织缺氧导致患者容易疲劳、虚弱、眩晕,同时缺氧往往引起代谢性酸中毒,而酸中毒和伴随发生的血钾升高又可进一步使心肌收缩性减弱。当心力衰竭和缺氧加重时,机体可发生定向障碍、意识模糊及最终的意识丧失。

六、水、电解质和酸碱平衡紊乱

心力衰竭时,可出现一系列的水、电解质平衡紊乱和酸碱平衡紊乱。水、电解质平衡紊乱主要表现为钠水潴留。钠水潴留的机制如下。①肾小球滤过率减少:当心输出量减少时,各器官中以肾脏血液量的减少最为显著,而右心衰竭引起的肾淤血也可使肾脏血流量减少。肾血流量的减少即可使肾小球滤过率减少。②肾小管重吸收增多:肾血流量减少可通过肾素-血管紧张素-醛固酮系统的激活和抗利尿激素的增多、肾内血流重分布及肾小球滤过分数的升高使肾小管对钠、水的重吸收功能增强。上述两方面的因素,特别是肾小管重吸收功能的加强就可引起钠水潴留。钠水潴留既可引起血量增加,也是导致心性水肿的重要原因。

此外,长期限制食盐及应用利尿剂可引起低钠血症和低钾血症;继发性醛固酮增多及长期使用(排钾)利尿剂可致低钾血症及低镁血症;低氧血症(循环性缺氧和低张性缺氧)可致无氧酵解增强、酸性代谢产物增多,而肾排酸保碱功能又降低,故可发生代谢性酸中毒。

第六节　防治的病理生理基础

一、积极防治原发病

防治心力衰竭的关键是针对病因治疗。临床实践中可应用药物控制严重的高血压,应用冠脉搭桥手术或放置支架解除冠脉阻塞,应用二尖瓣分离或置换手术解决二尖瓣狭窄或关闭不全等,以有效地降低心力衰竭的发生率。

二、消除诱因

大多数心力衰竭发作都有诱因(如感染、体力活动过度、紧张、劳累、心率过快、异位心律,补液过多过快等),消除诱因,可减轻心脏负荷,有利于控制病情。

三、减轻心脏前后负荷

(一) 调整心脏前负荷

静脉扩张药(如硝酸甘油),使回心血量(前负荷)减少,肺淤血症状得以改善、水肿减轻;合理选用利尿剂以控制钠水潴留,降低血容量,降低心脏前负荷。

前负荷(即心室充盈压)可高可低(前负荷降低可见于急性心力衰竭),应将前负荷调整到适宜的高度。对于急性心肌梗死的患者而言,肺毛细血管楔压(相当于左室舒张末期压(LVEDP))在 $15\sim18$ mmHg 时最为合适。低于此值表示血容量不足,每搏输出量将会减少;超过此值(前负荷过度)时,不但每搏输出量不能增加,反而会诱发心力衰竭。因此在给心肌梗死患者或其他心力衰竭的患者输液时,应严格掌握输液的量和速度。

(二) 降低心脏后负荷

动脉扩张药可降低心脏后负荷,使外周血管阻力降低,外周灌流得以改善;使平均动脉压及心肌耗氧量降低,心输出量增加。

血管扩张剂可降低心脏前后负荷,在应用过程中应避免舒张压过度降低(通常舒张压高于 60 mmHg),以维持有效的冠脉灌注压力;并避免 LVEDP 过度降低,如下降过速、过低,则可能加剧心肌缺血症状。

此外,适当休息、吸氧、合理饮食(限制食盐)和情绪调整、维持体液平衡,均有利于减轻心脏负荷。

四、改善心肌的泵血功能

(一) 加强心肌收缩性

对于心肌收缩性减弱导致的心力衰竭,可应用正性肌力药物(如洋地黄类等),加强心肌收缩性,使心输出量增加;同时降低 LVEDP,使静脉淤血得到缓解。

心力衰竭时，由于心肌收缩性减弱，即使 VEDP 尚未达到临界水平，心室的搏出功就低于正常水平（心功能曲线向右下移动）。洋地黄类强心剂能加强心肌收缩性能，使心脏承受与治疗前相同的前负荷，从而心功能曲线向左上移动（图 11-3）。洋地黄类强心药对慢性心力衰竭的疗效较好，但对心肌梗死引起的急性心力衰竭，效果尚不肯定，常引起心律失常和增加心肌耗氧量等不良的副作用。

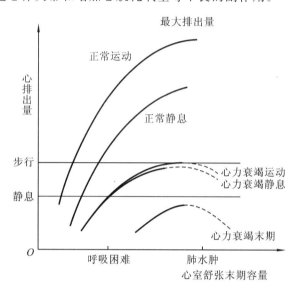

图 11-3　心功能曲线示意图

（二）改善心肌舒张性能和顺应性

对于心室舒张不全和顺应性降低的心力衰竭患者，合理选用钙通道拮抗剂以减小胞质内 Ca^{2+} 浓度，提高心室舒张顺应性，改善心肌氧供需的平衡。禁止应用正性肌力药物洋地黄类，慎用利尿剂及血管扩张剂。

五、调节神经-体液系统失衡及逆转心脏改建

长期交感-肾上腺髓质系统、肾素-血管紧张素-醛固酮系统兴奋可加重心肌细胞损伤、导致心肌胶原网架改建和心脏功能进行性降低。应用血管紧张素转换酶抑制剂和 β 阻滞剂可以阻断、逆转心脏改建和降低心功能损伤，使慢性心力衰竭患者的死亡率大大降低。

六、改善心肌的能量代谢

吸氧（给氧）是心力衰竭患者临床常规治疗措施之一。临床实践中有学者应用高压氧治疗心力衰竭，以提高患者血液的携氧能力和改善组织的供氧情况。对严重心力衰竭或急性心肌梗死伴有休克的患者，应用间断的高压氧治疗有一定效果，病死率有所降低，但对该措施的应用尚需总结经验。

另外,应用心肌能量药物如能量合剂、葡萄糖、氯化钾、肌苷等可能具有改善心肌代谢的作用。

经过上述治疗,心力衰竭患者的病情有所减轻。若病因持续存在,在一定的诱因作用下,可以再次发生心力衰竭。当心力衰竭反复发生后,治疗效果可能不够理想。对于严重心力衰竭且上述治疗无效者,可进行心脏移植或采用人工心脏。目前,进行心肌细胞移植,使心肌细胞进入细胞周期的治疗思路也在研究之中。

病例分析

患者,女性,35岁,因发热、呼吸急促及心悸2周入院。6年前患者开始于劳动时自觉心悸气短,近半年来症状加重,同时出现下肢水肿。1个月前,曾在晚间睡梦中惊醒,气喘不止,经急诊抢救后好转而回家。近2周来,出现怕冷、发热、咳嗽、咳痰、痰中时有血丝,心悸气短加重。患者曾于七、八岁间因常患咽喉肿痛而行扁桃体摘除术,16岁后屡有膝关节肿痛史。

体格检查:体温39.8 ℃,脉搏160次/分,呼吸32次/分,血压100/70 mmHg。发育正常,营养欠佳,声音嘶哑,呼吸急促,重病容,口唇青紫,半卧位,嗜睡,颈静脉怒张。心界向两侧扩大,心尖部可闻及收缩期吹风样杂音及舒张期隆隆样杂音,肺动脉第二心音亢进。两肺可闻及广泛的湿啰音。腹部膨隆,移动性浊音阳性。肝在肋下6 cm,有压痛,脾在肋下3 cm。指端呈杵状。双下肢凹陷性水肿(＋＋＋)。

实验室检查:RBC 4.8×10^12/L,WBC 16.8×10^9/L,中性粒细胞90%,嗜酸性粒细胞2%,淋巴细胞10%。每日尿量300～500 mL,尿蛋白(＋),尿比重1.025,有少量红细胞,尿胆红素(＋＋),血胆红素31 μmol/L,血浆非蛋白氮25 mmol/L。

心电图显示异位节律,T波高尖,ST段下移,两心室肥厚。X线显示两肺纹理增粗,双肺散在大小不等、模糊不清的片状阴影,心脏向两侧扩大,肺动脉段突出。

入院后经强心、利尿、抗感染等综合治疗,症状稍有改善。次日夜晚,患者突然出现严重呼吸困难、烦躁不安,从口鼻涌出大量粉红泡沫样液体,经抢救无效死亡。

问题:
1. 该患者的临床诊断是什么?该患者发生了哪种类型的心力衰竭?
2. 该患者的病因和诱因是什么?
3. 该患者先后出现了哪些形式的呼吸困难?
4. 根据该患者的病情,请找出水肿的发病机制及其依据。
5. 该患者应选用哪些药物治疗?

(彭　璇)

肺功能不全

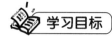

掌握:呼吸衰竭的概念和发病机制。

熟悉:呼吸衰竭时机体的主要功能代谢变化。

了解:呼吸衰竭的防治原则。

第一节　概　　述

机体通过呼吸不断地从外界环境中摄取氧并排出代谢所产生的二氧化碳。呼吸过程包括三个基本环节。①外呼吸:指肺通气(肺与外界的气体交换)和肺换气(肺泡与血液之间的气体交换);②气体在血液中的运输;③内呼吸:指血液与组织细胞之间的气体交换,以及细胞内生物氧化的过程。

呼吸衰竭(respiratory failure)是指各种原因引起肺通气和(或)肺换气功能严重障碍,以致在静息呼吸状态吸入空气时,出现低氧血症(PaO_2 降低)伴有或不伴有二氧化碳潴留($PaCO_2$ 增高),从而引起机体一系列病理生理改变和临床表现的综合征。呼吸衰竭缺乏特异性临床表现,因此其诊断主要依赖动脉血气分析:在海平面、静息状态、呼吸空气的条件下,PaO_2 低于 60 mmHg,伴有或不伴有 $PaCO_2$ 高于 50 mmHg,而且排除外呼吸功能外的原因,可诊断为呼吸衰竭。正常人在静息时,PaO_2随年龄与所处的海拔而异,成年人在海平面 PaO_2正常范围为$[(100-0.32×年龄)±4.97]$ mmHg;$PaCO_2$极少受年龄因素的影响,正常范围为 33～46 mmHg。

呼吸衰竭患者 PaO_2必定降低,根据 $PaCO_2$是否增高可将呼吸衰竭分为Ⅰ型(低氧血症型)呼吸衰竭和Ⅱ型(高碳酸血症型)呼吸衰竭;根据原发病变部位不同,可分为中枢性呼吸衰竭和外周性呼吸衰竭;根据主要发病机制不同,可分为通气性呼吸衰竭和换气性呼吸衰竭;根据发病的急缓,可分为急性呼吸衰竭和慢性呼吸衰竭。

第二节 病因和发病机制

外呼吸包括肺通气和肺换气两个基本环节,各种病因都是使通气和(或)换气过程发生严重障碍而引起呼吸衰竭。

一、肺通气功能障碍

正常成年人在静息时肺总通气量约为 6 L/min,其中有效通气量约为 4 L/min。当肺通气功能障碍时会引起肺泡通气不足,导致呼吸衰竭。根据发病机制不同,肺通气功能障碍分为限制性通气不足和阻塞性通气不足。

(一)限制性通气不足

吸气时肺泡扩张受限制而引起的肺泡通气不足称为限制性通气不足(restrictive hypoventilation)。正常人吸气是依靠吸气肌收缩引起,而呼气则是由肺泡弹性回缩和肋骨与胸骨借重力作用复位,前者是主动过程,后者是被动过程,主动过程更易发生障碍。其原因如下。

1. 呼吸肌活动障碍

呼吸肌舒缩的正常活动有赖于呼吸中枢的调节、神经冲动的传导及呼吸肌自身功能的完整。因此,很多因素可因呼吸肌活动障碍而导致限制性通气不足。例如:脑外伤、脑血管意外、脑炎、多发性神经炎等;麻醉药、镇静药、安眠药等过量所致的呼吸中枢抑制;呼吸肌疲劳、萎缩、缺氧、低钾血症、酸中毒所致的呼吸肌收缩力的减弱等。

2. 胸廓和肺的顺应性降低

呼吸肌收缩引起胸廓和肺扩张时亦需克服组织的弹性阻力,阻力的大小直接影响扩张程度。胸廓和肺的顺应性(compliance)常用来表示胸廓和肺的可扩张性。如弹性阻力增大,则顺应性减小,胸廓和肺就难以扩张;反之亦然。

胸廓的顺应性降低常见于严重的胸廓畸形、胸膜纤维化、大量胸腔积液等,因胸廓的弹性阻力增大,顺应性降低,限制胸廓的扩张导致肺通气不足。

肺的顺应性取决于肺的容量、肺的弹性和肺泡表面活性物质。当肺容量减小时,肺的顺应性降低,多见于肺叶(肺段)的广泛切除、肺实变、肺不张等;肺的弹性降低则顺应性降低,多见于严重的肺纤维化(石棉肺、矽肺、弥漫性肺间质纤维化等)、肺水肿等;肺泡表面活性物质的减少也引起肺的顺应性降低,多见于Ⅱ型肺泡上皮细胞的发育不全或急性肺损伤,如新生儿呼吸窘迫综合征、休克、创伤等。

3. 胸腔积液或气胸

胸腔大量积液时,肺严重受压,引起肺扩张受限;开放性气胸时,胸内负压消失,导致肺塌陷,从而发生肺限制性通气障碍。

(二)阻塞性通气不足

气道狭窄或阻塞所致通气障碍,称为阻塞性通气不足(obstructive hypoventilation)。

气道阻力是气体流动时,气体分子之间和气体与呼吸道内壁产生摩擦而形成的阻力。影响气道阻力的因素有气道的内径、长度、气道壁表面光滑程度、平滑肌张力、气流性质(层流、湍流)、气体密度与黏度及肺容积水平。其中,最主要的是气道内径。根据气道阻塞的部位不同,将其分为中央性气道阻塞和外周性气道阻塞。

1. 中央性气道阻塞

中央性气道阻塞指气管分叉处以上的气道阻塞。阻塞若位于胸外(如鼻塞、声带炎症水肿),吸气时气体流经病变部位时压力降低,使气道内压明显低于大气压,气管受压,气道阻力增大;呼气时因气道内压大于大气压而使阻塞减轻,故患者表现为吸气性呼吸困难。阻塞若位于中央气道的胸内部位,吸气时胸膜腔内压(胸内压)会降低,明显低于气道内压,使阻塞减轻;反之,呼气时胸内压增大而压迫气道,使阻塞加重,故患者表现为呼气性呼吸困难(图 12-1)。

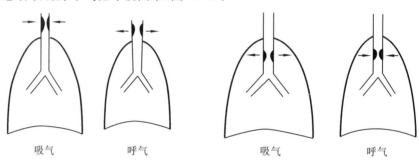

吸气　　　　　呼气　　　　　　吸气　　　　　呼气

图 12-1　胸外、胸内中央气道阻塞所致吸气性与呼气性呼吸困难

2. 外周性气道阻塞

外周性气道阻塞又称为小气道阻塞,指内径小于 2 mm 的细支气管阻塞。由于细支气管无软骨支撑,管壁薄,又与周围的肺泡组织紧密相连,因此,随着呼吸,其内径可扩大和缩小。吸气时肺泡扩张,牵拉细支气管使其口径变大和管道伸长;呼气时则相反。临床常见的引起外周性气道阻塞疾病有慢性支气管炎、支气管哮喘、慢性阻塞性肺气肿等。慢性阻塞性肺疾病往往侵犯小气道,由于病变管壁增厚或痉挛、管腔被分泌物阻塞、肺泡壁损害后对细支气管的牵拉作用降低,因此气道阻力进一步增大,患者主要表现为呼气性呼吸困难。

外周性气道阻塞的患者用力呼气可引起小气道闭合,导致严重的呼气性呼吸困难,其机制为:患者用力呼气时,胸内压、气道内压均大于大气压,推动肺泡气沿气道呼出,在此过程中,气道内压从肺泡到鼻、口腔进行性下降。因此,在呼出的气道上必定有一点气道内压与胸内压相等,这一点就称为等压点。一般把肺泡到等压点这段气道称为上游段,呼气时气道内压大于胸内压,气道不会被压缩;等压点到口、鼻这段称为下游段,气道内压小于胸内压,气道易被压缩。正常人的等压点位于有软骨支撑的较大气道,因而不会被压缩。而慢性支气管炎时,由于细支气管狭窄,气道阻力异常增加,气体流过狭窄的气道时耗能增加,使气道内压迅速下降;肺气肿时肺泡壁弹性回缩力减弱,使胸内压增高,可使等压点上移(移向肺泡端)。当等压点移至无软骨支撑的膜性气道时,用力呼气导致小气道闭合,就会出现严重的呼气性呼吸困难。

无论是限制性通气不足还是阻塞性通气不足,氧的吸入和二氧化碳的排出均受阻,肺泡气氧分压降低、二氧化碳分压增高,使血液流经肺泡时不能充分换气,导致 PaO_2 降低和 $PaCO_2$ 增高。因此,肺通气障碍引起的呼吸衰竭为 II 型呼吸衰竭。

二、肺换气功能障碍

肺换气功能障碍包括弥散障碍、肺泡通气与血流比例失调以及解剖分流增加。

(一) 弥散障碍

弥散障碍(diffusion impairment)是指由于肺泡膜面积减少、肺泡膜异常增厚和弥散时间缩短引起的气体交换障碍。氧和二氧化碳通过肺泡膜进行气体交换的过程是一个物理弥散过程,气体弥散速度取决于弥散系数(包括气体的相对分子质量和在血液中的溶解度)、肺泡膜两侧的气体分压差、肺泡膜面积与厚度等因素,气体弥散量还取决于血液与肺泡接触的时间。肺泡膜的病变引起弥散障碍的机制如下。

1. 肺泡膜面积减少

正常成人肺泡膜总面积约为 80 m^2,平静呼吸时,只需 35～40 m^2 的面积参与气体交换,运动时增加。因此,肺换气面积的储备量很大。只有当肺泡膜面积减少一半以上时,才可能因肺泡膜面积过少而发生弥散障碍。肺泡膜面积减少常见于肺叶切除、肺实变、肺不张、肺水肿等。

2. 肺泡膜厚度增加

肺泡膜非常薄,其平均厚度小于 1 μm。肺泡膜由肺泡上皮、毛细血管内皮及两者共有的基底膜所构成,通透性非常大。当肺泡膜增厚时,可因弥散距离增加而使气体弥散速度减慢。临床常见于肺水肿、肺间质纤维化、肺透明膜形成等。

3. 血液与肺泡的接触时间过短,弥散时间不足

正常机体在静息时血液流经肺泡毛细血管的时间约为 0.75 s,在剧烈运动时,约为 0.34 s。而完成气体交换的时间,O_2 只需 0.25 s,CO_2 更短。肺泡膜面积减少或厚度增加的患者,虽然气体弥散速度减慢,但在静息时仍可在 0.75 s 内完成气体交换,而不出现血气的异常,只有在体力负荷增加、情绪激动等使心输出量增加和肺血流速度加快时,血液和肺泡接触时间明显缩短的情况下,才会出现气体交换不充分(图12-2)。

当弥散障碍时,氧由肺泡弥散至血液的过程发生障碍,使 PaO_2 降低,一般无 $PaCO_2$ 增高。这主要是因为 CO_2 的溶解度比 O_2 的大,故弥散系数高,因此血液中的 CO_2 能较快地弥散入肺泡,甚至可因 PaO_2 降低刺激呼吸加深加快,发生代偿性过度通气而使 CO_2 排出增多,导致 $PaCO_2$ 降低。故弥散障碍所致呼吸衰竭属于 I 型(低氧血症型)呼吸衰竭。

(二) 肺泡通气与血流比例失调

肺换气功能的正常,不仅需要足够的肺泡通气和有效的气体弥散,还需要肺泡通

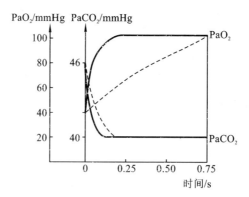

图 12-2　血液通过肺泡毛细血管时的血气变化

注:实线为正常人;虚线为肺泡膜增厚患者。

气量与肺血流量有适当的比例关系,即通气血流比值。

正常成人平静呼吸时,一分钟平均肺泡通气量($\dot{V}_A$)约为 4 L,一分钟平均肺血流量($\dot{Q}$)约为 5 L,通气/血流($\dot{V}_A/\dot{Q}$)值为 0.8,此时,肺换气功能处于最佳状态。由于受重力因素影响,肺内气体和血流的分布并不均匀,直立体位时,肺通气量和肺血流量自上而下都是递增的,但以血流量的增幅更为明显,因而肺上部 $\dot{V}_A/\dot{Q}$ 值可高达3.0,而肺底部仅为 0.6,但是通过自身调节机制,使总的 $\dot{V}_A/\dot{Q}$ 保持在最合适的值(0.8)。

当肺部病变时,部分肺泡的通气量不足或血流量减少,使肺泡的通气血流比例失调(ventilation-perfusion imbalance),可能是 $\dot{V}_A/\dot{Q}$ 下降,也可能是 $\dot{V}_A/\dot{Q}$ 增高,因而引起气体交换障碍,这是呼吸衰竭发生最常见的机制。

1. 部分肺泡通气不足

部分肺泡因阻塞性或限制性通气障碍而引起严重通气不足,但血流量未相应减少,$\dot{V}_A/\dot{Q}$ 值下降,造成流经该部分肺泡的静脉血未经充分动脉化便掺入动脉血中,称为静脉血掺杂(venous admixture)。因为这种情况类似动-静脉短路,故又称功能性分流(functional shunt,图 12-3)。正常成人也存在功能性分流,但仅约占肺血流量的 3%。临床上支气管哮喘、慢性支气管炎、阻塞性肺气肿等引起阻塞性通气障碍;肺纤维化、肺水肿等引起限制性通气障碍往往导致肺泡通气严重不均,功能性分流可以增至肺血流量的 30%~50%,从而严重地影响换气功能。

2. 部分肺泡血流不足

肺动脉栓塞、肺动脉炎、肺动脉收缩、肺毛细血管床大量破坏等可使部分肺泡的血液灌流量减少,而该部分肺泡的通气正常,则 $\dot{V}_A/\dot{Q}$ 值明显升高。这种通气良好的肺泡因血流量减少,导致肺泡内的气体得不到充分的利用,称为死腔样通气(dead space like ventilation,图 12-3)。正常人的生理性死腔气量与潮气量之比低于 30%,

严重肺疾病时可高达 $60\% \sim 70\%$。

　　肺泡通气与血流比例失调时的血气变化,无论是部分肺泡通气不足引起的功能性分流,还是部分肺泡血流不足引起的死腔样通气,都是肺换气功能障碍,主要引起 PaO_2 降低,至于 $PaCO_2$ 则可正常、降低或升高,这取决于 PaO_2 降低反射性引起肺代偿通气的程度,如代偿充分,$PaCO_2$ 可正常;代偿过度,CO_2 排出过多导致 $PaCO_2$ 降低;如果肺组织病变广泛,代偿不足,则 $PaCO_2$ 会增高。

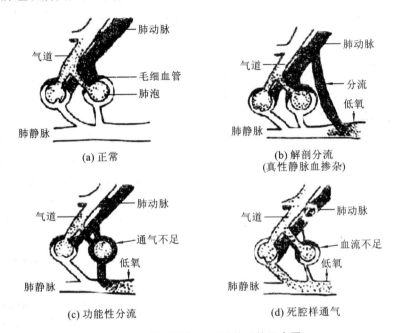

图 12-3　肺泡通气与血流关系的示意图

(三) 解剖分流增加

　　生理情况下,肺内也存在解剖分流(anatomic shunt),即有一小部分静脉血经支气管静脉和肺内少量开放的动-静脉吻合支直接流入肺静脉,以及经心内最小静脉直接流至左心,这些解剖分流的血流量占心输出量的 $2\% \sim 3\%$。这部分静脉血未经动脉化即流入体循环动脉血中,故称为真性分流(真性静脉血掺杂,true venous admixture)。

　　临床上解剖分流增加多见于:支气管扩张时伴有支气管血管扩张,肺小血管栓塞时肺动脉压增高导致的肺内动-静脉短路开放;严重创伤、休克时,可因肺微循环栓塞和肺小动脉收缩,使肺循环阻力升高引起肺内动-静脉短路开放;肺严重病变(如肺实变和肺不张),病变肺泡完全不能通气,但仍有血流,这些血液流经病变肺泡完全未进行气体交换而掺入动脉血,类似解剖分流。

　　解剖分流增加引起的换气障碍,其血气变化也仅有 PaO_2 降低。鉴别功能性分流与真性分流的一个有效的方法是吸入纯氧:如吸入纯氧能提高 PaO_2,则为功能性分流；而对真性分流，吸入纯氧并不能提高 PaO_2。

肺泡通气与血流比例失调的情况见图 12-3。

临床呼吸衰竭的发病机制中，单纯的肺通气不足、弥散障碍或通气血流比例失调的情况较少见，通常是几个因素共同存在或相继发生作用。例如急性呼吸窘迫综合征（acute respiratory distress syndrome，ARDS）就是一个典型的例子。

急性呼吸窘迫综合征是因急性肺损伤（acute lung injury，ALI）引起的一种急性呼吸衰竭。它以弥漫性呼吸膜损伤为主要病理特征，临床上主要表现为进行性呼吸困难和顽固性低氧血症。急性肺损伤引起呼吸衰竭的机制如下。

1. 弥散障碍

由于肺泡-微血管膜受损，微血管内皮与肺泡上皮的通透性增高，引起肺间质和肺泡水肿（非心源性肺水肿）及肺透明膜形成，导致气体弥散障碍。

2. 通气血流比例失调

（1）通气障碍：主要为限制性通气障碍，由肺顺应性降低所致。机制如下。①肺间质与肺泡水肿，使肺泡壁增厚，肺的扩张受限；②肺泡Ⅱ型上皮细胞损伤使肺泡表面活性物质减少，肺泡萎陷；③后期的肺泡上皮增生和纤维化。此外，炎性分泌物和水肿液堵塞小气道，以及炎性介质（如白三烯）使支气管痉挛也可引起阻塞性通气障碍。

（2）功能性分流：由于部分肺泡通气不足，流经这些肺泡的静脉血未能充分动脉化，功能性分流增加。

（3）死腔样通气：肺微血管的栓塞或 DIC、肺微血管的收缩使部分肺泡通气正常而血流减少。

在上述机制中，肺泡通气血流比例失调是 ARDS 患者的主要发病机制，加上弥散障碍，导致 PaO_2 降低，由于 PaO_2 降低对血管外周化学感受器的刺激，以及肺充血水肿对肺泡毛细血管旁 J 感受器的刺激，呼吸加深加快，呼吸窘迫，$PaCO_2$ 降低。患者常表现为Ⅰ型（低氧血症型）呼吸衰竭。极其严重者，可因肺部广泛病变，肺总通气量减少，发生Ⅱ型（高碳酸血症型）呼吸衰竭（图 12-4）。

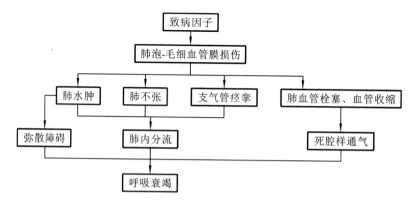

图 12-4　ARDS 患者呼吸衰竭发病机制示意图

第三节　呼吸衰竭时机体的功能代谢变化

无论是通气障碍还是换气障碍引起的呼吸衰竭,其基本的病理生理变化都是低氧血症伴有或不伴有高碳酸血症。它们是机体发生功能和代谢变化的基础,对机体的危害主要取决于其发生速度、严重程度、持续时间和机体本身的功能、代谢状态。

一、酸碱平衡及电解质代谢障碍

呼吸衰竭可引起单纯型酸碱平衡紊乱,但更多的是混合型酸碱平衡紊乱。

(一) 呼吸性酸中毒

Ⅱ型呼吸衰竭时,由于肺通气不足,二氧化碳排出受阻,血浆中 H_2CO_3 原发性增加,产生高碳酸血症,此时,血浆中电解质也发生变化:血清钾浓度增高;血清氯浓度降低。造成低血氯的主要原因是高碳酸血症时红细胞中 HCO_3^- 生成增多,与细胞外 Cl^- 交换,使 Cl^- 进入细胞内;此外,酸中毒时肾小管上皮细胞产生 NH_3 增多,重吸收 HCO_3^- 增多,增加尿中 NH_4Cl 和 $NaCl$ 的排出,故血清 Cl^- 浓度降低。如果呼吸性酸中毒合并代谢性酸中毒,血氯可正常。

(二) 代谢性酸中毒

Ⅰ型和Ⅱ型呼吸衰竭时均有低氧血症,均可引起代谢性酸中毒。严重缺氧时,细胞无氧代谢加强,乳酸等酸性代谢产物增多,引起 pH 值下降。此外,呼吸衰竭时可能合并功能性肾功能不全,可引起代谢性酸中毒。此外,导致呼吸衰竭的原发病或病理过程,如感染、休克也均可导致代谢性酸中毒。此时,血浆中电解质会出现高血钾和高血氯。高血钾是由于酸中毒时细胞内 K^+ 外移及肾小管排 K^+ 减少;高血氯是由于代谢性酸中毒时 HCO_3^- 降低,使肾排 Cl^- 减少。

(三) 呼吸性碱中毒

Ⅰ型(低氧血症型)呼吸衰竭患者,因严重缺氧造成肺过度通气,二氧化碳排出过多,$PaCO_2$ 明显下降,发生呼吸性碱中毒。此时,患者可出现低血钾和高血氯。

二、呼吸系统的变化

呼吸衰竭时,低氧血症和高碳酸血症会引起呼吸系统的功能变化。当 PaO_2 低于 60 mmHg 时,可通过刺激颈动脉体与主动脉体外周化学感受器反射性兴奋呼吸中枢,呼吸运动增强,肺通气量增加;当 PaO_2 低于 30 mmHg 时,直接抑制呼吸中枢,并超过反射性兴奋作用,而使呼吸抑制。当 $PaCO_2$ 大于 50 mmHg 时,直接作用于中枢化学感受器,兴奋呼吸中枢,使呼吸加深加快;当 $PaCO_2$ 大于 80 mmHg 时,直接抑制呼吸中枢,此时机体的呼吸运动主要依靠 PaO_2 降低对血管外周化学感受器的刺激。

引起呼吸衰竭的原发疾病也会引起呼吸功能的变化。如阻塞性通气障碍时,由于阻塞部位不同,可引起患者出现吸气性呼吸困难或呼气性呼吸困难;肺顺应性降低所致限制性通气障碍时,由于刺激牵张感受器或肺毛细血管旁感受器(J 感受器),反射性引起呼吸变浅变快;中枢性呼吸衰竭时,呼吸浅而慢,可出现潮式呼吸(陈-施式呼吸)、间歇呼吸、抽泣样呼吸等呼吸节律紊乱。其中最常见的是潮式呼吸,其机制可能是由于呼吸中枢兴奋性过低而使呼吸暂停,此时血中 CO_2 慢慢蓄积,当 $PaCO_2$ 大于 50 mmHg 时可兴奋呼吸中枢,使呼吸加深加快,这时排出 CO_2 增多,使 $PaCO_2$ 降低到一定程度又导致呼吸暂停,如此形成周期性呼吸运动。

三、循环系统的变化

呼吸衰竭时,轻、中度缺氧和高碳酸血症可兴奋心血管中枢和交感神经,使心率加快、心收缩力增强、外周血管收缩、全身血液重新分配,同时,呼吸运动增强可使静脉回流增加,导致心输出量增加。但严重的缺氧和 CO_2 潴留可抑制心血管中枢,导致心率减慢、心收缩力下降、外周血管扩张、血压降低、心律失常等严重后果。

肺的慢性器质性病变在引起呼吸衰竭的同时,可引起右心负荷增加,进而引起右心肥大和衰竭,即肺源性心脏病(pulmonary heart disease)。其发病机制比较复杂,主要与以下因素有关。①肺动脉高压增加右心后负荷,缺氧和 CO_2 潴留所致的酸中毒可使肺小动脉收缩,压力增高,血管长期收缩使肺血管壁增厚、硬化、狭窄,进一步形成稳定而持久的肺动脉高压,有些肺部病变如肺小动脉炎症、栓塞等也可形成肺动脉高压;②长期缺氧使红细胞代偿性增多,血黏度增加,肺循环阻力增加导致右心后负荷增大;③缺氧、酸中毒可直接抑制心肌舒缩功能;④呼吸困难时,用力呼气使胸内压异常增大,心脏舒张受限,用力吸气则使胸内压异常减小,心脏收缩受限,最终形成右心衰竭。

四、中枢神经系统的变化

呼吸衰竭时,缺氧和 CO_2 潴留可引起中枢神经系统的功能变化。当 PaO_2 低于 60 mmHg 时,患者可出现智力和视力减退,当 PaO_2 低于 50 mmHg 时,就会引起一系列症状,如头痛、不安、定向和记忆障碍、精神错乱、嗜睡、惊厥、昏迷等。慢性呼吸衰竭 CO_2 潴留和缺氧可引起中枢神经的损伤,特别是当 $PaCO_2$ 超过 80 mmHg 时,可引起头痛、头晕、烦躁不安、言语不清、扑翼样震颤、精神错乱、嗜睡、抽搐、呼吸抑制等,即所谓 CO_2 麻醉。

由呼吸衰竭引起的脑功能障碍,称为肺性脑病(pulmonary encephalopathy)。常发生于 Ⅱ 型(高碳酸血症型)呼吸衰竭患者,其发病机制如下。

(一)酸中毒和缺氧对脑血管的作用

酸中毒和缺氧都会引起脑血管扩张。$PaCO_2$ 升高 10 mmHg 使脑血流量约增加 50%。酸中毒和缺氧还能损伤血管内皮使血管壁通透性增高,引起脑间质水肿。此外,缺氧时 ATP 生成减少,影响细胞膜上钠泵功能,可使细胞内钠水增多,因而形成脑细胞水肿。脑充血、水肿使颅内压增高,压迫脑血管进一步加剧缺氧,严重时可形成脑疝。

(二)酸中毒和缺氧对脑细胞的作用

高碳酸血症时,由于 CO_2 是脂溶性的,能自由通过血脑屏障进入脑脊液,使脑脊液 pH 值降低。当脑脊液 pH 值低于 7.25 时,脑电波变慢,pH 值低于 6.8 时则脑电活动完全停止。神经细胞内酸中毒,一方面,可增加脑谷氨酸脱羧酶的活性,使 γ-氨基丁酸生成增多,导致中枢抑制;另一方面,增强磷脂酶活性,使溶酶体酶释放,导致脑组织和细胞损伤。

五、肾功能的变化

呼吸衰竭时,由于缺氧、酸中毒引起交感神经兴奋,肾血管收缩,使肾血流量减少,肾小球滤过率降低,肾功能出现不同程度的损伤。轻者尿中出现蛋白、红细胞、白细胞、管型等,重者发生功能性急性肾衰竭,出现少尿、氮质血症、代谢性酸中毒等。

六、胃肠变化

呼吸衰竭时,缺氧、酸中毒可通过交感神经兴奋,使腹腔内脏血管收缩,胃肠黏膜缺血,导致糜烂、坏死、出血、溃疡形成。此外,CO_2 潴留可增强碳酸酐酶活性,使胃酸分泌增多。

第四节　呼吸衰竭防治的病理生理基础

一、防治原发病

积极治疗原发病是防治呼吸衰竭的关键。如慢性阻塞性肺疾病的患者发生上呼吸道感染,可诱发呼吸衰竭和右心衰竭,故应注意预防,一旦发生感染,应积极进行抗感染治疗。

二、改善肺通气,降低 $PaCO_2$

肺总通气量减少是导致 $PaCO_2$ 增高的原因,应通过改善肺通气功能增加肺泡通气量来降低 $PaCO_2$。常用的改善肺通气的方法有祛痰、解痉、抗炎、保证呼吸道通畅。必要时使用呼吸中枢兴奋剂、作气管插管或气管切开术及使用机械辅助通气。

三、氧疗,提高 PaO_2

无论是哪种类型的呼吸衰竭,均会出现低氧血症,根据呼吸衰竭血气变化的不同特点,分别给予不同的氧疗方案:对于只有 PaO_2 降低而不伴有 $PaCO_2$ 升高的 I 型呼吸衰竭,宜吸入较高浓度的氧(一般不超过 50%),尽快提高 PaO_2 至 60 mmHg 以上, SaO_2 上升到 85% 以上;对于既有 PaO_2 降低又伴有 $PaCO_2$ 增高的 II 型呼吸衰竭,当 $PaCO_2$ 超过 80 mmHg 时,会直接抑制呼吸中枢,此时呼吸的兴奋主要来自低氧血症对血管外周化学感受器的刺激,因此应持续性给予低浓度、低流量的氧(氧浓度不超过 30%,鼻导管给氧,流量为 1～2 L/min),使 PaO_2 上升到 55 mmHg 左右即可,此时 SaO_2 已达 80% 以上。如缺氧完全纠正,则反而抑制呼吸,使 $PaCO_2$ 更高。

四、改善内环境紊乱和支持重要器官功能

注意纠正水、电解质及酸碱平衡紊乱,保护心、脑、肾等其他重要器官的功能,防止肺源性心脏病与肺性脑病等严重并发症的发生。

病例分析

女,38 岁,发作性喘息 26 年,下肢水肿 10 d 入院。体格检查:呼吸 24 次/分,唇甲发绀,杵状指,双肺满布哮鸣音及湿性啰音,呼吸延长,叩诊过清音,双侧颈静脉充盈,肝颈静脉回流征(+),双下肢凹陷性水肿。ECG 示:右室肥厚,心肌缺血。血气结果:pH7.29,$PaCO_2$ 77.7 mmHg,PaO_2 57.8 mmHg,BE 10.9 mmol/L,HCO_3^- 37.7 mmol/L。

问题:

1. 该患者出现了哪些基本病理过程?

2. 该患者呼吸衰竭根据血气分析属于哪种类型?机制如何?

(卢 红)

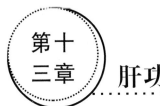

第十三章 肝功能不全

第一节　概　　述

　　肝脏是人体最大的腺体,参与体内的消化、代谢、排泄、解毒以及免疫等功能。特别是从胃肠吸收的物质几乎均进入肝脏,在肝内进行合成、分解、转化、储存,因此,肝脏也是最大的代谢器官。致肝损害的各种病因作用于肝组织后,可引起不同程度的细胞损害及肝功能障碍。肝脏细胞通过自分泌和(或)旁分泌的各种生物活性物质及细胞因子等,相互传递信息,调节肝脏的功能和代谢。因此,近年来认为细胞因子网络的平衡失调在肝细胞损害及肝功能障碍的发生、发展中有重要作用。

一、肝脏疾病的常见原因和发生机制

(一) 感染

1. 病毒感染

　　任何肝炎病毒都可引起病毒性肝炎。目前已发现 7 种病毒可导致病毒性肝炎,分别是甲型肝炎病毒(HAV)、乙型肝炎病毒(HBV)、丙型肝炎病毒(HCV)、丁型肝炎病毒(HDV)、戊型肝炎病毒(HEV)、己型肝炎病毒(HFV)和庚型肝炎病毒(HGV)。其中除己型肝炎病毒外,其他各型均已确定。我国是病毒性肝炎高发区,尤其是乙型病毒性肝炎。病毒性肝炎的发病与感染病毒的量、毒力以及途径有关,还

与病毒入侵机体后,机体产生的反应状态相关。如小量病毒往往导致患者隐性感染,成为病毒携带者;大量病毒感染则导致严重的病变。肝细胞被肝炎病毒感染后,可引起机体的细胞免疫及体液免疫反应。这些反应一方面可以杀灭病毒,另一方面也可攻击感染的肝细胞,使肝细胞损伤。一般认为,T淋巴细胞介导的细胞免疫反应是引起肝细胞损伤的主要原因。

2. 其他感染性疾病

除肝炎病毒外,某些细菌及阿米巴滋养体可引起肝脓肿;某些寄生虫如肝吸虫、血吸虫等可累及肝脏,造成一定程度的肝损害。

（二）药物、化学物质和毒物

1. 药物

肝脏在药物代谢中起着十分重要的作用,大多数药物在肝内经生物转化而被排出体外。许多药物本身或其代谢产物对肝脏具有明显的毒性作用,可造成肝脏的损害和病变,其程度取决于药物的剂量和毒性等。目前已知有200余种药物,如抗生素类、中枢神经类药物及麻醉剂等,可引起程度不同的肝损害。药物所致肝损害一般分为过敏性肝损害与中毒性肝损害。通常,药物或毒物摄入后,与肝细胞内的细胞色素P450酶系及一些基团,如葡萄糖醛酸、硫酸酯甲基、巯基、甘氨酸、谷氨酸、芳香基等结合,而被解毒。如果此防御功能失效,有毒产物也可与蛋白质等结合,引起脂质过氧化、蛋白质硫代氧化等,最终导致细胞崩解、死亡。

2. 酒精

肝脏是酒精的主要代谢器官。进入体内的酒精可直接或通过其代谢产物乙醛损害肝脏。此外,嗜酒所致的营养缺乏也起一定作用。慢性中毒可引起脂肪肝、酒精性肝炎和肝硬化。酒精性肝炎在发达国家是中青年死亡的主要原因之一,在我国的发病率也呈上升趋势,应该引起重视。

3. 工业毒物

工业毒物有含砷的杀虫剂、磷、锑、四氯化碳、三氯乙烯、氯仿、硝基苯和三硝基甲苯等。其中,四氯化碳常用于复制肝损伤的动物模型。

（三）营养因素

单纯的营养缺乏不会导致肝病的发生,但它对肝病的发生、发展可能有促进作用。如营养缺乏、饥饿时,肝糖原、谷胱甘肽等减少,可使肝脏的解毒功能降低或使毒物损害肝的作用增强。此外,有时随食物一起摄入的黄曲霉毒素、亚硝酸盐等,也可促进肝病的发生。

（四）代谢异常

遗传缺陷,可使某些物质出现代谢障碍,致使这些物质在肝脏沉积,引起肝细胞变性、坏死和结缔组织增生。很多遗传性代谢缺陷及分子病等可累及肝脏,造成肝炎、脂肪肝和肝硬化等。如肝豆状核变性（Wilson病）是铜代谢障碍的常染色体隐性遗传病,大量的铜在肝脏沉积可引起肝硬化。原发性血色病是一种遗传性铁代谢病,含铁血黄素沉积于肝内,导致肝损害。糖、脂肪、氨基酸等遗传性代谢病,如半乳糖血症、高脂血症、酪氨酸血症(肝肾型)等也可导致肝炎、肝硬化等。

(五) 免疫因素

肝脏细胞自分泌和(或)旁分泌的很多炎症性细胞因子,在肝细胞的损害及肝功能障碍中有重要作用。特别是病毒性肝炎和某些自身免疫性肝病,如原发性胆汁性肝硬化、慢性活动性肝炎和原发性硬变性胆管炎等的发生、发展过程中,由于激活了以 T 淋巴细胞为介导的细胞免疫功能,故产生肝细胞损害及肝功能障碍。其中杀伤性 T 细胞(CTL)是最重要的效应细胞。

二、肝脏细胞与肝功能障碍

肝脏是由肝实质细胞(即肝细胞)和非实质细胞所构成。肝非实质细胞包括肝巨噬细胞即枯否细胞(Kupffer 细胞)、肝星状细胞即储脂细胞、肝脏相关淋巴细胞即Pit 细胞,以及肝窦内皮细胞。

肝脏是人体内最大的实质性器官,具有分泌、排泄和生物转化等重要功能,不仅在糖类、脂类、蛋白质、维生素和激素等物质代谢中有重要作用,同时还有调节机体血容量、维持体液平衡和免疫吞噬等作用。肝脏细胞受到各种病因的严重损害,其代谢、分泌、合成、解毒、免疫等功能出现严重障碍,导致机体出现黄疸、出血、感染、肾功能障碍及肝性脑病等临床综合征,称为肝功能不全(hepatic insufficiency)。一般将肝功能不全晚期称为肝功能衰竭(hepatic failure),最终几乎均发生肝性脑病(hepatic encephalopathy)。

现将肝脏各种细胞异常导致肝功能障碍的机制分述如下。

(一) 肝细胞损害与肝功能障碍

肝细胞是完成肝脏功能的主要细胞。肝细胞可合成许多种蛋白质,如白蛋白、纤维蛋白原、凝血酶原、脂蛋白、补体蛋白以及多种载体蛋白等;合成胆汁及胆红素;参与脂类与激素的代谢和生物转化等。机体从肠道吸收的有害物质或代谢过程中产生的某些有毒产物也经肝细胞解毒。此外,某些药物的代谢也需肝细胞的参与。肝细胞的损害可导致肝脏功能障碍,表现如下。

1. 代谢障碍

(1) 糖代谢障碍:肝脏为调节血糖浓度的主要器官,可通过糖原的合成和分解、糖异生和其他单糖的转化等维持血糖浓度的恒定。肝糖原是血糖的主要来源,肝细胞的功能障碍可导致低血糖。其机制可能与下列因素有关。①受损肝细胞内质网葡萄-6-磷酸酶活性降低,肝糖原转变为葡萄糖过程障碍。②肝细胞大量死亡可使肝糖原储备明显减少。③肝细胞灭活胰岛素功能降低,可使血中胰岛素含量增加,出现低血糖。个别肝功能障碍患者可出现糖耐量降低。

（2）蛋白代谢障碍：主要是低蛋白血症。肝脏中氨基酸占总代谢库的10％，其代谢很旺盛。肝对血中氨基酸浓度相对稳定有重要作用。近31种血浆蛋白是在肝细胞合成，特别是白蛋白，每天合成约12 g，肝细胞的大量死亡和肝细胞的代谢障碍使白蛋白合成减少，产生低蛋白血症，一方面，出现血浆胶体渗透压的降低，导致水肿、出现腹腔积液；另一方面，白蛋白的运输功能也受到影响。此外，缺少造血原料，导致贫血；凝血因子合成减少，造成出血倾向；应激时急性反应蛋白的产生不足，使机体的防御功能下降；合成多种运载蛋白功能障碍（如运铁蛋白、铜蓝蛋白等），也可导致相应的病理改变。

（3）脂类代谢障碍：肝细胞在脂类代谢过程中发挥重要的作用。肝脏通过合成极低密度脂蛋白和高密度脂蛋白，将其合成的三酰甘油、磷脂及胆固醇分泌入血。但肝功能障碍时，肝内脂肪运输障碍而出现脂肪肝。肝脏对胆固醇的形成、酯化及排泄也有重要作用，胆固醇在肝内经酯化生成胆固醇酯，从而提高胆固醇的转运能力。肝功能不全时，因胆固醇酯化障碍，胆固醇酯与胆固醇的比值降低。由于肝脏将胆固醇转化为胆汁酸的能力下降，血中胆固醇总量升高。此外，胆汁酸盐有助于脂类的消化与吸收，肝功能不全时，由于胆汁分泌减少引起脂类吸收障碍，患者可出现脂肪泻、厌油腻食物等。

2. 水、电解质及酸碱平衡紊乱

（1）水肿：严重肝功能不全患者常有体液的异常积聚，被称为肝性水肿（hepatic edema）。主要表现为腹腔积液。发生机制如下。

① 血浆胶体渗透压降低：肝功能降低，白蛋白合成减少，血浆胶体渗透压降低，导致组织液生成增多。

② 门脉高压：肝硬化时，肝内纤维组织增生和肝细胞结节状再生，压迫门静脉分支，导致门静脉高压；另外，肝内肝动脉-门静脉间异常吻合支的形成，使动脉血流入门静脉，也可使门静脉压增高。门静脉压增高使肠系膜毛细血管压增高，液体漏入腹腔增多，产生腹腔积液。

③ 淋巴循环障碍：肝硬化时，肝血窦内压升高，由于肝窦壁通透性高，因而包括蛋白在内的血浆成分进入肝组织间隙，超过淋巴回流的代偿能力，则从肝表面漏入腹腔，形成腹腔积液。

④ 钠水潴留：醛固酮和抗利尿激素灭活减少，可引起钠水潴留。

（2）低钾血症：肝硬化等肝病晚期患者出现大量腹腔积液后，有效循环血量减少，激活肾素-血管紧张素-醛固酮系统；肝细胞损伤又使醛固酮灭活减少，导致醛固酮增多，使肾排钾增多而致低钾血症。

（3）低钠血症：有效循环血量减少引起抗利尿激素分泌增加，而肝功能障碍又使其灭活减少，使肾小管重吸收水增多，可造成稀释性低钠血症。由于细胞外液渗透压降低，水进入细胞内，导致细胞内水肿，脑细胞水肿可产生中枢神经系统功能障碍。

（4）碱中毒：血钾降低，使细胞外氢离子进入细胞内，导致代谢性碱中毒。肝功能不全时常合并低氧血症、贫血及高氨血症,这些因素可导致过度换气,引起呼吸性碱中毒。

3. 胆汁分泌和排泄障碍

胆红素的摄取、运载、酯化、排泄等功能均由肝细胞完成。肝细胞损害,可产生高胆红素血症和肝内胆汁淤积症。

体内的血红蛋白、肌红蛋白、细胞色素、过氧化氢酶、过氧化物酶等均为含血红素的蛋白质,其分解可产生胆红素。其中衰老红细胞破坏后产生的胆红素占80%～85%,成为体内胆红素的主要来源。机体内的衰老红细胞膜发生变化,可被单核吞噬细胞识别并吞噬,在吞噬细胞内分解为珠蛋白和血红素,其中珠蛋白分解为氨基酸,可被重新利用。而血红素则在细胞内质网的血红素氧化酶(heme oxygenase)的作用下,生成胆绿素。胞液中的胆绿素在胆绿素还原酶作用下,生成非酯型胆红素,透过细胞膜而进入血液,在血液中主要与血浆白蛋白结合为复合物而运至肝脏。经肝细胞膜上的载体摄入胞内,再与胞浆中的Y蛋白,即谷胱甘肽S-转移酶(glutathione S-transferase,GST)结合,被转运至内质网。在内质网的胆红素-UDP葡萄糖醛酸基转移酶(bilirubin UDP-glucuronyl transferase,bilirubin-UGT)的作用下被酯化。酯型胆红素与胞浆中的GST结合再运往肝细胞的毛细胆管侧的胞膜处,经载体排泄入毛细胆管中。由于遗传、病毒、药物及毒物等原因使肝细胞对胆红素的摄取、运载、酯化和排泄等任一个环节功能障碍时,均可产生高胆红素血症(hyperbilirubinemia)或黄疸(jaundice 或 icterus)。

肝细胞也通过各种载体摄入、运载和排泄胆汁酸。肝细胞对机体内的异物或废物进行解毒,并排至体外,其主要的排泄通路是随着胆汁流,排入十二指肠,最后从粪便排出。随胆汁排出的主要有胆汁酸、酯型胆红素、胆固醇、卵磷脂等。胆汁酸是胆汁流的重要驱动力。一旦胆汁酸排入毛细胆管内,Na^+随即移入毛细胆管,产生渗透压差,使水进入毛细胆管内。这称为胆汁酸依赖性胆汁流(bile acid-dependent flow)。胆汁酸依赖性胆汁流障碍时可致肝内胆汁淤滞性黄疸。此外,胆汁酸也促进脂溶性维生素和胆固醇在消化道的吸收和在胆汁中的分泌。肝内胆汁酸浓度过高将损害肝细胞,因此,肝细胞存在相应的载体将胆汁酸不断排出。当肝细胞对胆汁酸摄取、转运和排泄功能障碍时,将导致肝内胆汁淤积。

4. 凝血功能障碍

绝大多数凝血因子由肝细胞合成,重要的抗凝物质如蛋白C、抗凝血酶-III等也由肝细胞合成,肝细胞还合成纤溶酶原、抗纤溶酶等。此外,很多激活的凝血因子和纤溶酶原激活物等也由肝细胞清除,这些足以说明肝细胞在凝血与抗凝过程中的重要性。肝功能严重障碍可诱发DIC。

5. 生物转化功能障碍

(1)药物代谢障碍:很多药物可损害肝细胞,同时损害的肝细胞也降低了对药物的代谢能力,药物的毒、副作用增加,易发生药物中毒。肝细胞功能障碍所致的血清白蛋白减少使血中游离型药物增多,药物在体内的分布、代谢及排泄等发生变化。此外,肝硬化时,侧支循环建立,可使药物绕过肝脏而免于被肝细胞代谢。因此,肝病患者用药要慎重。

(2)解毒功能障碍:肝细胞损害可致解毒功能障碍,特别是来自肠道的有毒物质,如氨、胺类、γ-氨基丁酸等不能在肝脏进行生物转化而蓄积于体内,可引起中枢神经系统功能障碍,甚至发生肝性脑病。

(3)激素灭活减弱:肝细胞在激素灭活过程中有重要作用,肝细胞受损后,可引起激素的灭活功能障碍,必定造成内分泌功能紊乱,出现一系列临床表现。如胰岛素的灭活减弱,在低血糖和肝性脑病的发病中有重要作用。醛固酮、抗利尿激素的灭活减弱,在水肿的发病中有重要作用。雌激素灭活减弱,女性患者可产生月经失调、闭经、不孕等,男性患者常有性欲减退、睾丸萎缩、乳房发育等表现。此外,雌激素过多引起小动脉扩张,患者可出现蜘蛛痣、肝掌。

(二)肝 Kupffer 细胞与肠源性内毒素血症

Kupffer 细胞是肝窦内的巨噬细胞,约占全身巨噬细胞的 80%。它来源于骨髓及血液中的单核细胞,约占肝细胞总数的 11%。Kupffer 细胞在吞噬、清除来自肠道的细菌、病毒及异物等方面起着重要作用,并参与清除衰老、破碎的红细胞,也参与监视、抑制、杀伤肿瘤细胞。它在抗原提呈、T 淋巴细胞增殖等方面也具有重要作用。在一定条件下,Kupffer 细胞还会产生一系列生物活性物质和多种细胞因子,在肝细胞的损害和肝功能障碍中有重要作用。

1. Kupffer 细胞被激活,可损害肝细胞,促进肝功能障碍

Kupffer 细胞在吞噬细菌或菌体成分后,借助于受细菌激活的活性氧等杀菌,但同时也可以损害肝细胞。

Kupffer 细胞可产生多种细胞因子,如 TNF-α、IL-1、IL-6、IL-10 等。TNF-α 是 Kupffer 细胞产生的重要的细胞因子,有细胞损害作用。TNF-α 以三聚体形式存在,它与肝细胞膜上的 TNF 受体 1(TNFR$_1$)结合后,诱导肝细胞凋亡。TNF-α、IL-1 还可通过旁分泌作用,诱导肝细胞的 NO 产生,NO 可抑制肝细胞的蛋白质合成;还可使肝细胞产生 IL-8 增多。IL-8 作为一种高分子的趋化性蛋白,可使炎症细胞如粒细胞、单核吞噬细胞等聚集在肝脏,并使其激活,诱导活性氧等产生增多。这样,细胞因子在肝损害中形成恶性循环。

此外,Kupffer 细胞释放组织因子,引起血液凝固,造成肝微循环障碍,也可间接引起肝损害。

2. Kupffer 细胞功能障碍可导致肠源性内毒素血症

严重肝病、肝硬化时,大量侧支循环的建立,可使来自肠道的内毒素绕过肝脏,不能被 Kupffer 细胞清除;此外,严重肝病时肠黏膜屏障功能障碍,这些均使内毒素入血增加。此外,由于严重肝病时,肝内淤滞的胆汁酸、胆红素等可使 Kupffer 细胞功能抑制,对内毒素清除减少,因此,严重肝病时可出现肠源性内毒素血症。

（三）肝星形细胞与肝纤维化

肝星形细胞即储脂细胞,约占肝细胞总数的5%,存在于肝脏的Disse腔。细胞质中有很多脂肪滴,其中含有酯型维生素A(占体内维生素A的80%～90%)。该细胞沿肝窦内皮细胞的外侧面伸出树枝状突起,包围肝窦内皮细胞,也与肝细胞相连。其胞体可以舒缩,使肝窦内径发生变化以调节肝窦血流。

在正常肝脏,星形细胞处于静止期,当肝脏受损后,在坏死灶内及周边区的星形细胞被活化,星形细胞的激活与肝纤维化有直接关系。星形细胞激活后,其形态和功能发生很大变化,主要表现如下。①胞内脂肪滴消失,维生素A减少。②活化的星形细胞高度表达平滑肌α肌动蛋白,具有肌细胞的特征,即向肌成纤维细胞(myofibroblast)转化。③活化的星形细胞内蛋白质合成旺盛,因细胞内肌动蛋白细丝合成增加,细胞的收缩能力增强。④星形细胞激活后合成大量的Ⅰ型胶原,使细胞外基质由正常时以Ⅲ、Ⅳ型胶原为主变成以Ⅰ型胶原为主。激活的星形细胞DNA合成增加、增殖活跃,这些增殖的细胞使细胞外基质的产生进一步增多,这是导致肝纤维化的主要原因。⑤星形细胞激活后,细胞外基质的分解酶——基质金属蛋白酶(matrix metalloproteinase,MMP)的表达降低,而该酶阻断剂——金属蛋白酶组织抑制物(tissue inhibitor of metalloproteinase,TIMP)的表达增强。这一变化也促进了肝纤维化。⑥星形细胞通过自分泌和(或)旁分泌产生的很多细胞因子在肝纤维化中也有重要作用,这些因子主要有转化生长因子(TGF-β)、碱性成纤维细胞生长因子(b-FGF)、内皮素(ET)和血管内皮生长因子(VEGF)等。

应当指出,肝纤维化虽然最终可导致肝硬化,但它也是对因坏死而脱落的肝组织的修复,因此,实际上也是一种代偿反应。

（四）肝窦内皮细胞与肝功能障碍

肝窦内皮细胞是覆盖肝窦表面的细胞,占肝脏细胞总数的13%。与一般血管内皮细胞同样,它也产生抗凝因子,但其血栓调节蛋白(thrombomodulin)表达低下,故其抗凝活性也低。因此,与一般毛细血管内皮相比,易产生凝血。肝窦内皮细胞缺乏基底膜,该细胞镜下可见很多100 nm的小孔,并聚集成筛板,这些小孔受肌球-肌动蛋白系统的调节,借助于小孔,物质可由窦内向Disse腔移动,从而调节血液、肝细胞间的物质交换。

慢性肝病时肝窦内皮细胞的形态和功能均可发生变化,在形态上可见小孔变小、数量减少,内皮细胞下基底膜形成,这些改变可使肝脏微循环障碍,影响肝细胞的营养和气体交换,造成肝细胞缺血缺氧,进一步加重肝细胞损害和肝功能障碍。

（五）肝脏相关淋巴细胞(Pit细胞)与肝功能障碍

肝脏相关淋巴细胞(liver-associated lymphocytes,LAL)也称Pit细胞、肝大颗粒淋巴细胞,约占肝脏细胞总数的0.5%。它是黏附在肝窦壁的淋巴细胞,其特征是有致密颗粒和杆状核心小泡,致密颗粒由粗面内质网合成,其中含有穿孔素、颗粒酶、蛋白聚糖分子等物质。而小泡的核心中可能含有强杀伤性物质。LAL 具有 NK 活性和抗体依赖细胞毒性作用。它可以杀伤和溶解靶细胞,也可诱导靶细胞凋亡,在防止肝脏肿瘤细胞的出现和增殖方面具有重要作用。慢性肝炎时,LAL 可通过黏附分子的作用黏附于肝窦内皮细胞和肝细胞,从而杀伤携带病毒的肝细胞,也可对肝脏造成一定的损害。

总之,各种病因作用于肝脏后,除了直接损害肝细胞外,也激活了其他非实质肝细胞。通过肝脏的各种细胞的自分泌和(或)旁分泌作用,激活了细胞因子网络,有些细胞因子还可吸引更多的巨噬细胞、单核细胞,并使其增殖、激活,释放更多的细胞因子参与对肝脏的损害,最终导致肝功能障碍。因此,细胞因子对肝细胞损害和肝功能障碍造成了恶性循环。其中 Kupffer 细胞及其释放的细胞因子起到十分重要的作用,其释放的 TNF-α 往往是引起其他细胞激活的始动因子。而且,Kupffer 细胞通过抗原提呈作用,可使免疫系统激活,其中 CTL 可直接杀伤感染病毒的肝细胞。

第二节　肝 性 脑 病

一、概念、分类与分期

肝性脑病(hepatic encephalopathy,HE)是在排除其他已知脑疾病的前提下,继发于肝功能障碍的一系列严重的神经精神综合征。肝性脑病早期表现为可逆性,主要包括人格改变、智力下降、意识障碍等,晚期发生不可逆性肝昏迷,甚至死亡。

1998 年第 11 届世界胃肠病大会按照肝脏异常把肝性脑病分为三种类型:A 型为急性肝衰竭相关的脑病;B 型为门体分流相关并不伴有内在肝病的脑病;C 型为肝硬化门脉高压或门体分流相关的脑病。C 型又分为间歇型、持续性和轻微型肝性脑病三个亚型。

肝性脑病在临床上按神经精神症状的轻重分为四期。一期(前驱期):轻微的神经精神症状,可表现出欣快、反应迟缓、睡眠节律的变化,有轻度的扑翼样震颤等。二期(昏迷前期):一期症状加重,可出现行为异常、嗜睡、定向理解力减退及精神错乱,经常出现扑翼样震颤等。三期(昏睡期):有明显的精神错乱、昏睡等症状。四期(昏迷期):神智丧失,不能唤醒,无扑翼样震颤等。

二、肝性脑病的发病机制

肝功能严重障碍可导致蛋白质、糖、脂肪的代谢障碍,产生诸如氨、酚、硫醇及氨基酸的不平衡等;此外,来自肠道的某些有毒物质如胺等,由于肝脏的解毒功能障碍或经侧支循环绕过肝脏而入血,这些物质通过血脑屏障进入脑内,干扰脑的代谢和功能,导致肝性脑病的发生。肝性脑病时脑内并无明显的特异的解剖结构的变化。因此,目前普遍认为,肝性脑病主要是由于脑组织的功能和代谢障碍所引起。肝性脑病的发生是多种因素综合作用的结果,其发病机制迄今尚未完全明了,目前的几种学说都有其根据,但也有其片面性,这可能与不同类型的肝性脑病的发生、发展过程有所不同有关。

现将肝性脑病发病机制的几种学说简述如下。

(一)氨中毒学说

临床上约 80% 肝性脑病患者血液和脑脊液中氨的浓度均高于正常人,肝性脑病患者可因高蛋白饮食或口服铵盐而使病情加重,限制蛋白饮食则病情好转。动物实验也证实高血氨能够诱发可逆性肝性脑病,表明肝性脑病的发生与高血氨密切相关。

正常人血氨不超过 59 μmol/L,这是因为正常人体内氨的生成和清除保持着动态平衡。严重肝病时,氨的生成增多而清除不足,引起血氨增高及氨中毒。增多的血氨通过血脑屏障进入脑内,使脑代谢和功能障碍,导致肝性脑病。

1. 血氨增高的原因

(1)尿素合成减少,氨清除不足:近年来研究认为,肝性脑病时血氨增高的主要原因是肝脏鸟氨酸循环障碍。氨在体内主要经肝细胞线粒体内的鸟氨酸循环合成尿素而被清除。鸟氨酸循环有如下特点。①该过程的酶促反应是依照 Michaelis-Menten 模式进行的,即其反应速度随基质(鸟氨酸、瓜氨酸、精氨酸)浓度的增高而加快。②氨经鸟氨酸循环生成尿素过程中需消耗大量的能量,每生成 1 分子尿素能清除 2 分子氨和消耗 4 分子 ATP。

肝功能严重障碍时,一方面,由于肝细胞的能量代谢障碍,供给鸟氨酸循环的 ATP 不足;另一方面,鸟氨酸循环的酶系统严重受损;此外,鸟氨酸循环的各种基质缺失等均可使由氨合成尿素明显减少,导致血氨增高。

(2)氨的产生增多:血氨主要来源于肠道产氨,肠道内氨的来源主要是:①肠道内的蛋白质经消化变成氨基酸,经肠道细菌释放的氨基酸氧化酶的作用而形成氨;②经尿素的肠肝循环弥散入肠道的尿素,在细菌释放的尿素酶作用下产氨。正常时,每天肠道产氨约 4 g,经门静脉入肝,转变为尿素而被解毒。肝脏功能严重障碍时,门静脉血流受阻、肠黏膜淤血、水肿、肠蠕动减弱以及胆汁分泌减少等,均可使消化吸收功能降低,导致肠道菌群紊乱且增殖旺盛,可使细菌释放的氨基酸氧化酶和尿素酶增多;同时,未经消化吸收的蛋白质成分在肠道潴留,以及肝硬化晚期合并肾功能障碍,尿素排除减少,也可使弥散入肠道的尿素增加,这些均使肠道产氨增加。如果合并上消化道出血,则肠道内血液蛋白质增多,也可经细菌分解产氨增多。

此外,肝性脑病患者在昏迷前,可出现明显的躁动、震颤等肌肉活动增强的症状,肌肉中的腺苷酸分解代谢增强,使肌肉产氨增多。

正常时,肾脏也可产生少量氨,主要是在肾小管上皮细胞的谷氨酰胺酶作用下,分解谷氨酰胺产氨。如果尿 pH 值偏低,则进入管腔的 NH_3 与 H^+ 结合成 NH_4^+ 而最终被排出。但如果患者由于通气过度,造成呼吸性碱中毒或应用了碳酸酐酶抑制剂利尿,导致肾小管腔中 H^+ 减少,从而生成 NH_4^+ 减少,而 NH_3 弥散入血增加,也可使血氨增高。

此外,肠道 pH 值对氨的吸收也有类似的作用。肠腔内 pH 值降低,氨以 NH_4^+ 形式随粪便排至体外,从肠腔吸收的氨减少,血氨降低。因而,临床上常应用在肠道不易吸收的乳果糖等,使其在肠腔内被细菌分解产生乳酸、醋酸,降低肠腔 pH 值,减少氨的吸收,而达到降低血氨的作用。

2. 氨对脑的毒性作用

氨进入脑内与诸多因素有关。NH_3 属弱碱性,血中 NH_3 仅为 1%,而主要以铵离子(NH_4^+)形式存在,NH_4^+ 不易通过血脑屏障。当血 pH 值增高时,NH_3 增多,NH_3 可自由通过血脑屏障,进入脑内。此外,进入脑内的氨量也与血脑屏障的通透性有关。如血脑屏障通透性增高,即使血氨不高,进入脑内的氨也可增多。有些细胞因子、自由基等可使血脑屏障通透性增高,从而加重肝性脑病,这似乎可以解释有些患者血循环中氨浓度低,但可以发生严重的肝性脑病。

进入脑内的氨增高,可产生如下作用。

(1) 干扰脑细胞能量代谢:大脑皮质是人类精神和意识活动的高级中枢,皮质细胞本身的代谢和功能正常是保持意识清醒和精神正常的基本条件。由于脑功能复杂、活动频繁,需要能量较多,其能量主要来自葡萄糖的有氧氧化。而脑内储存的糖原甚微,因而主要依赖血糖的供给。

氨干扰脑组织的能量代谢主要是干扰葡萄糖生物氧化的正常进行。一般认为,进入脑内的氨与 α-酮戊二酸结合,通过还原氨基作用形成谷氨酸。一方面使三羧酸循环中间产物 α-酮戊二酸减少,影响糖的有氧代谢,同时使还原辅酶Ⅰ(NADH)变成 NAD^+,从而消耗了 NADH。在氨进一步与谷氨酸结合形成谷氨酰胺的过程中又消耗了大量 ATP。因此,大量的氨进入脑内可引起如下后果。①氨可抑制丙酮酸脱羧酶的活性,妨碍丙酮酸的氧化脱羧过程,使乙酰辅酶 A 生成减少,影响三羧酸循环的正常进行,使 ATP 产生减少。②消耗了大量 α-酮戊二酸,因为 α-酮戊二酸是三羧酸循环的重要中间产物,α-酮戊二酸减少导致三羧酸循环过程不能正常进行,ATP 产生减少。③消耗了大量 NADH,NADH 是呼吸链中完成递氢过程的重要物质,其大量消耗可使 ATP 产生减少。④大量的氨与谷氨酸结合生成谷氨酰胺时,消耗了大量 ATP。

进入脑内的氨干扰了脑细胞的能量代谢,使 ATP 的产生减少而消耗增多,导致脑细胞活动所需之能量严重不足,从而不能维持中枢神经系统的兴奋活动而昏迷(图13-1)。

(2) 氨使脑内神经递质发生改变:正常状态下,脑内兴奋性神经递质与抑制性神经递质保持平衡。如上所述,进入脑内的氨增多,与谷氨酸结合生成谷氨酰胺增多,谷氨酸被消耗,使中枢主要的兴奋性递质——谷氨酸减少,而中枢抑制性递质——谷氨酰胺增多。高浓度 NH_3 抑制丙酮酸氧化脱羧过程,使脑组织内乙酰辅酶 A 生成减

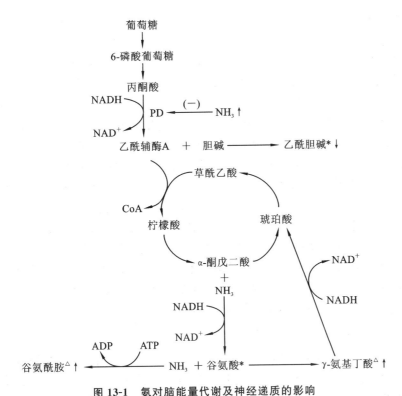

图 13-1 氨对脑能量代谢及神经递质的影响

注:PD 表示丙酮酸脱羧酶;＊表示中枢兴奋性递质;△表示中枢抑制性递质;(—)表示抑制作用。

少,结果乙酰辅酶 A 与胆碱结合生成的乙酰胆碱减少,乙酰胆碱对中枢神经系统的作用以兴奋为主,故乙酰胆碱的减少,可引起中枢神经系统抑制。此外,中枢抑制性递质 γ-氨基丁酸增多。因此,氨的升高使脑内的神经递质平衡失调,兴奋性递质减少,而抑制性递质增多,导致中枢神经系统功能紊乱。

(3) 氨对神经细胞膜的作用:氨在细胞膜的钠泵中可与钾竞争进入细胞内,造成细胞内钾缺乏;氨增高也可干扰神经细胞膜 Na^+-K^+-ATP 酶活性,这些可影响细胞内外 Na^+、K^+ 分布,进而影响膜电位和兴奋及传导等功能活动。

(二) GABA 学说

γ-氨基丁酸(γ-aminobutyric acid,GABA)为中枢神经系统所特有的最主要抑制性神经递质,几乎分布在大脑的所有部位,对大脑功能起重要的调节作用。目前认为 GABA 与肝性脑病的发生有密切关系。

血 GABA 主要来源于肠道,由谷氨酸经肠道细菌脱羧酶催化形成。来自门脉循环的 GABA 被肝脏摄取清除。肝功能障碍时,GABA 分解减少或通过侧支循环绕过肝脏,使其在血中含量增加,特别是如果伴有上消化道出血时,由于血液是细菌形成 GABA 的良好底物,来自肠道的 GABA 更多,使血中 GABA 浓度明显增多。正常时,GABA 并不能通过血脑屏障进入脑内;严重肝病时,血脑屏障通透性明显增高,致使进入脑内的 GABA 增多。有人证明,急性肝功能衰竭患者血清 GABA 水平比正常人的高 10 倍。

GABA 既是突触后抑制递质,又是突触前抑制递质。GABA 与突触后神经元的特异性受体结合,突触后神经膜表面上的 GABA-A 受体,又称为 GABA/BZ 受体,是由超分子复合物组成的,包括 GABA 受体、苯二氮䓬(benzediazepine,BZ)受体、巴比妥类受体和氯离子转运通道。当突触前神经元兴奋时,GABA 从突触前神经元囊泡中释放,通过突触间隙与突触后神经元胞膜上的 GABA 受体结合,此结合过程能激发 Cl^- 转运通道开放,使细胞膜对 Cl^- 通透性增高,由于细胞外的 Cl^- 浓度比细胞内高,因此,Cl^- 由细胞外进入细胞内,使突触后膜电位处于超极化状态,从而发挥突触后的抑制作用。同时 GABA 也具有突触前抑制作用,这是因为当 GABA 作用于突触前的轴突末梢时,也可使轴突膜对 Cl^- 通透性增高,但由于轴浆内的 Cl^- 浓度比轴突外高,因此,Cl^- 反由轴突内流向轴突外,进而产生去极化,使末梢在冲动到来时,释放神经递质量减少,从而产生突触前抑制作用。当肝脏功能严重障碍时,血中 GABA 浓度明显增高,通过通透性增高的血脑屏障进入脑内,并在突触间隙产生抑制作用,导致中枢神经系统功能抑制,产生肝性脑病。

(三)假性神经递质学说(false neurotransmitter hypothesis)

20 世纪 70 年代初期和中期,假性神经递质学说就引起学者们的重视,该学说认为肝性昏迷的发生是由于假性神经递质在网状结构的神经突触部位堆积,使神经突触部位冲动的传递发生障碍,从而引起神经系统的功能障碍而导致昏迷的。

1. 脑干网状结构与清醒状态的维持

经典传导途径的第二级神经元纤维,在通过脑干时,发出侧支进入脑干网状结构,与网状结构内的神经元发生突触联系,然后在该结构内几次换神经元而上行,并向大脑皮层弥散性投射纤维。来自外周各种感受器的神经冲动,进入脑干网状结构后,即失去其特异性。因此,该投射系统是不同感觉的共同上传途径,是非特异性上行投射系统,其主要功能是维持与改变大脑皮质的兴奋状态,即保持清醒状态。因此,在脑干网状结构中存在着具有唤醒功能的系统,该系统称为脑干网状结构上行激动系统。在脑干网状结构上行激动系统的唤醒功能中,神经突触间传递信息的神经递质具有十分重要的作用。正常时,脑干网状结构中的神经递质种类较多,而去甲肾上腺素和多巴胺作为主要的神经递质,在维持脑干网状结构上行激动系统的唤醒功能上具有重要作用。当这些正常神经递质(真性神经递质)被假性神经递质所取代,则使脑干网状结构上行激动系统的功能活动减弱,大脑皮质将从兴奋转入抑制状态,产生昏睡等情况。

2. 假性神经递质与肝性昏迷

食物中的蛋白质在消化道中经水解产生氨基酸。其中芳香族氨基酸——苯丙氨酸和酪氨酸,在肠道细菌释放的氨基酸脱羧酶的作用下,分别生成苯乙胺和酪胺。正常时,苯乙胺和酪胺被吸收后进入肝脏,经单胺氧化酶的作用,被氧化分解而解毒。

当肝功能严重障碍时,由于肝脏的解毒功能低下,这些胺类不能有效地被分解而进入体循环,或经侧支循环绕过肝脏直接进入体循环,导致血中苯乙胺和酪胺浓度增高。尤其是当门脉高压时,由于肠道淤血,消化功能降低,使肠内蛋白腐败分解过程增强,将有大量苯乙胺和酪胺入血。

血中增多的苯乙胺和酪胺通过血脑屏障进入脑内,并在 β-羟化酶作用下,分别生成苯乙醇胺(phenylethanolamine)和羟苯乙醇胺(octopamine),这两种物质在化学结构上与脑干网状结构中的正常神经递质——去甲肾上腺素和多巴胺相似(图 13-2),但其生理效应则比去甲肾上腺素和多巴胺的弱。因此,将在结构上与正常神经递质相似,但不能完成正常神经递质的功能的苯乙醇胺和羟苯乙醇胺称为假性神经递质。当脑干网状结构内假性神经递质增多时,可取代正常神经递质而被神经元所摄取、储存和释放。但其被释放后的生理效应远弱于正常神经递质。因而脑干网状结构上行激动系统的唤醒功能不能维持,从而发生昏迷。

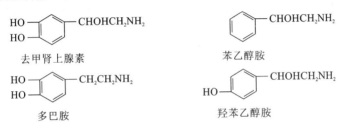

图 13-2　正常及假性神经递质

假性神经递质学说的根据之一是应用左旋多巴可以明显缓解肝性脑病患者的病情。去甲肾上腺素和多巴胺不能通过血脑屏障,但其前体左旋多巴可以通过血脑屏障进入脑内,并在脑内转变成多巴胺和去甲肾上腺素,使正常神经递质增多,与假性神经递质竞争,促使神经传导功能恢复,促进患者的苏醒。但有些动物实验和临床资料不支持假性神经递质学说,因此,假性神经递质学说逐渐发展成氨基酸失衡学说。

(四)氨基酸失衡学说

游离氨基酸有 20 余种。正常人血浆中游离氨基酸总浓度约为 2 mmol/L,组织中为 15～30 mmol/L。中性氨基酸中的缬氨酸、亮氨酸和异亮氨酸属支链氨基酸(branched chain amino acids,BCAA),苯丙氨酸、酪氨酸和色氨酸则属于芳香族氨基酸(aromatic amino acids,AAA)。正常人血浆中 BCAA/AAA 值为 3.0～3.5。肝性脑病患者或门-体分流术后动物,常可见血浆氨基酸的失平衡,尤其是 BCAA 和 AAA 的动态平衡发生紊乱,表现为 AAA 增多,而 BCAA 减少。两者的 BCAA/AAA 值下降至 0.6～1.2。

1. 血浆氨基酸失平衡的原因

肝脏是芳香族氨基酸降解的主要场所。肝功能衰竭时肝细胞灭活胰岛素和胰高血糖素的功能降低,使两者浓度均增高,但以胰高血糖素的增多更显著,使血中胰岛素与胰高血糖素比值降低,体内的分解代谢增强。其中胰高血糖素增多,使组织的蛋白分解代谢增强,致使大量芳香族氨基酸由肝和肌肉释放入血。肝功能严重障碍,一方面,芳香族氨基酸的降解能力降低;另一方面,肝脏的糖异生作用障碍,使芳香族氨基酸在肝内转为糖的能力减弱。这些均可使血中芳香族氨基酸含量增高。

支链氨基酸的代谢主要在骨骼肌中进行,其代谢受胰岛素的调节。胰岛素可促进肌肉组织摄取和利用支链氨基酸。肝功能严重障碍时,胰岛素由肝脏灭活减少,使血中胰岛素水平增高,支链氨基酸进入肌肉组织增多,因而造成血中支链氨基酸含量降低。

2. 芳香族氨基酸与肝性昏迷

芳香族氨基酸与支链氨基酸同属电中性氨基酸,两者借同一载体转运系统通过血脑屏障并被脑细胞摄取。因此,芳香族氨基酸和支链氨基酸通过血脑屏障的能力因竞争而相互抑制。当血中 BCAA/AAA 值下降时,则芳香族氨基酸竞争进入脑组织增多,其中以苯丙氨酸、酪氨酸、色氨酸增多为主。

正常时,脑神经细胞内的苯丙氨酸在苯丙氨酸羟化酶的作用下,生成酪氨酸;酪氨酸在酪氨酸羟化酶的作用下,生成多巴;多巴在多巴脱羧酶的作用下,生成多巴胺;多巴胺在多巴胺β-羟化酶的作用下,生成去甲肾上腺素,这是正常神经递质的生成过程(图 13-3)。

当苯丙氨酸和酪氨酸进入脑内增多时,增多的苯丙氨酸可抑制酪氨酸羟化酶的活性,多巴生成减少,从而使正常神经递质的生成过程障碍。增多的苯丙氨酸可在芳香族氨基酸脱羧酶作用下,生成苯乙胺,进而在β-羟化酶作用下生成苯乙醇胺。而增多的酪氨酸也可在芳香族氨基酸脱羧酶作用下,生成酪胺,进而在β-羟化酶作用下生成羟苯乙醇胺。因此,增多的苯丙氨酸和酪氨酸进入脑内可造成脑内的假性神经递质明显增多,而产生的假性神经递质又可进一步抑制正常神经递质的产生过程。这样使脑内产生了大量的假性神经递质(图 13-3)。

色氨酸进入脑内增多,除前述原因外,还与严重肝病时血浆白蛋白减少有关。色氨酸能与白蛋白结合,色氨酸与白蛋白结合后不能通过血脑屏障,而游离的色氨酸可进入脑内,在脑内,增多的色氨酸在色氨酸羟化酶作用下,生成 5-羟色胺(5-HT)。因此,脑内可产生大量的 5-羟色胺。5-羟色胺是中枢神经系统重要的抑制性神经递质,同时能抑制酪氨酸转变为多巴胺。另外,也可作为一种假性神经递质被肾上腺素能神经元摄取、储存和释放。这些都可严重干扰脑细胞的功能(图 13-3)。

由此可见,氨基酸失平衡学说,实际上是假性神经递质学说的补充和发展。血中氨基酸的失平衡使脑内产生大量假性神经递质,并使正常神经递质的产生受到抑制,最终导致昏迷。

关于假性神经递质学说和氨基酸失衡学说,也有很多资料不予支持。例如,临床上发现血浆 BCAA/AAA 值变化和肝性脑病程度并非一定有平行关系。动物实验中,向大鼠脑室内注入大量羟苯乙醇胺,虽然其浓度提高 20000 倍以上,且去甲肾上

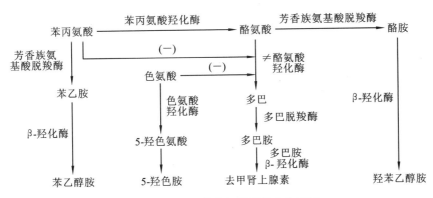

图 13-3 脑内假性神经递质的产生过程

注:(一)表示抑制;≠表示阻抑。

腺素和多巴胺量也分别减少 80% 和 92%,但动物的活动状态并无明显变化。也有人提出,BCAA/AAA 值降低,不是发生肝性脑病的原因,而可能是肝损害的结果。总之,假性神经递质学说和氨基酸失衡学说不能完整地阐明肝性脑病的发病机制,尚待进一步研究。

(五)其他神经毒质在肝性脑病发病中的作用

肝性脑病的发生与发展是多种物质代谢紊乱的综合作用。许多蛋白质、脂肪的代谢产物对肝性脑病的发生、发展也有一定作用。其中主要有短链脂肪酸、硫醇、酚等。

短链脂肪酸是指 8 个碳原子以下的脂肪酸。肝脏功能严重障碍所致脂肪代谢障碍,肝脏清除脂肪酸不足,可使血中短链脂肪酸浓度升高。短链脂肪酸可阻碍脑细胞的氧化磷酸化过程,干扰脑的能量代谢,影响神经冲动的传导。

含硫的蛋氨酸经肠道细菌作用后,可产生毒性较强的一些含硫化合物,正常时可被肝脏解毒。肝功能严重障碍时,由于不能代谢清除这些硫醇,可产生毒性作用。硫醇可抑制尿素合成而干扰氨的解毒,抑制线粒体的呼吸过程,抑制脑内 Na^+-K^+-ATP 酶活性等。硫醇从呼吸道呼出增多,可产生一种特殊气味,常被称为肝臭。

酪氨酸经肠道细菌作用可产生酚,正常时经肝解毒,肝功能损害时,血中酚增多,与肝性脑病可能有一定关系。此外,色氨酸经肠道细菌作用可产生吲哚、甲基吲哚等,由于肝解毒功能障碍而产生毒性作用,此与肝性脑病的发生也可能有一定关系。

总之,目前提出的几种关于肝性脑病发病机制的学说,均需进一步研究。近年来对这些学说之间的联系的研究开始增多。逐渐发现,氨中毒学说已成为解释肝性脑病的发病机制的中心环节,与其他学说之间的联系密切。

研究发现,氨中毒学说与 GABA 学说之间相互联系。氨可促进 GABA-A 受体复合物与其配体结合,增加 GABA 能抑制性神经元活性,从而抑制中枢神经的功能。而且,在星形胶质细胞膜局部也存在 BZ 受体,氨可降低星形胶质细胞 GABA 的摄入并增强 GABA 的释放，使突触间隙 GABA 水平增高，进而使 GABA-A 受体的活性增强。尤其重要的是，脑内氨浓度升高，促使神经类固醇类物质释放，神经类固醇可与 GABA/BZ 受体结合，发挥抑制作用，导致肝性脑病。这种假说将神经胶质细胞与神经细胞功能联系起来。

氨中毒与假性神经递质学说、氨基酸失衡学说之间也有关系。学者认为高血氨可引起血浆氨基酸的失平衡，因为高血氨可使胰高血糖素增多，进而也使胰岛素分泌增多，血中芳香族氨基酸增多而支链氨基酸减少。此外，高血氨所致的脑内谷氨酰胺的增多可促进中性氨基酸进入脑内，而减少其从脑内流出，入脑的支链氨基酸通过转氨基作用参与氨的解毒，而芳香族氨基酸可能与脑内假性神经递质增多有关。

由此可见，氨中毒学说与其他学说明显相关，且氨水平与肝性脑病的严重程度密切相关，所以氨中毒学说已成为肝性脑病发病的关键机制。总之，肝性脑病的发病环节较为复杂，目前对其发病机制尚未有定论，但观点基本趋向一致。

三、肝性脑病的诱因

在一般条件下，肝功能不全，特别是伴有门体静脉分流的肝硬化患者的肝脏尚能处理代谢产物（主要指胺类物质），不致发生脑神经功能紊乱；一旦血氨或其他有害物质增多，超过了肝脏的代偿能力，即可出现神经精神症状乃至昏迷。常见诱因如下。

（一）氮的负荷增加

氮的负荷过度是肝性脑病的最常见的诱因。肝硬化患者常见的上消化道出血，过量蛋白饮食、输血等外源性负荷过度，可使血氨及其他有害物质增高而诱发肝性脑病。内源性氨负荷过重，如低钾性碱中毒或呼吸性碱中毒，因为血 pH 值增高，导致血中离子状态的 NH_4^+ 减少，分子状态的 NH_3 增多，进入脑中的氨增加而诱发肝性脑病；再如感染可使组织分解代谢旺盛而产氨，肝肾综合征等可致氮质血症，便秘时结肠产氨增加等，都可诱发肝性脑病。

（二）血脑屏障通透性增强

有些神经毒质，如 GABA 正常时并不能通过血脑屏障，因此，血脑屏障通透性的增高，可使神经毒质入脑增加，在诱致肝性脑病的发生中具有重要作用。

实验表明：TNF-α 可使血脑屏障内皮细胞骨架重组，使其通透性增高。TNF-α 水平与肝损害程度相关，尚未发展为肝性脑病的患者 TNF-α 水平不高，而发展为肝性脑病的患者，TNF-α 则维持一段较高水平。此外，IL-6 也可改变血脑屏障的通透性，与 TNF-α 一样，也能增强氨的弥散效果，在肝性脑病中也有一定作用。能量代谢障碍等所致的星形胶质细胞功能下降也可使血脑屏障通透性增高。

此外，严重肝病患者合并的高碳酸血症、脂肪酸以及饮酒等也可使血脑屏障通透性增高。

（三）脑敏感性增高

严重肝病患者,体内各种神经毒质增多,在毒性物质的作用下,脑组织对一些毒性物质的敏感性增高,在镇静、感染、缺氧、电解质紊乱等各种内外源性因素作用下易诱发肝性脑病。

总之,凡能增加毒性物质的来源,使血脑屏障通透性增高以及提高脑对毒性物质敏感性等的因素,均可成为肝性脑病的诱因,引起肝性脑病的发生。

四、肝性脑病防治的病理生理基础

肝性脑病为多因素综合作用的结果,其发病机制迄今尚未完全明了,目前尚无特异的治疗方法,主要措施包括调节饮食、肠道去污、药物治疗等。在临床上对肝性脑病仍强调综合治疗,积极消除诱因及针对发病机制为主。

（一）防止诱因

（1）减少氮负荷,严格控制蛋白质摄入量,以糖为主供给热量,减少组织蛋白质的分解。

（2）防止上消化道大出血,避免进食粗糙质硬或刺激性食物。

（3）防止便秘,以减少肠道有毒物质进入体内。

（4）注意利尿、放腹腔积液、低血钾等情况,防止诱发肝性脑病。

（5）由于患者血脑屏障通透性增强、脑敏感性增高,因此,肝性脑病患者用药要慎重,特别是要慎用止痛、镇静、麻醉等药物,防止诱发肝性脑病。

（二）降低血氨

（1）纠正水、电解质和酸碱平衡紊乱,特别是要注意纠正碱中毒。由于碱中毒可促进氨的生成与吸收,因此,临床上对肝功能不全的患者,要经常检测体内酸碱度的变化,一旦出现碱中毒,应及时纠正,避免诱发肝性脑病。

（2）口服乳果糖等使肠道 pH 值降低,从而减少肠道产氨和利于氨随粪便排至体外。

（3）应用谷氨酸钠或精氨酸降血氨。

（4）口服肠道不吸收或很少吸收的抗生素,如新霉素等抑制肠道细菌产氨。

（三）其他治疗措施

对肝性脑病患者,还可口服或静注以支链氨基酸为主的氨基酸混合液,以纠正氨基酸的不平衡。可应用 GABA/BZ 受体拮抗剂,阻断 GABA 的毒性作用;可给予左旋多巴,促进患者清醒。此外,临床上也可配合采取一些保护脑细胞功能、防止脑水肿、维持呼吸道通畅、改善肝和脑的供氧状态及预防感染等措施。

（四）肝移植

随着移植技术的进步,对于各种顽固、严重的肝性脑病,肝移植不失为一种有效的方法。

总之，由于肝性脑病的发病机制复杂，应结合患者的具体情况，采取一些综合性治疗措施进行治疗，这样才能获得满意的疗效。

病例分析

男性，43岁，有乙肝病史7年，双下肢水肿、腹胀、腹腔积液、皮肤黏膜出血2年。1周前无明显诱因出现夜间失眠、白天昏睡。入院前1 d，因高蛋白饮食后出现言语含糊、答非所问。体格检查：体温36.4 ℃，脉搏90次/分，呼吸20次/分，血压100/65 mmHg，患者消瘦，嗜睡，构音困难，注意力和计算力下降，定向力障碍。肝病面容，巩膜黄染，有肝掌，胸部、颈部可见蜘蛛痣。有特殊肝臭味。扑翼样震颤（＋）。心肺正常，腹部膨隆，腹壁可见静脉曲张，腹软，无压痛反跳痛，肝、脾肋下未触及，移动性浊音（＋），双下肢可见淤斑和水肿。腹部移动性浊音（＋），初步诊断为：肝硬化、肝性脑病。

问题：

1. 肝脏的主要功能有哪些？何为肝性脑病？

2. 目前关于肝性脑病的发病机制有哪些主要学说？你认为本患者出现肝性脑病可能与哪些因素有关？

（陈星星）

第十四章 肾功能不全

📖 学习目标

掌握：肾功能不全、尿毒症的概念；急性肾衰竭少尿期机体的功能及代谢变化；慢性肾衰竭的功能及代谢变化。

熟悉：急性肾衰竭的病因、分类及发病机制；慢性肾衰竭的病因。

了解：慢性肾衰竭的发病机制；尿毒症的功能代谢变化、发病机制和防治原则。

肾脏是人体的重要排泄器官,具有排泄体内代谢废物,调节体内水、电解质、酸碱平衡的功能。此外,肾脏还能分泌肾素、前列腺素、促红细胞生成素、1,25-$(OH)_2$-$VitD_3$等多种生物活性物质。肾脏对于维持人体内环境稳定及保证正常的生命活动具有重要的作用。当各种病因引起肾功能严重障碍时,会出现多种代谢产物、药物和毒物在体内蓄积,水、电解质和酸碱平衡紊乱,以及肾脏内分泌功能障碍,从而出现一系列症状和体征,这种临床综合征称为肾功能不全(renal insufficiency)。

肾功能不全的原因可分为两大类。①肾脏疾病:如急性、慢性肾小球肾炎,肾盂肾炎,肾结核,化学毒物和生物性毒物引起的急性肾小管变性、坏死,肾脏肿瘤和先天性肾脏疾病等。②肾外疾病:如全身性血液循环障碍(休克、心力衰竭、高血压病),全身代谢障碍(如糖尿病),免疫性疾病(红斑狼疮、过敏性紫癜等),理化因素(药物过敏、某些药物、毒物及重金属中毒等)以及尿路疾病(尿路结石、肿瘤压迫)等。

肾功能不全和肾衰竭只是程度上的差别,两者没有本质的区别。肾功能不全是指肾功能障碍由轻到重的全过程,其晚期阶段称为肾衰竭(renal failure),包括急性肾衰竭和慢性肾衰竭。急性或慢性肾衰竭发展到严重阶段,机体会出现严重的全身中毒症状,即尿毒症。

第一节 急性肾衰竭

急性肾衰竭(acute renal failure,ARF)是指各种原因引起的双肾泌尿功能在短期内急剧障碍,导致代谢产物在体内迅速积聚,水、电解质和酸碱平衡紊乱,出现氮质血症、高钾血症和代谢性酸中毒,并由此发生机体内环境严重紊乱的临床综合征。多数患者伴有少尿(成人每日尿量<400 mL)或无尿(成人每日尿量<100 mL),少数患者尿量并不减少,但肾脏排泄功能障碍,氮质血症明显。

一、急性肾衰竭的原因与分类

根据发病环节可将急性肾衰竭分为肾前性、肾性和肾后性三大类。然而这种划分并不是绝对的,因为无论是肾前性或肾后性损伤,如果持续较久或者比较严重,均可转为肾性肾衰竭。

(一)肾前性急性肾衰竭

肾前性急性肾衰竭是由于肾脏血液灌流量急剧减少所致,常见于各型休克的早期。此时,有效循环血量减少和血压降低直接导致肾血流量减少,并且可通过交感-肾上腺髓质系统和肾素-血管紧张素系统使肾脏小动脉强烈收缩,从而进一步降低肾脏血液灌流量和有效滤过压,故GFR(肾小球滤过率)显著减少。肾前性急性肾衰竭初期多属肾脏功能性病变,此时肾小管的重吸收功能并没有明显受损,尿钠含量低于20 mmol/L,尿肌酐/血肌酐值高于40,患者尿沉渣检查也无明显异常,肾实质尚无器质性损害,当血容量、血压及心输出量因及时的治疗而恢复正常时,肾脏泌尿功能也随即恢复正常。所以肾前性急性肾衰竭又称功能性肾衰竭。但若肾缺血持续过久,就会引起肾脏器质性损害,从而导致肾性急性肾衰竭。

(二)肾性急性肾衰竭

各种原因引起肾实质病变而产生的急性肾衰竭称为肾性急性肾衰竭,又称器质性肾衰竭。它是临床常见的危重病症,其原因主要如下。

1. 急性肾小管坏死

急性肾小管坏死是肾性急性肾衰竭最常见、最重要的原因。①肾缺血和再灌注损伤:各种原因引起的休克若未得到及时有效的抢救,发生肾持续性缺血或休克好转时的再灌注损伤,均可引起肾小管坏死,使功能性肾衰竭转变为器质性肾衰竭;②肾中毒:重金属(汞、砷、锑、铅等),抗生素(新霉素、多黏菌素、庆大霉素、先锋霉素、磺胺类等),某些有机化合物(四氯化碳、氯仿、甲醇、酚、甲苯等),杀虫药、毒蕈、蛇毒、生鱼胆、某些血管和肾脏造影剂、肌红蛋白和血红蛋白及内毒素等均可直接损害肾小管,引起肾小管上皮细胞坏死,引起器质性肾衰竭。

2. 肾小球、肾间质与肾血管疾病

血管炎及过敏性紫癜性肾炎等引起肾小球病变,急性间质性肾炎、严重感染、药物过敏等引起的肾间质损伤,血栓形成、动脉粥样硬化斑块脱落导致的两侧肾动脉栓塞等,均可引起肾性急性肾衰竭。

（三）肾后性急性肾衰竭

肾后性急性肾衰竭是指由于各种原因引起从肾盏到尿道口任何部位的尿路梗阻所致的急性肾衰竭。常见于双侧尿路结石、盆腔肿瘤、前列腺肥大、前列腺癌等引起的尿路阻塞。在肾后性急性肾衰竭的早期，并无肾实质的器质性损害，故及时解除梗阻，可使肾脏泌尿功能迅速恢复。

二、急性肾衰竭的发病机制

急性肾衰竭的发病机制比较复杂，不同原因引起的急性肾衰竭，其发病机制不全相同，但无论何种原因引起的急性肾衰竭，均有肾小球滤过率降低所致的少尿或无尿。下面着重阐述肾缺血和肾中毒所致的急性肾衰竭的发生机制。

（一）肾血管及血流动力学异常

虽然 ATN（急性肾小管坏死）时细胞损伤主要以肾小管上皮细胞为主，但引起肾功能障碍和内环境紊乱的中心环节仍是 GFR 降低。肾血管及血流动力学的异常是急性肾衰竭初期 GFR 降低和少尿的主要机制。

1. 肾灌注压降低

当系统动脉血压低于 80 mmHg，有效循环血量减少程度超过肾脏自身调节的范围时，肾脏血液灌流量明显减少，GFR 降低。

2. 肾血管收缩

肾血管收缩的机制主要与以下因素有关。

（1）交感-肾上腺髓质系统兴奋：在 ATN 时，因有效循环血量减少或毒物的作用，交感-肾上腺髓质系统兴奋，儿茶酚胺释放过多，肾皮质外 1/3 的入球小动脉对儿茶酚胺敏感，使肾小球动脉强烈收缩，导致皮质外层血流量减少，GFR 降低。

（2）肾素-血管紧张素系统激活：有效循环血量减少使肾血管灌注压降低，可刺激肾小球球旁细胞分泌肾素；交感神经兴奋时释放肾上腺素和去甲肾上腺素，亦可刺激球旁细胞释放肾素。肾素产生增多，引起血管紧张素的分泌增加，导致肾血管平滑肌收缩，加重肾脏缺血，进一步导致肾小球滤过率降低。

（3）肾内收缩及舒张因子释放失衡：肾缺血或肾中毒使肾血管内皮细胞受损，可引起血管内皮源性收缩因子（如内皮素（ET））分泌增多以及血管内皮源性舒张因子（如一氧化氮（NO））释放减少；此外急性肾衰竭时，肾内前列腺素产生减少，也会导致肾血管收缩，肾血流量减少，GFR 降低。

3. 肾毛细血管内皮细胞肿胀

肾缺血、缺氧及肾中毒时，ATP 生成不足，Na^+-K^+-ATP 酶活性减弱，细胞内钠水潴留，发生细胞水肿，使细胞膜通透性增大，引起 Ca^{2+} 内流增加，细胞内游离钙增加又可妨碍线粒体的功能，使 ATP 生成更加减少，从而形成恶性循环。当肾细胞水肿，特别是肾毛细血管内皮细胞肿胀，可使血管管腔变窄，血流阻力增加，肾血流量减少。

4. 肾血管内凝血

急性肾衰竭患者血液黏度升高,血和尿中纤维蛋白降解产物(FDP)增多,部分患者的肾小球毛细血管内有纤维蛋白和血小板沉积。

(二)肾小管损伤

ATN时,缺血、缺血后再灌流、毒物等共同作用可引起肾小管细胞损伤,表现为肾小管细胞的重吸收与分泌功能紊乱,以及肾小管细胞的坏死性损伤和凋亡性损伤。其损伤机制主要与ATP产生减少、Na^+-K^+-ATP酶活性降低、自由基产生增加与清除减少、细胞内游离钙增高以及炎性反应等有关。肾小管细胞的严重损伤和坏死脱落可导致肾小管阻塞、原尿返漏和管-球反馈机制失调。

1. 肾小管阻塞

肾缺血、肾毒物引起肾小管坏死时的细胞脱落碎片、异性输血时的血红蛋白、挤压综合征时的肌红蛋白,均可形成管型阻塞肾小管,使原尿不易通过,引起少尿。同时,受阻肾小管上段的管腔内压升高,使肾小球囊内压增高,GFR减少,引起少尿或无尿。

2. 原尿返漏

在持续肾缺血、肾毒物作用下,肾小管上皮细胞变性、坏死、脱落,原尿通过受损肾小管壁处返漏入周围肾间质,一方面可直接造成尿量减少,另一方面又可通过形成肾间质水肿而压迫肾小管,造成囊内压增高,使GFR减少,出现少尿。

3. 管-球反馈机制失调

管-球反馈是在肾单位水平上的自身调节,即当肾小管液中的溶质浓度和流量改变时,其信号通过致密斑和肾小球旁器感受、放大和传递,从而改变肾小球的灌流和GFR,达到平衡。肾缺血或肾毒物对肾小管损伤时,近曲小管和髓袢容易受到损害,对Na^+和Cl^-的重吸收减少,使远曲小管内液中的Na^+和Cl^-浓度升高,刺激远曲小管部的致密斑,从而引起肾素分泌增多,促进血管紧张素生成并收缩入球小动脉,使GFR降低。

(三)肾小球滤过系数降低

肾小球滤过率=滤过系数×有效滤过压。滤过系数代表肾小球的通透能力,与滤过膜的面积及通透性有关。肾缺血和肾中毒时滤过系数降低,与肾小球毛细血管内皮细胞肿胀、足细胞足突结构变化、滤过膜上的窗孔大小及密度减少有关。此外,因内源性及外源性的活性因子释放,如血管紧张素Ⅱ和血栓素A_2等可引起肾小球系膜细胞收缩,导致肾小球滤过面积减少,滤过系数降低。

三、急性肾衰竭发病过程及机能代谢变化

少尿型急性肾衰竭的发病过程一般可分为少尿期、多尿期和恢复期三个阶段。

（一）少尿期

此期尿量显著减少，并有体内代谢产物的蓄积，水、电解质和酸碱平衡紊乱。此期可持续数天至数周，平均 7～12 d，持续愈久，预后愈差。它是病程中最危险的阶段。

1. 尿变化

出现肾缺血或肾中毒 1～2 d 后，肾血流量急剧减少，GFR 明显降低，多数患者出现少尿或无尿。由于肾小管受损，原尿在通过肾小管时出现重吸收水、钠的功能障碍，使尿比重降低，常恒定在 1.010～1.015，尿钠含量高于 40 mmol/L，常达 80～100 mmol/L。若有肾实质的损伤，尿中可出现蛋白、红细胞、白细胞、坏死的上皮细胞及其管型等。这些改变与功能性急性肾衰竭时的尿液变化有明显差别，见表 14-1。

表 14-1　功能性与器质性急性肾衰竭少尿期尿变化的比较

项　目	功能性急性肾衰竭（低血容量）	器质性急性肾衰竭（急性肾小管坏死）
尿沉渣镜检	基本正常	显著，褐色颗粒管型，红细胞及变性上皮细胞
尿蛋白	阴性至微量	+～++++
尿钠/(mmol/L)	<20	>40
尿渗透压/(mmol/L)	>500	<350
尿比重	>1.020	<1.015
尿肌酐/血肌酐值	>40	<20
甘露醇利尿效应	良	差

2. 水中毒

肾脏排尿量严重减少，体内分解代谢增强以致内生水增多，以及输入葡萄糖溶液过多等，可引起体内水潴留。当水潴留超过钠潴留时，可引起稀释性低钠血症，水分可向细胞内转移而引起细胞水肿。严重患者可并发肺水肿、脑水肿和心力衰竭。因此对急性肾衰竭患者，应严密观察和记录出入水量，严重控制补液速度和补液量。

3. 高钾血症

这是急性肾衰竭患者最危险的变化。引起高钾血症的原因如下：①尿量显著减少，使尿钾排出减少；②组织损伤、细胞分解代谢增强、缺氧、酸中毒等因素均可促使钾从细胞内向细胞外转移；③摄入含钾食物或大量输入富含钾的库存血等。高钾血症可引起心脏传导阻滞和心律失常，甚至导致心跳骤停而危及患者生命。

4. 代谢性酸中毒

代谢性酸中毒具有进行性、不易纠正的特点。其发生原因如下：①GFR 降低，固定酸排出减少;②感染和分解代谢增强,固定酸生成增多;③肾小管泌 H^+ 和 NH_3 功能障碍,回收 $NaHCO_3$ 减少。酸中毒可抑制心血管系统和中枢神经系统,影响体内多种酶的活性,并能促进高钾血症的发生。

5. 氮质血症

正常人的血清尿素氮为 $10\sim15$ mg/dL。由于体内蛋白质代谢产物不能由肾脏充分排出,而且蛋白质分解代谢往往增强,故血中尿素、肌酐等非蛋白含氮物质的含量可大幅度地增高,称为氮质血症(azotemia)。一般在少尿期开始后几天,就有血中非蛋白氮的明显增多。感染、中毒、组织严重创伤等都会使血中非蛋白氮水平进一步升高,严重时可出现尿毒症。

患者如能安全度过少尿期,而且体内已有肾小管上皮细胞再生时,即可进入多尿期。

（二）多尿期

当急性肾衰竭患者尿量逐渐增多至每日 1200 mL 以上时,即进入多尿期,说明病情好转。此期尿量可达每日 3000 mL 以上。产生多尿的机制如下:①肾小球滤过功能逐渐恢复正常;②间质水肿消退,肾小管内的管型被冲走,阻塞解除;③肾小管上皮虽已开始再生修复,但其功能尚不完善,故重吸收钠、水的功能仍然低下,原尿不能被充分浓缩;④少尿期中潴留在血中的尿素等代谢产物开始经肾小球大量滤出,从而增高原尿的渗透压,引起渗透性利尿。

多尿期中患者的尿量虽已增多,但在早期由于 GFR 仍较正常水平为低,溶质排出仍然不足,肾小管上皮细胞的功能也不完善,因此氮质血症、高钾血症和酸中毒等并不能很快改善,只有经过一定时间后,血钾和非蛋白氮才逐渐下降至正常水平,肾脏排酸保碱的功能才恢复正常。多尿期间,患者每天可排出大量水和电解质,若不及时补充,则可发生脱水、低钾血症和低钠血症。对此,应给予充分的注意。多尿期历时1～2周,此后病程进入恢复期。

（三）恢复期

一般发病后约 1 个月进入恢复期,需 3 个月至半年,甚至 1 年以上,肾功能才完全恢复。此期患者尿量虽然恢复正常,血中非蛋白氮含量下降,水、电解质和酸碱平衡紊乱得到纠正,但肾小管浓缩功能完全恢复需要较长时间。少数病例由于肾小管上皮细胞破坏严重而修复不全,可能转变为慢性肾衰竭。

非少尿型急性肾衰竭患者,虽然也有 GFR 减少和肾小管的损害,但肾内病变相对较轻,主要表现为肾小管浓缩功能的障碍,因此虽有血浆非蛋白氮的增高,但尿量并不减少,尿比重(<1.020)、尿钠含量也较低,预后较好。由于非少尿型的尿量排出较多,故一般很少出现高钾血症。

四、急性肾衰竭防治的病理生理基础

(1) 尽可能明确引起急性肾衰竭的病因,采取措施,消除病因。

（2）抗感染治疗。急性肾衰竭极易合并感染，而且感染也是急性肾衰竭比较常见的病因之一，因而抗感染治疗极为重要。但在应用抗生素时应避免肾毒性。

（3）及时纠正水、电解质代谢紊乱。在患者少尿期，应严重控制液体输入量，以防水中毒的发生。高钾血症是少尿期威胁生命的主要原因，应进行紧急处理，治疗原则如下：①促进细胞外钾进入细胞内，如静脉内滴注葡萄糖和胰岛素，使细胞内糖原合成增多，从而促使细胞外液中的钾进入细胞内；②静脉内注入葡萄糖酸钙，对抗高钾血症对心脏的毒性作用；③应用钠型阳离子交换树脂如聚苯乙烯磺酸钠口服或灌肠，使钠和钾在肠内进行交换，钾即可随树脂排至体外；④严重高钾血症时，应用透析疗法。在多尿期，除注意补液外，还应注意补钠、补钾，以防脱水、低钠血症和低钾血症的发生。

（4）控制氮质血症。可采取的措施如下：①积极抗感染，减轻蛋白质的分解代谢；②缓慢静脉滴注必需氨基酸，以促进蛋白质的合成，降低尿素氮上升的速度，并加速肾小管上皮的再生；③采用透析疗法以增加非蛋白氮排出；④静脉补充热量，限制蛋白质的摄入。

（5）预防酸中毒。在少尿期开始阶段，应注意补充足够的能量，减少体内的分解代谢，预防发生代谢性酸中毒。

（6）针对发生机制用药。例如：自由基清除剂；RAAS 的阻断剂；钙通道阻断剂；能量合剂；膜稳定剂等。

（7）透析疗法，包括血液透析（人工肾）和腹膜透析。透析可以降低血浆中 K^+、H^+ 和非蛋白氮等物质的浓度。人工肾的透析效果最好。透析疗法已广泛应用于急性、慢性肾衰竭，可取得较好的疗效。

第二节　慢性肾衰竭

各种慢性肾脏疾病引起肾单位慢性进行性、不可逆性破坏，以致残存的肾单位不足以充分排出代谢废物及维持内环境稳定，导致代谢产物和毒性物质在体内潴留，水、电解质和酸碱平衡紊乱，以及肾内分泌功能障碍，并伴有一系列临床症状的病理过程，称为慢性肾衰竭（chronic renal failure，CRF）。其发展缓慢，病程迁延，最后常发展为尿毒症而死亡（图 14-1）。

一、慢性肾衰竭的病因

凡是能造成肾实质渐进性破坏的疾病，均可引起 CRF，如慢性肾小球肾炎、肾小动脉硬化症、慢性肾盂肾炎、系统性红斑狼疮、肾结核、肾肿瘤、多囊肾、高血压性肾硬化、尿路结石、前列腺肥大、糖尿病性肾小球硬化症等。其中以慢性肾小球肾炎为最常见原因，占 50%～60%。近年的资料表明，糖尿病肾病和高血压病是进行性肾脏疾病（progressive renal disease）的主要原因。

二、慢性肾衰竭的发病过程

由于肾脏有强大的储备代偿功能,故慢性肾衰竭的发展过程缓慢而渐进,可分为下列四个时期。

1. 肾储备功能降低期(代偿期)

肾实质破坏尚不严重,体内环境尚能维持稳定。内生性肌酐清除率在正常值的30%以上,血液生化指标无明显改变,无临床症状。但肾脏储备能力降低,在钠、水、钾负荷突然增大或发生感染等时,可出现内环境紊乱。

2. 肾功能不全期

由于肾脏进一步受损,已不能维持机体内环境的稳定,可出现夜尿、多尿,轻度氮质血症和贫血等。内生性肌酐清除率下降至正常值的25%～30%。

3. 肾衰竭期

肾脏内生性肌酐清除率下降至正常值的20%～25%,出现明显的氮质血症、酸中毒、高磷血症、低钙血症,严重贫血、多尿、夜尿等,并伴有尿毒症的部分中毒症状。

4. 尿毒症期

内生性肌酐清除率下降至正常值的20%以下,有明显的水、电解质和酸碱平衡紊乱及多种器官功能衰竭,并出现一系列尿毒症症状。

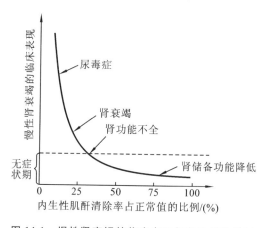

图 14-1　慢性肾衰竭的临床表现与肾功能的关系

三、慢性肾衰竭的发病机制

慢性肾衰竭的发病机制复杂,迄今为止尚无一种理论或假说能完全阐述清楚。目前认为,慢性肾衰竭是由一系列病理生理过程相互作用、共同发展,导致肾单位不断损伤,肾功能进行性减退,最终发展为终末期肾衰竭。

1. 原发病的作用

各种慢性肾脏疾病和继发于全身性疾病的肾损害导致肾单位破坏,使其功能丧失。主要包括以下几个方面：①炎症反应，如慢性肾小球肾炎、慢性肾盂肾炎、肾结核等；②缺血，如肾小动脉硬化症、结节性动脉周围炎等；③免疫反应，如膜性肾小球肾炎、肾毒性血清性肾炎、系统性红斑狼疮等；④尿路梗阻，如尿路结石、前列腺肥大等；⑤大分子沉积，如淀粉样变性等。

2. 继发性进行性肾小球硬化

大量研究证实，导致慢性肾衰竭的各种原发病造成肾单位破坏，使肾功能损伤到达一定程度后，即使原发病因去除，病情仍然进展，这表明继发性机制在后续肾损伤中起着重要的作用。目前认为，继发性进行性肾小球硬化是导致继发性肾单位丧失的重要原因，其发生主要与以下机制有关。

（1）健存肾单位血流动力学的改变。

1960 年，Bricker 提出健存肾单位假说，认为各种病因持续损伤肾脏，造成病变严重部分的肾单位功能丧失，而另一部分损伤较轻或未受损伤的残存或健存肾单位加倍工作来承担。随着疾病发展，肾单位不断遭到破坏，当残存的肾单位少到不能维持正常的泌尿功能时，机体就出现内环境紊乱。

20 世纪 80 年代初，Brenner 等对健存肾单位假说进行了修正，提出肾小球过度滤过假说，也称"三高假说"。该假说认为，部分肾单位被破坏后，单个健存肾单位的血流量和管内流体静压增高，使 GFR 相应增高，形成肾小球高压力、高灌注和高滤过的"三高"状态。健存肾单位的过度灌注和过度滤过引起肾小球纤维化和硬化，进一步破坏健存肾单位，导致继发性肾单位丧失，从而促进肾衰竭。

（2）系膜细胞增殖和细胞外基质产生增多。

肾小球系膜细胞是产生和分泌细胞外基质的主要细胞之一，系膜细胞增殖及细胞外基质增多和聚集是肾小球硬化机制的关键。当各种病因使肾小球受损、功能性肾单位减少时，可引起肾小球系膜细胞增殖及细胞外基质分泌增加。这种代偿性改变又会造成另一部分肾小球的损害、功能性肾单位的进一步减少以及残存功能性肾小球的进一步代偿，形成恶性循环，最终导致肾小球硬化的肾脏病理改变。

3. 肾小管-间质损伤

肾小管-间质损伤与慢性肾衰竭发生、发展具有密切的相关性，有学者提出了肾小管细胞和间质细胞损伤假说。肾小管-间质损伤的主要病理变化为肾小管肥大或萎缩，肾小管腔内细胞显著增生、堆积、堵塞管腔，间质炎症与纤维化。肾小管-间质损伤是多种病理因素综合作用的结果，其机制与慢性炎症、缺氧及肾小管高代谢等有关。

四、慢性肾衰竭时的功能及代谢变化

（一）尿的变化

（1）夜尿：正常成人每日尿量约为 1500 mL，白天尿量约占总尿量的 2/3，夜间尿量只占 1/3 左右。慢性肾衰竭患者，早期即有夜间排尿增多的症状，夜间尿量和白天尿量相近,甚至超过白天尿量,这种情况称为夜尿。

(2) 多尿:多尿是慢性肾衰竭较常见的变化,指成人每日尿量超过 2000 mL。其形成机制可能如下。①原尿流速增快:大量肾单位破坏后,残存肾单位血流量增多,其肾小球滤过率增大,原尿形成增多。流经肾小管时流速增快,与肾小管接触时间过短,来不及充分重吸收,导致尿量增多。②渗透性利尿:健存肾单位滤出的溶质(如尿素等)代偿性增多,产生渗透性利尿。③尿液浓缩功能障碍:肾小管髓袢血管少,交易受损,从而使髓袢主动重吸收 Cl^- 的功能减弱,髓质间质不能形成高渗环境,因而尿的浓缩功能降低。但是,在慢性肾衰竭晚期,当肾单位大量破坏,肾血流量极度减少时,可出现少尿。

慢性肾衰竭早期肾浓缩功能降低而稀释功能正常,因此出现低比重尿或低渗尿。随着病情的发展,肾脏稀释功能也出现障碍,使尿的渗透压接近血浆,尿比重固定在 $1.008\sim1.012$,称为等渗尿。

(二)氮质血症

当血液中非蛋白氮(NPN)浓度超过正常水平时称为氮质血症。慢性肾衰竭时,由于 GFR 减少,可造成尿素、尿酸、肌酐、氨基酸和胍类等含氮代谢产物在体内堆积。在肾衰竭的早期,NPN 升高可不明显,晚期表现为严重的氮质血症,其中以血尿素氮(BUN)增多为主。临床上常用 BUN 作为氮质血症的指标,用肌酐清除率(尿中肌酐浓度×每分钟尿量/血浆肌酐浓度)作为检测 GFR 的指标。肌酐清除率与 GFR 的变化具有平行关系,因为肌酐能自由经肾小球滤过,不被肾小管重吸收,也不被肾组织代谢,故可用于检测 GFR 的情况。在某种意义上,肌酐清除率代表具有功能的肾单位数目。

(三)水、电解质及酸碱平衡紊乱

1. 水代谢障碍

慢性肾衰竭时,由于大量肾单位被破坏,肾脏对水和渗透压平衡的调节功能减退,常有夜尿、多尿和等渗尿。多尿的患者,特别是伴呕吐、腹泻时,如不及时补充足够的水分,则因肾脏浓缩功能减退,尿量不能相应地减少,故容易发生严重脱水从而使酸中毒、高钾血症、高磷血症、氮质血症加重,病情恶化。反之,当静脉输血过多时,又易发生水潴留,甚至引起肺水肿和脑水肿。当慢性肾衰竭引起 GFR 过度减少时,会出现少尿和水肿。

2. 钠代谢障碍

(1) 低钠血症　慢性肾衰竭患者失钠机制:①肾小管液中尿素、肌酐等溶质增多引起渗透性利尿;②甲基胍等毒性物质抑制肾小管对钠的重吸收。若过多限制患者对钠的摄入或尿钠排出过多,可出现低钠血症。

(2) 高钠血症　慢性肾衰竭晚期,残存肾单位的滤过率已很低,补充钠盐过多后,易造成钠水潴留,使细胞外液及血浆容量扩大,从而进一步使血压升高,加重心脏负荷,并可能导致心力衰竭。

3. 钾代谢障碍

慢性肾衰竭早期,虽有 GFR 减少,但只要尿量不减少,血钾可长期维持在正常水平。低钾血症见于:厌食导致钾摄入不足;患者出现呕吐、腹泻或使用利尿剂使钾丢失增多。慢性肾衰竭晚期可发生高钾血症。引起高钾血症的原因有:①晚期因尿量减少而致排钾减少;②长期使用保钾利尿剂;③代谢性酸中毒;④溶血及感染等。高钾血症和低钾血症均可影响神经肌肉的应激性,并可导致严重心律失常,甚至心脏骤停。

4. 代谢性酸中毒

慢性肾衰竭患者发生代谢性酸中毒的机制如下:①GFR 降低到 10 mL/min 时,硫酸、磷酸等酸性产物滤过减少;②继发性甲状旁腺激素(parathyroid hormone,PTH)分泌增多,抑制近曲小管上皮细胞碳酸酐酶的活性,使近曲小管排 H^+ 和重吸收 HCO_3^- 减少;③肾小管上皮细胞产 NH_3 减少,肾小管排 NH_4^+ 降低,可致 H^+ 排出障碍。酸中毒除对神经和心血管系统有抑制作用外,尚可影响体内多种酶的活性,并使细胞内钾外逸和骨盐溶解。

5. 镁代谢障碍

慢性肾衰竭伴有少尿时,可因尿镁排出障碍而引起高镁血症。若同时用硫酸镁以降低血压或导泻,更易造成血镁升高。高镁血症对神经肌肉具有抑制作用。

6. 钙、磷代谢障碍

(1)血磷升高:在肾衰竭早期,因 GFR 减少而引起的肾脏排磷减少,可引起血磷暂时性升高并引起低钙血症,而血钙降低又可刺激甲状旁腺功能亢进使 PTH 分泌增多。PTH 可抑制肾小管对磷酸盐的重吸收,故可使尿磷排出增多,从而使血磷恢复正常。因此,慢性肾衰竭患者可以在很长一段时间内不发生血磷过高。在慢性肾衰竭的晚期,GFR 和血磷的滤过都进一步显著减少。此时,由于残存肾单位太少,继发性 PTH 分泌增多已不能维持磷的充分排出,故血磷水平显著升高。PTH 的增多又增强了溶骨过程,使骨磷释放增多,从而形成恶性循环,使血磷水平不断上升。同时,由于 PTH 的溶骨作用,增加了骨质脱钙,可引起肾性骨营养不良。

(2)血钙降低:慢性肾衰竭出现血钙降低的原因如下:①血液中钙、磷浓度的乘积为一个常数,当血磷浓度升高时,血钙浓度就会降低;②由于肾实质的破坏,1,25-$(OH)_2$-$VitD_3$ 生成不足,使肠道对钙的吸收减少;③血磷过高时,肠道磷酸根分泌增多,可在肠内与食物中的钙结合而形成难溶解的磷酸钙,从而妨碍钙的吸收;④慢性肾衰竭时,体内某些毒性物质潴留可使胃肠道黏膜受损,影响钙的吸收。

(四)肾性高血压

因肾实质病变引起的高血压称为肾性高血压,它是慢性肾衰竭患者最常见的并发症之一。其发病机制与下列因素有关。

1. 钠水潴留

慢性肾衰竭时,由于肾脏排钠、排水功能降低,钠水潴留,引起血容量和心输出量增多,导致血压升高,这种高血压称为钠依赖性高血压(sodium-dependent hypertension)。对这种患者,限制钠盐的摄入和使用利尿剂,可以收到较好的降压效果。

2. 肾素分泌增多

慢性肾小球肾炎、肾小动脉硬化症、肾硬化症等引起的慢性肾衰竭,常伴有肾素-血管紧张素-醛固酮系统的活性增高,使血液中血管紧张素Ⅱ形成增多。血管紧张素Ⅱ可直接引起小动脉收缩,又能促使醛固酮分泌,导致钠水潴留,并可兴奋交感-肾上腺髓质系统,引起儿茶酚胺释放和分泌增多,故可导致血压上升,这种高血压称为肾素依赖性高血压(renin-dependent hypertension)。对此类患者,限制钠盐摄入和应用利尿剂,不能收到良好的降压效果。只有采用药物减轻肾素-血管紧张素-醛固酮系统的活性,消除血管紧张素Ⅱ对血管的作用,才有明显的降压作用。

3. 肾脏降压物质减少

正常肾髓质能生成激肽、前列腺素等血管舒张物质,维持肾皮质血管的扩张及血流量,抑制肾素的分泌,增加钠的排出,并与肾素-血管紧张素-醛固酮系统保持动态平衡。慢性肾衰竭患者由于肾实质损伤,引起肾脏合成和分泌的扩血管物质减少,也可促进高血压的发生。肾性高血压的形成机制,概括如图 14-2 所示。

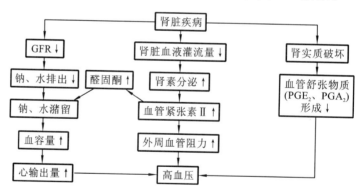

图 14-2　肾性高血压形成机制的示意图

（五）肾性贫血

慢性肾脏疾病经常伴有贫血。贫血原发病机制可能与下列因素的作用有关:①肾脏组织严重受损后,肾脏生成促红细胞生成素减少;②血液中潴留的毒性物质对骨髓造血功能具有抑制作用,如甲基胍对红细胞的生成具有抑制作用;③慢性肾功能障碍可引起肠道对铁的吸收减少,并可因胃肠道出血而致铁丧失增多;④毒性物质的蓄积可引起溶血及出血,从而造成红细胞的破坏与丢失。

（六）出血倾向

慢性肾衰竭的患者常有出血倾向，其主要临床表现为皮下淤斑和黏膜出血，如鼻出血和胃肠道出血等。一般认为血小板的功能障碍是造成出血的主要原因，血小板功能障碍表现为：①血小板第 3 因子（磷脂，是凝血因子Ⅸ、Ⅹ及凝血酶原活化场所）的释放受到抑制，因而凝血酶原激活物生成减少；②血小板的黏着和聚集功能减弱，因而出血时间延长。上述血小板的功能改变可能是毒性物质在体内蓄积所引起。

（七）肾性骨质营养不良

肾性骨质营养不良（renal osteodystrophy）是慢性肾衰竭，尤其是尿毒症的严重并发症，亦称肾性骨病，包括儿童的肾性佝偻病和成人的骨质软化、骨质疏松、纤维性骨炎和骨囊性纤维化等病变。其发病机制如下。①高血磷、低血钙与继发性甲状旁腺功能亢进症：慢性肾衰竭患者肾脏排磷减少，致使长时间血磷增高、血钙降低，促使甲状旁腺腺体增生，继而发生甲状旁腺功能亢进；②维生素 D_3 活化障碍：由于 25-$(OH)_2$-$VitD_3$ 活化生成 1,25-$(OH)_2$-$VitD_3$ 的能力降低，活性维生素 D_3 生成减少，引起肠钙吸收减少，进而出现胶原蛋白合成减少、低钙血症和骨质钙化障碍，导致肾性佝偻病和成人骨质软化的发生；③酸中毒可使骨动员加强，促进骨盐溶解，引起骨质脱钙。同时，可干扰 1,25-$(OH)_2$-$VitD_3$ 的合成，抑制肠道对钙、磷的吸收。

第三节 尿 毒 症

急性、慢性肾衰竭发展到严重阶段，代谢终产物和内源性毒性物质在体内潴留，水、电解质、酸碱平衡紊乱以及内分泌功能失调，从而引起一系列自体中毒症状，称为尿毒症（uremia）。

一、尿毒症的主要临床表现

在尿毒症期，除上述水、电解质、酸碱平衡紊乱，贫血，出血倾向，高血压等进一步加重外，还可出现各器官系统功能障碍以及物质代谢障碍所引起的临床表现，现分述如下。

（一）神经系统

中枢神经系统功能紊乱是尿毒症的主要表现，有头昏、头痛、乏力、烦躁不安、理解力及记忆力减退等，严重时出现抑郁、嗜睡甚至昏迷，称为尿毒症性脑病。周围神经病变的表现有乏力、足部发麻、腱反射减弱或消失，最后可发生麻痹。神经系统功能障碍的机制有：①某些毒性物质的蓄积可能引起神经细胞变性；②电解质和酸碱平衡紊乱；③肾性高血压所致的脑血管痉挛，缺氧和毛细血管通透性增高，可引起脑神经细胞变性和脑水肿。

（二）消化系统

尿毒症时消化系统症状出现最早，表现为食欲不振、厌食、恶心、呕吐或者腹泻。这些症状与肠道菌尿素酶分解尿素产氨增多、胃泌素灭活减少导致的胃肠道黏膜溃疡有关。恶心、呕吐也与中枢神经系统的功能障碍有关。

（三）心血管系统

尿毒症患者心血管系统最常见的并发症是动脉粥样硬化、高血压、心包炎和心力衰竭。动脉粥样硬化的发生可能与肾性高血压及脂类代谢异常有关。心包炎的发生与肾毒素潴留、血小板功能减退、细菌感染有关。心力衰竭是引起慢性肾衰竭患者死亡的主要原因。水、钠潴留以及肾性高血压、贫血、酸中毒、缺氧、心肌细胞本身的病理改变等多种因素共同作用于心脏，最终导致心力衰竭的发生。

（四）呼吸系统

尿毒症时，可出现酸中毒固有的深大呼吸（Kussmaul 呼吸）。由于尿素经唾液酶分解生成氨，故呼出气可有氨味。患者严重时可发生尿毒症肺炎、肺水肿、纤维素性胸膜炎或肺钙化等病变。肺水肿与心力衰竭、低蛋白血症、钠水潴留等因素的作用有关。纤维素性胸膜炎是尿素刺激引起的炎症，肺钙化是磷酸钙在肺组织内沉积所致。患者可出现呼吸困难，咳泡沫痰，两肺可闻及干湿啰音等。

（五）免疫系统

尿毒症患者常并发免疫功能障碍，以细胞免疫异常为主，如血中 T 淋巴细胞绝对数降低，迟发型皮肤变态反应减弱，中性粒细胞趋化性降低，故尿毒症患者常患有严重感染，并成为主要死因之一。患者体液免疫变化不大。细胞免疫功能异常，可能与毒性物质对淋巴细胞的分化和成熟有抑制作用或者有毒性作用有关。

（六）皮肤变化

尿毒症患者常出现皮肤瘙痒、干燥、脱屑和颜色改变等，其中瘙痒可能与毒性物质刺激皮肤感觉神经末梢及继发性甲状旁腺机能亢进所致皮肤钙沉积有关。尿素随汗液排出，在汗腺开口处形成的细小白色结晶，称为尿素霜（urea frost）。

（七）代谢障碍

（1）糖代谢：约半数病例伴有葡萄糖耐量降低，其机制与尿素、肌酐和中分子毒物的如下作用有关。①胰岛素分泌减少；②生长激素（可拮抗胰岛素）分泌增多；③胰岛素与靶细胞受体结合障碍；④肝糖原合成酶活性降低。

（2）蛋白质代谢：表现为负氮平衡和低白蛋白血症。其发生机制如下。①患者摄入蛋白质减少或吸收减少；②肾毒性物质可使组织蛋白分解代谢加强；③合并感染导致蛋白质分解增强；④因出血而致蛋白质丢失；⑤随尿丢失一定量的蛋白质等。

（3）脂质代谢：患者血清甘油三酯含量增高，出现高脂血症。这是由于胰岛素拮抗物使肝脏合成甘油三酯增加,同时周围组织脂蛋白酶活性降低而清除甘油三酯减少。

二、尿毒症的发病机制

尿毒症患者体内有 200 多种代谢产物或毒性物质,其中 20 余种具有明确的毒性作用,主要包括尿素、肌酐、肌酸、胍类、多胺及中分子物质和甲状旁腺激素等。这些毒素的共同特点是在尿毒症患者血浆中浓度高,当降低血浆中该物质的浓度时,可使尿毒症症状减轻。但由于尿毒症是一个非常复杂的病理过程,其发病机制尚不十分清楚。目前认为尿毒症症状可能与下列毒性物质在体内蓄积有关。

(一)蛋白质代谢产物

蛋白质代谢产物主要成分是尿素和胍类,其中尿素是在慢性肾衰竭患者体内最多的蛋白质代谢产物,尿素的分解产物氰酸盐能与氨基酸的氨基端结合,导致脑的整合功能降低,患者出现疲乏、头痛和嗜睡等症状。由于鸟氨酸循环形成的胍乙酸和肌酐无法排除,精氨酸从另外的代谢途径转变为毒性更强的甲基胍和胍基琥珀酸。这些毒性产物可引起恶心、呕吐、皮肤瘙痒、抽搐和意识障碍等症状。

(二)细菌代谢产物

尿毒症患者肠道细菌代谢氨基酸产生的脂肪族胺、芳香族胺和多胺等物质不能由肾脏排出,而在体内蓄积,这些胺可引起恶心、呕吐、蛋白尿和溶血等,还能抑制某些酶(如 Na^+-K^+-ATP 酶)的活性,促进红细胞的溶解,增加微血管壁的通透性,促进脑水肿和肺水肿的发生。

(三)PTH 大分子毒性物质

PTH 大分子毒性物质蓄积,可导致中枢及周围神经受损,出现骨营养不良、皮肤瘙痒、贫血及心肌损害。

三、防治尿毒症的病理生理基础

(1)治疗原发病:防止肾实质进一步损害。

(2)饮食治疗:限制蛋白质饮食和高热量饮食,对少尿、水肿及高血压患者应限制食盐摄入。

(3)对症治疗:纠正水、电解质代谢和酸碱平衡紊乱,控制感染,治疗高血压、贫血和心力衰竭等。

(4)透析疗法:包括血液透析和腹膜透析,可替代肾的排泄功能,使患者五年存活率明显提高。

(5)肾移植:肾移植是治疗严重慢性肾衰竭和尿毒症最根本的方法。目前我国移植肾的存活率已大大提高,但也存在供肾少、移植肾被排斥、感染等问题。

病例分析

　　吴某,女,48 岁,因腹痛、厌食、恶心、头昏、嗜睡半月余入院治疗。患者 20 年前曾患肾炎,常水肿。六年前血压 21.3/14.7 kPa,Hb 8 g/dL,尿常规:蛋白＋＋＋,管型和红细胞＋＋。近三年来全身骨骼疼痛,近两个月加重不能站立,全身关节无红肿,抗风湿治疗无效。

　　入院体格检查:血压 22.1/14.6 kPa,明显水肿,心浊音界向左扩大,可及心包摩擦音,腹部有压痛,尿量 400 mL/d。实验室检查:Hb 5 mmol/L.8 g/dL,红细胞 280 万/mm³,血小板 8 万/mm³,血浆 pH7.2,血钙 1.25 mmol/L,血钾 3.0 mmol/L。尿常规:蛋白＋＋,颗粒管型＋＋,尿培养细菌阴性。

　　问题:

　　1. 该患者的肾功能不全属于哪种类型?

　　2. 试解释患者各种临床表现的发生机制。

　　3. 判断该患者标准碳酸氢盐、血磷的变化。

（张丽君）

参 考 文 献

[1] 王建枝,钱睿哲.病理生理学[M].9版.北京:人民卫生出版社,2018.
[2] 王万铁,金可可.病理生理学[M].2版.杭州:浙江大学出版社,2010.
[3] 王岩梅,杨德兴,刘圆月.病理生理学[M].2版.武汉:华中科技大学出版社,2014.
[4] 肖献忠.病理生理学[M].3版.北京:高等教育出版社,2013.
[5] 金惠铭.病理生理学[M].2版.上海:复旦大学出版社,2010.
[6] 唐朝枢.病理生理学[M].北京:北京大学医学出版社,2002.
[7] 吴立玲.病理生理学[M].2版.北京:北京大学医学出版社,2011.
[8] Moens A L,Claeys M J,Vrints C J,et al. Myocardial ischemia/reperfusion-injury,a clinical view on a complex pathophysiological process[J]. Int J Cardial,2005,100:179-190.
[9] Nangaku M. Chronic hypoxia and tubulointerstitial injury:A final common pathway to end-stage renal failure[J]. J Am Soc Nephrol,2006,17:17-25.
[10] Josef M Penninger,Danilczyk U. Angiotesion-converting enzyme Ⅱ in the heart and the kidney[J]. Circ Res,2006,98:463-471.
[11] Steiner A A,Ivanov A I,Serrats J,et al. Cellular and molecular bases of the initiation of fever[J]. Plos Biol,2006,4(9):284-293.
[12] 陈主初.病理生理学[M].北京:人民卫生出版社,2005.
[13] 王迪浔,金惠铭.人体病理生理学[M].2版.北京:人民卫生出版社,2002.
[14] 卢建,余应年,吴其夏.新编病理生理学[M].3版.北京:中国协和医科大学出版社,2011.
[15] 欧阳静萍,董传仁.病理生理学[M].武汉:武汉大学出版社,2004.
[16] Wilson S Colucci,Eugene Braunwald. A textbook of cardiovascular medicine[M].5th ed. Philadelphia:W. B. Sunders company,1997.
[17] 张子彬,Tsung O Cheng,张玉传.充血性心力衰竭学[M].北京:科学技术文献出版社,2002.
[18] 王树人.病理生理学[M].北京:科学出版社,2001.
[19] 石增立,张建龙.病理生理学[M].2版.北京:科学出版社,2010.